基礎
医学統計学

改訂第7版

共著
加納克己　高橋秀人

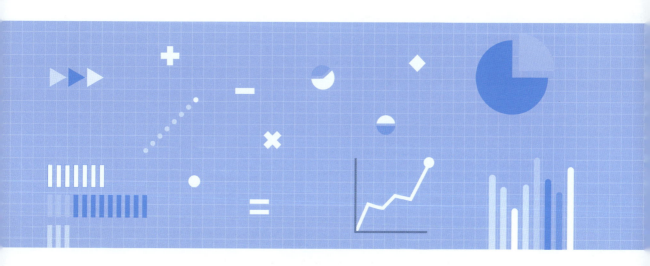

南江堂

改訂第7版はしがき

　本書の初版がはじめて発行されてからおよそ38年になる．幸いにして，多くの方々に読まれ，著者として望外の喜びである．

　この度，改訂の機会を得たので，医学統計学の最近の動向を鑑み，またこれまでに寄せられた読者の要望などに応え，より完璧なものにすべく加筆修正した．

　本書が引き続き，多くの方々に読まれ，役立つことを希望してやまない．

　本改訂に当たり，南江堂の諸氏に大変お世話になった．記して謝意を表したい．

　　2019年2月

　　　　　　　　　　　　　　　　　　　　　　　　　著　者

初版はしがき

　本書は医学・歯学・薬学・看護学など，医科学領域の人々を対象にした統計学の入門書であり，医科学領域においてとくに有益であると思われる統計学の基礎的な概念や考え方を理解させることに重点をおき，難解な数式による説明はできる限り避け，具体的な例によって平易に説明するように努めた．また自学自習の書としてのみならず，教科書としても使用できるように配慮したつもりである．

　統計学は数式を使い抽象的表現が多く大変難しいと思いがちであるが，ここで学ぶのは数理統計学ではない．ここで学ぼうとしている統計学は数学の素養を多少必要とはするが数学そのものではない．数理統計学を現実の医科学領域に応用する方法を学ぶのである．

　統計学の目的は現実にある現象を解析して法則性を見出したり，直観による判断が正しいかどうかを確かめたりすることであり，どんなに高度な理論を駆使しても，それが実際に役立ち行動の指針にならなければ何の価値もない．統計学は実践的実用科学である．

　本書は入門書であり，医科学領域で必要とされるすべての統計学を網羅しているわけではない．しかし，ここに記した方法で大半のデータは統計学的に処理できると思われる．

　本書が多くの人々の興味をひき，実際に役立つことを祈ってやまない．

　完璧を期したつもりであるが不備・欠点もあるかと思われるので，読者の方々から忌憚のないご意見，ご批判をいただければ幸いである．改訂のための貴重な資料とさせていただくつもりである．

　本書を作成するに当たって南江堂の横井信氏と中村泰子嬢に大変お世話になった．記して感謝の意を表したい．

　　1981 年 3 月

　　　　　　　　　　　　　　　　　　　　　　　　　著　者

目　　次

1 はじめに … 1

2 統計学を学ぶために … 3

A 統計学をやさしく学ぶために … 3
B 統計学とは何を学ぶ学問なのか？ … 4
C 統計学を学ぶ理由 … 4
D まとめ … 6

3 医学統計学の基礎 … 7

A データの形 … 7
B 母集団と標本 … 8
　❶ 母集団と標本について … 8
　❷ 母集団から標本を抽出する … 8
　❸ 無作為抽出 … 9
　❹ ランダム割付け … 11
C データの収集デザイン … 13
D 母数と統計量 … 14

4 データの記述と用いる指標 … 17

A データの記述 … 17
　❶ データの整理と表示 … 17
　❷ 関連性の表示 … 21
B 中心的傾向を示す指標（代表値） … 22
　❶ 平　均 … 22
　❷ 中央値（メジアン） … 23
C 散らばりを示す指標（散布度） … 24
　❶ 分散，標準偏差 … 25
　❷ 変動係数 … 26
　❸ 範　囲 … 27
　❹ 四分位範囲 … 27
D 関連性を表す指標 … 28
　❶ Pearson（ピアソン）（積率）相関係数 … 28

　❷ Spearman（スピアマン）順位相関係数 … 31
　❸ オッズ比（Odds Ratio） … 32
　● 補足 … 34
　　1．割　合 … 34
　　2．比，率，割合の違いについて … 34

5 確率と確率分布 … 35

A 確　率 … 35
　❶ 互いに排反な事象と加法定理 … 36
　❷ 互いに独立な事象と乗法定理 … 36
B 確率分布 … 38
　❶ 期待値と分散と特性値 … 39
　❷ 二項分布 … 40
　❸ Poisson（ポアソン）分布 … 42
　❹ 正規分布 … 43
　❺ 正規確率紙 … 45
　❻ 標本平均 $\overline{X}$ の分布 … 46
　❼ χ^2 分布 … 47
　❽ t 分布 … 48
　❾ F 分布 … 49
　❿ 中心極限定理 … 50

6 統計的推測 … 53

A 検定と推定 … 53
B 仮説検定 … 53
C p 値について … 58

7 2群の比較 … 59

A 対応のない2群の差の検定 … 59
　❶ t 検定 … 59
　❷ Wilcoxon（ウィルコクスン）順位和検定 … 66
B 対応がある2群の差の検定 … 69
　❶ t 検定 … 69

❷ Wilcoxon(ウィルコクスン)符号付き
順位検定 ……………………………… 71

C 一標本検定 ……………………………… 73

❶ 母分散が既知である場合 …………… 73

❷ 母分散が未知である場合 …………… 74

● 発展学習 一般化線形モデル(GLM) ……… 75

8 分割表の解析 77

A 独立性の検定 …………………………… 77

❶ χ^2 検定 ……………………………… 77

B 適合度の検定 …………………………… 81

C McNemar(マクネマー)検定 ………… 82

D その他の方法 …………………………… 83

❶ 超幾何分布を用いた方法 …………… 83

❷ Fisher(フィッシャー)直接確率検定 ……… 84

❸ $R \times C$ 分割表 ……………………… 86

❹ 2群の割合の差の検定 ……………… 87

❺ Yates(イェーツ)の補正 …………… 88

9 区間推定 91

A 平均の区間推定 ………………………… 91

❶ 母平均の点推定 ……………………… 91

❷ 母平均の区間推定 …………………… 91

B 平均の差の区間推定 …………………… 93

❶ 母平均の差の点推定 ………………… 93

❷ 母平均の差の区間推定(対応する2組の場合)

…………………………………… 93

C 分散の区間推定 ………………………… 95

❶ 母分散の点推定 ……………………… 95

❷ 母分散の区間推定 …………………… 95

D 割合の区間推定 ………………………… 96

❶ 割合の点推定 ………………………… 96

❷ 割合の区間推定 ……………………… 96

E オッズ比とその区間推定 ……………… 98

❶ 母オッズ比の点推定 ………………… 98

❷ 母オッズ比の区間推定 ……………… 98

● 発展学習 統計的仮説検定と区間推定の
同値性 …………………………… 99

10 相関係数の検定と区間推定 101

A Pearson(ピアソン)相関係数の検定と
区間推定 ………………………………… 101

B Spearman(スピアマン)順位相関係数の検定
…………………………………… 104

11 回帰分析 107

A 単変量解析と多変量解析 ………………… 107

B 線形回帰分析とロジスティック回帰分析 …… 107

C 線形回帰分析 …………………………… 108

❶ 回帰直線 ……………………………… 108

❷ 回帰係数の区間推定と検定 …………… 112

❸ 重回帰分析 …………………………… 114

D ロジスティック回帰分析 ……………… 118

❶ ロジスティック回帰分析 ……………… 118

❷ パラメータの推定と検定 ……………… 119

❸ 回帰係数の統計的解釈 ………………… 119

12 分散分析 123

A 一元配置法と分散分析 ………………… 123

B 二元配置法 ……………………………… 128

C 多重比較 ………………………………… 130

❶ 検定の多重性 ………………………… 130

❷ 水準(群)間の比較の状況 …………… 131

❸ 多重比較の方法 ……………………… 132

13 生存時間解析 139

A 生存時間解析の基礎 …………………… 139

❶ 生存時間データ ……………………… 139

B 生存確率関数の推定 …………………… 140

C 2群の生存確率関数の差の検定 ……… 146

D Cox(コックス)回帰分析 ……………… 149

● 補足 ハザード関数 ………………… 152

14 ROC 曲線 153

A 有病状態と検査結果 …………………… 153

B 検査の指標 ……………………………… 153

C 感度と特異度の関係 …………………… 155

D 高感度検査と高特異度検査 …………… 155

E 検査前確率と検査後確率 ･･････････････ 157

F ROC 曲線（受信者動作特性曲線）･･････････ 158

1.5 サンプルサイズの設計　161

A なぜサンプルサイズを設計するのか？ ･････ 161

B サンプルサイズ設計の考え方 ･･････････ 162

　❶ 信頼区間の幅を用いたサイズ設計 ･･････ 162

　❷ 検出力を用いたサイズ設計 ････････････ 163

1.6 疫学・保健統計　167

A 因果関係の基本となる情報 ･･････････････ 167

B 原因および結果を測る情報を得るための
　サンプリングデザイン ････････････････ 167

C 原因や結果の代表値 ････････････････････ 167

D 関連性を測る指標 ･･････････････････････ 168

　❶ 症例対照研究 ････････････････････････ 168

　❷ コホート研究 ････････････････････････ 168

　❸ 介入研究 ････････････････････････････ 169

E 多変量解析による変数の調整 ･･････････････ 169

F 関連性と因果関係 ･･････････････････････ 170

G 基本的な保健指標 ･･････････････････････ 170

　❶ 出生に関する指標 ････････････････････ 170

　❷ 死亡に関する指標 ････････････････････ 171

　❸ 罹患に関する指標 ････････････････････ 175

　❹ 生命表 ･･････････････････････････････ 176

　❺ 健康寿命 ････････････････････････････ 179

H データ解析の心得 ･･････････････････････ 180

I 倫理指針の適用 ････････････････････････ 181

J 利益相反（COI）の開示 ･･････････････････ 181

K 統計法の改正（「行政のための統計」から
　「社会の情報基盤としての統計」へ）･･････････ 181

L ビックデータ時代の統計解析 ･･････････････ 182

練習問題 ･････････････････････････････････ 183

練習問題解答 ･･････････････････････････････ 189

付　表　195

　① 乱数表 ･･････････････････････････････ 196

　② Poisson 分布表 ･･････････････････････ 197

　③ 標準正規分布表 ･･････････････････････ 198

　④ χ^2 分布表 ･････････････････････････ 200

　⑤ t 分布表 ･･･････････････････････････ 201

　⑥ F 分布表 ･･･････････････････････････ 202

　⑦ $w = \dfrac{1}{2} \log \dfrac{1+r}{1-r}$ ････････････････ 212

　⑧ Spearman 順位相関係数の限界値 ･･････ 213

　⑨ Wilcoxon 順位和検定 ･･････････････････ 214

　⑩ Wilcoxon 符号付き順位検定 ･･････････ 219

　⑪ ステューデント化された範囲の分布の
　　上側 5％点 ････････････････････････ 220

　⑫ Dunnett の多重比較のための両側 5％点
　　････････････････････････････････････ 221

参考図書　227

索　引　229

記号の説明

- 母数（母集団の特性値）は原則的にギリシア文字で表す.
- 母数の上に「＾」（ハット）のついた記号（$\hat{\mu}$（ミューハット），$\hat{\sigma}$（シグマハット）など）は，母数の推定量を表す.
- 対数（$\log x$）は自然対数（$\log_e x$）を表す.

$B(x, y)$	正の実数 x, y のベータ関数 $\left(=\int_0^1 t^{x-1}(1-t)^{y-1}dt\right)$		LR$(+)$	陽性尤度比
			LR$(-)$	陰性尤度比
$\Gamma(x)$	正の実数 x のガンマ関数 $\left(=\int_0^\infty t^{x-1}e^{-t}dt\right)$		N	母集団の大きさ
			n	標本の大きさ
μ（ミュー）	母平均		$_nC_x$	n 個の中から x 個取る組み合わせの数
μ_{me}	母中央値（母メジアン）		PPV	陽性的中率
ρ（ロウ）	母相関係数		NPV	陰性的中率
σ（シグマ）	母標準偏差		OR	オッズ比
σ^2	母分散		Ψ	母オッズ比
χ^2	χ^2 分布に従う量		RSS	残差平方和
χ^2_{df}	自由度 df の χ^2 分布		r	標本相関係数
χ^2_L	ログランク検定統計量		S^2	標本（不偏）分散 $\left(=\frac{1}{n-1}\sum_{i=1}^n (X_i-\overline{X})^2\right)$
χ^2_W	ウィルコクスン検定統計量		S'^2	標本分散 $\left(=\frac{1}{n}\sum_{i=1}^n (X_i-\overline{X})^2\right)$
CV	変動係数		SS	偏差平方和 $\left(=\sum_{i=1}^n (X_i-\overline{X})^2\right)$
df	自由度			
t_{df}	自由度 df の t 分布			
$E[X]$	確率変数 X の期待値		SMR	標準化死亡比
$V[X]$	確率変数 X の分散		$S(t)$	生存確率関数
e	ネイピア数（$=2.71828\cdots$）		$\overline{X}\left(=\frac{1}{n}\sum_{i=1}^n X_i\right)$	標本平均
$\overset{\circ}{e}_x$	x 歳における平均余命			
$h(t)$	ハザード関数			

1 はじめに

医学統計学(Medical Statistics)は，人間集団を対象として行われる計量的研究で得たデータを解析する科学であり，そのデータから根拠(evidence)を得るための極めて重要な学問である．現在，医学・歯学・薬学・看護学などの医科学領域のみでなく，生物学，栄養学，体育学，心理学，教育学などにも広く用いられている．

医学統計学はまた，データ解析の目的によって，記述的な側面(記述統計学)と推測的な側面(推測統計学，推計学)をもつ．記述統計学はデータの観察，記述を前提とし，データの特徴を表示することを目的としている．一方，推測統計学は対象とする集団の一部において得られた情報から，集団全体の特徴を推測することを目的とする．

ところで，疾患の原因の探索や予防法の開発や評価を目的に疫学(epidemiology)が発展してきた．疫学は人間集団を対象にした研究のデータの収集およびその解析を方法論として内包し，近年，とくにその方法論的性格を強め，医学研究一般のための基礎的側面をもっている．このような現状を踏まえ，医学統計学に疫学的な考え方も取り入れ，広い意味での医学統計学を学習するうえでもっとも基礎的な項目を以下の順序で展開する．

第2章の統計学を学ぶためにでは，統計学で何を学ぶのかについて理解し，第3章の医学統計学の基礎では，データの形，母集団と標本，データの収集デザイン，母数と統計量について学習する．第4章のデータの記述と用いる指標では，データの記述，中心的傾向を示す指標(平均，メジアン)，散らばりを示す指標(分散，標準偏差，変動係数，範囲，四分位範囲)，関連性を示す指標[Pearson(ピアソン)相関係数，Spearman(スピアマン)順位相関係数]を学習する．第5章の確率と確率分布では，確率，確率変数とその分布を学習し，代表的な確率分布を学習する．第6章の統計的推測では，検定と推定，統計的仮説検定の基本的枠組み，および p 値を学習する．第7章の2群の比較では，2群を比較する手法[t 検定，Wilcoxon(ウィルコクスン)順位和検定，Wilcoxon 符号付き順位検定]をデータの形に対応させて学習する．第8章の分割表の解析では独立性の検定，適合度の検定，McNemar(マクネマー)検定などについて学習する．第9章の区間推定では，平均，平均の差，分散，割合，オッズ比の区間推定について学習する．第10章の相関係数の検

● 本章のねらい

▶ 医学統計学を学ぶための動機づけをする．
▶ 医学統計学を学ぶ順序を理解する．

定と区間推定では，Pearson 相関係数の検定と区間推定，Spearman
順位相関係数の検定について学習する．第 11 章の回帰分析では，1 つ
の変数に他の変数が関連しているかどうかを解析する手法［線形回帰分
析，ロジスティック(logistic)回帰分析］を学習する．第 12 章の分散分
析では，3 群間以上を比較するための枠組みの基本とその手法を学習す
る．第 13 章の生存時間解析では，医学で多用される生存時間データを
解析する手法［Kaplan-Meier(カプラン・マイヤー)推定量，ログランク
検定，Cox(コックス)回帰分析］を学習する．第 14 章の ROC 曲線では，
感度，特異度，陽性的中率，陰性的中率，陽性尤度比，陰性尤度比，検
査前後の差および ROC 曲線を学習する．第 15 章のサンプルサイズの
設計では，サンプルサイズを設計する理由，設計の考え方，そして割合
の差の検定，t 検定，ログランク検定について具体的な設計式を学ぶ．第
16 章の疫学・保健統計では，因果関係を明らかにするための基本的な考
え方としての疫学と保健統計指標を学習する．

2 統計学を学ぶために

A 統計学をやさしく学ぶために

　統計学はむずかしい学問であるといわれている．なぜむずかしく感じるのかを考えてみよう．たとえば研究発表では，
　　　　「p 値＜0.05 なので有意な差がある」
という表現をよく見かける．

　まずこの呪文のような表現が何を表そうとしているのかがわからない．それを理解しようと教科書を開くと，
　　　　「差がないという帰無仮説」を「有意水準 5%」で検定したところ，「p 値＜0.05」であったため帰無仮説を棄却し，「差があるという対立仮説」を採択した
と書かれており，専門用語のオンパレードであることから余計にわからなくなってしまう．

　もう少しがまんして，専門用語を調べてみると，もっとむずかしいことが書かれており，さらに数式などが書かれていたりすると，結局のところ，何をしようとしているのか，なぜそんなことを考えるのかについての理解に届かない．すなわち「ピンとこない」，「さっぱりわからない」，「むずかしいということがよくわかった」ということになってしまう．

　この例からわかる統計学がむずかしく感じる理由は，
　① 「統計学」が何を行おうとしているのかがわからない
　② 専門用語が何を表しているのかがわからない
　③ 考え方がわからない
　④ 解説がむずかしい
ということになろう．

　逆にいえば，「統計学をやさしく学ぶ」には，
　① 「統計学」が何を行おうとしているのかを理解する
　② 専門用語を理解する
　③ 考え方を理解する
　④ わかりやすい解説
ということが土台となる．

　そのため本書では，
　（1）まず「統計学」が何を行おうとする学問なのかについて説明し，

○ 本章のねらい

▶ 統計学とは何を学ぶ学問かを理解できる．
▶ 統計学を学ぼうとする意欲をもつことができる．
▶ 統計学を学ぶための基礎的な知識を身に付けることができる．

統計は問題解決のための科学的手段だよ！
統計を実践するには，まず解析に関する考え方と解析技術の2つの側面を学ぶことを理解しよう．

（2）専門用語は各章でわかりやすく解説し,

（3）統計学の考え方をわかりやすく提示する,

（4）解説と例題を示す,

という形式で進めていく.

B 統計学とは何を学ぶ学問なのか？

統計は英語でいえば「statistics」であり，その語源はラテン語の「status」すなわち「国家」を指し，人口調査や土地調査など，統計という手段を通じて「国の形」を浮かび上がらせていた. 統計は一言でいえば，「調査を行うことによって数量で把握すること」といえる. 現代では次の2つに代表される.

① ある対象の全体あるいは一部に対し，調査・実験により知りたいことを，データを用いてわかりやすくまとめ，「見る」ことによって法則性を見出す.

② ある対象の一部に対するデータから得た規則性が，論理的な推測を行うことによって全体に当てはまるかどうかを判断することにより，全体に関する法則性を見出す.

つまり，「統計」とはある対象の「全体」または「一部」をていねいに「見て」，そこから法則性を見つける方法といえる. すなわち「統計を学ぶ」とは「全体」または「一部」をていねいに「見て」，そこから法則性を見つけるための，考え方とその方法を学ぶということになる.

たとえば，日本人の死亡原因の約6割を占める生活習慣病の予防のために，特定健診（40〜74歳を対象としたメタボリックシンドロームに着目した健診）が行われている. ある年とその翌年に健診を受診したA地域の対象者約2,900人の生活習慣と健診結果のデータについて，①は，A地域のある年と翌年のデータを注意深く眺めることにより，「運動や食生活などの生活習慣を改善してみようと思いますか」という質問に対して，「すでに改善に取り組んでいる」と回答している人は1年間で若干体重が減少しているが，そうでない人は逆に1年間で若干体重が増加しているようだ，といったことを発見することであり，②は，A地域で①のことがわかったが，これがわが国全体に当てはまるのかどうかを判断することである.

C 統計学を学ぶ理由

前述の①でも②の例でも，新しいことがわかるとそれを「伝える」ことが必要になるが，できるだけわかりやすく伝えたい. では，どのように伝えるとわかりやすいのだろうか？

・例1　図を用いる（図2・1）

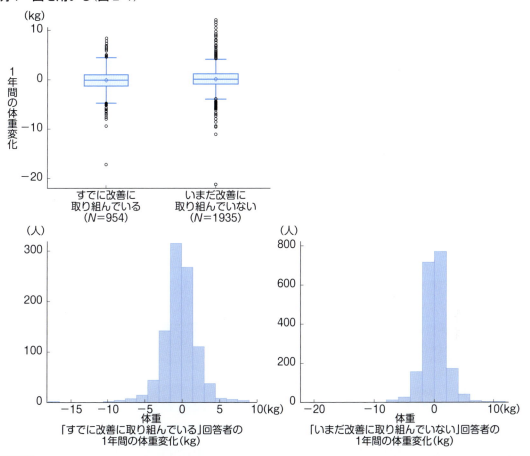

図 2・1　A地域の「すでに改善に取り組んでいる」，「いまだ改善に取り組んでいない」回答者の1年間の体重変化（N＝2889）（仮想データ）

　このように図を用いると，直観的にわかりやすくなる．その反面細かな情報がはっきりしない．

・例2　表を用いる（表2・1）

表 2・1　A地域の「すでに改善に取り組んでいる」，「いまだ改善に取り組んでいない」回答者の1年間の体重変化

生活習慣の改善	サイズ（N）	1年間の体重変化（平均値）(kg)
(1) すでに取り組んでいる	954	−0.21
(2) いまだ取り組んでいない	1935	0.10
(1)−(2)		−0.31

　このように表を用いると，細かな情報がわかるようになる．
それぞれの特徴を活かし，必要に応じて使い分けるとよい．さらに，

本書で学んだ後では，このような場合に次のような表を作成することができるようになるだろう．

・例3　統計的な情報を組み込んだ表を用いる（表2・2）

表 2・2　A地域の「すでに改善に取り組んでいる」，「いまだ改善に取り組んでいない」回答者の1年間の体重変化

生活習慣の改善	サイズ (N)	1年間の体重変化 (平均値)(kg)	標準偏差 (kg)	平均の 95% 信頼限界	
(1) すでに取り組んでいる	954	−0.21	2.13	−0.344	−0.074
(2) いまだ取り組んでいない	1935	0.10	2.09	0.008	0.195
(1)−(2)		−0.31	2.10	−0.474	−0.147

　表の意味がわかればより有用である．**表2・2**によりA地域では，「運動や食生活などの生活習慣を改善してみようと思いますか」という質問について，「すでに改善に取り組んでいる」と回答している人は，1年間で有意水準5%（信頼水準95%）で有意に0.21 kg体重が減少しているが，そうでない人は逆に1年間で0.10 kg体重が増加している．つまり取り組み方の差によって，差があることがわかる（「すでに改善に取り組んでいる」人のほうが0.31 kg体重減少している）．

D　ま　と　め

　統計学を学ぶことにより，なぜ**表2・2**が「わかりやすい」表なのか（統計の考え方），そしてこの表をどのようにつくるのか（解析の技術）がわかるようになる．このように考え方，解析技術を学び，わかりやすく「伝える」ことができるようになっていただければ幸いである．

3 医学統計学の基礎

A データの形

実験，観察などによって結果が記録されたとき，これをデータという．データはその形からいくつかに分類できる．男性や女性などのように，データが文字（ラベル）で分類される場合，これを分類尺度（nominal scale）という．人種（黒人，白人，有色人）などは分類尺度である．またその分類に順序がつく場合に順序尺度（ordinal scale）という．治療の効果（有効，不変，悪化）や痛みの程度（なし，軽度，重度）は順序尺度である．分類尺度や順序尺度は「文字（ラベル）」で与えられるデータのため，質的データともいう．これに対して，結果が「数量」で表されるデータを数量データや計量データという．数量データは，体重や体温のように変数が連続した値であったり（連続変量），1日における来院患者数のように離散的な値（離散変量）だったりする．

質的データを解析することは，「文字」で分類された個体数を解析することになるため，計数データ解析や質的データ解析という（質的データ解析には「文字」そのものを解析する場合も含まれる）．これに対して，数量データを解析することは，計量データ解析と呼ばれる．

〔例〕
① あなたの住んでいる県（北海道，青森県，秋田県，…，沖縄県）
② あなたの現在の健康状況（よい，まあよい，ふつう，あまりよくない，よくない）
③ 収縮期血圧，拡張期血圧
④ ある市町村のその1日の交通事故件数

①，②は文字（ラベル）データである．①はそれぞれに順序がないため分類尺度，②は自然な順序があるため順序尺度，③，④は数量データであるが，③の血圧はたとえば120.1（mmHg）や120.05（mmHg）のようにいくらでも細かく測ることができるが，④の事故件数は1件，2件と数えるため，これ以上細かく数えられないため，③は連続変量で④は離散変量，と理解できる．

もし，③の血圧を「100（mmHg）未満」「100（mmHg）以上110（mmHg）未満」，…，「200（mmHg）以上」のようにラベルにして表した

○ 本章のねらい

▶ データを見て，その形を説明できる．
▶ 母集団（population）と標本（sample）を説明できる．
▶ 母数と統計量を説明できる．

場合，これは順序尺度になるため，同じ変数でも表し方によってデータの形が異なる点に注意する．

B 母集団と標本

1 母集団と標本について

統計的な考察対象となる集まりを母集団(population)という．調査・解析のために母集団から選び出された一部の集まりを標本(sample)といい(図3・1)，母集団から標本を選ぶことを標本抽出(sampling)という．母集団に属する個々の要素を個体，その総数を「母集団の大きさ」といい，一般に N で表す．同様に，標本に属する個体の総数を「標本の大きさ」あるいは「サンプルサイズ(サイズ)」といい，n で表す．母集団の大きさ N が非常に大きく無限と考えることができる場合，これを無限母集団，N を有限の値と考えるとき有限母集団という．有限母集団において母集団全体について調査するとき，全数調査(悉皆調査)といい国勢調査がこれにあたる．一般に「データ」は標本に対応している．

2 母集団から標本を抽出する

T 市での健康増進の一環として A 地域に総合運動場をつくる計画が提案された．テレビでは反対運動が生じていることが報道されているが，市民がどのように考えているかははっきりしない．そこで全市民($N=$20万人)から，集団($n=$2万人)を抽出し，質問紙調査を行うことにした．このとき T 市の全市民が母集団 P で，集団 S は標本となる．大切なことは，母集団 P と標本 S が同じ特性をもつことで，これを達成するためには「無作為抽出」が必要となる．無作為抽出とは，標本抽出を行う場合，母集団をいくつかの抽出単位(個人，世帯，国勢調査区など目的に応じて決める)に分け，すべての抽出単位が選ばれる確率が等しくなるように

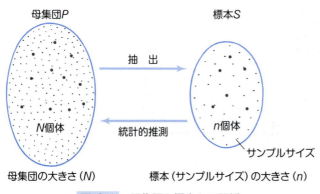

図 3・1 母集団と標本との関係

抽出するものである．これを逆に考えると，データ解析では，標本にお
けるそれぞれの値を解析することになるため，今解析しているデータの
母集団が何であるのか，母集団と同じ特性をもっていると考えることが
できるかを明確にすることが重要である．

3 無作為抽出

無作為抽出には単純無作為抽出，層化無作為抽出，クラスター抽出な
どの方法がある．

1 単純無作為抽出法

理論的に，母集団の特性を1番保つ標本を作成する抽出法である．こ
れは標本を抽出する際，主観（作為）による偏り（バイアス）を排除し，母
集団のすべての個体について選び出される確率が同じになるような抽出
法である．これにはくじ引きや乱数サイ[*1]などが使われたりもするが，
乱数表がよく用いられる．

〔乱数表〕

乱数表は作成者によって種々異なる．**表3・1**はその一例である．

いま，1,000個体からなる母集団（$N=1,000$）があるとする．これよ
り乱数表を使って大きさ20の標本（$n=20$）を抽出する場合を考えてみ
よう．

まず，母集団の1,000個体について0から999までの一連の番号を
付ける．次に乱数表から適当な値を選び，その値を始点として一定の方
向に連続に数字を取り出してくる．この場合は3桁の数字として選ぶ．
同じ数字が再び現れたら飛ばして進む．たとえば，**表3・1**で○印の数字
が最初に選ばれたとし，これから下のほうへ進んだ場合には次のような
番号をもった標本が選ばれる．

| 418 | 98 | 577 | 820 | 179 | 434 | 357 | 123 | 118 | 765 |
| 8 | 747 | 638 | 481 | 206 | 132 | 128 | 573 | 251 | 108 |

このようにして母集団をよく反映している標本を抽出することができ
る．他の抽出法として母集団を同じ特性をもった層に分けて，層の中で
同等または異なった割合で無作為に抽出する層化抽出法と呼ばれる方法
もある．この他にも集落抽出法，2段抽出法，多段抽出法など調査の効
率をよくするために種々の方法がある（**表3・2**）．

標本は母集団の特徴がよく反映されたものでなければならない．もし
母集団を反映していない標本ならば間違った結論を導くおそれがある．
このため標本が妥当であるか，一般化する場合に偏り（バイアス）が混入
していないか，などに慎重でなければならない．

＊1　正十面体のサイコロをつくる
ことはできないため，正三角形の二
十面体に0から9までの数字が2
つずつ記入してある．それぞれの目
の出る確率は1/10である．

B．母集団と標本　9

表 3·1　乱数表（抜粋）

```
57 89   89 98   27 04   09 74   30 38   73 08
25 67   87 71   97 77   01 81   03 56   13 70
50 51   45 14   18 67   36 15   10 22   22 91

④1 82   06 87   80 83   75 71   64 62   29 82
09 85   92 32   79 79   06 98   73 35   86 16
57 71   05 35   70 34   62 30   91 00   53 30
82 06   47 67   80 00   66 49   22 70   24 02
17 95   30 06   09 12   32 93   06 22   66 84

43 46   00 95   62 09   30 88   39 88   20 02
35 75   88 47   75 20   60 49   39 06   08 76
12 35   29 61   10 48   36 45   19 52   57 91
11 89   13 90   53 66   45 71   08 61   87 04
76 54   45 07   71 24   69 63   12 03   65 47

00 86   28 06   20 84   01 97   53 50   68 38
74 76   84 09   65 34   72 55   62 50   93 25
63 84   36 95   72 55   80 54   55 68   86 92
48 12   39 00   18 85   07 95   37 06   87 51
20 60   42 30   81 15   91 68   38 07   62 80

13 21   96 10   19 44   85 86   65 73   39 03
12 84   54 72   84 49   28 29   77 84   68 33
57 38   76 05   17 12   22 20   41 50   80 28
25 18   75 82   37 16   01 46   81 22   88 05
10 88   94 70   04 94   71 34   12 49   95 71
```

（統計数値表編集委員会（編）：簡約統計数値表，日本規格協会，1977
より引用）

表 3·2　抽出法

無作為抽出法	母集団のすべての個体が他の選ばれ方に無関係に同じ確からしさ（無作為）で抽出される方法
層化無作為抽出法	母集団を（性別，年齢別などの）いくつかのグループ（層）に分け，分けられたそれぞれのグループから必要な個体数を無作為に抽出する方法
集落抽出法	母集団をいくつかのグループに分割し，無作為抽出によっていくつかのグループを抽出し，その選ばれたグループ内のすべての個体について調べる方法
2段抽出法	母集団をいくつかのグループに分割し，無作為抽出によっていくつかのグループを抽出し，その選ばれたグループごとに無作為抽出を行う方法
多段抽出法	抽出の段階をさらに多くした方法

2 層化無作為抽出法

　母集団をある特徴をもった複数のサブグループ＝層（二次医療圏，市町村，性・年齢階級など）に分け，各層内では単純無作為抽出を行うというように，対象集団をあらかじめ複数の層に分けてから無作為抽出する方法を層化無作為抽出法という．長所は，特定の層に偶然多人数が集まることを避けることができる．これは特定の層での過大な負担を避け，推定精度向上にも役立つ．また短所は層ごとの解析に必要な人数を計画的に割り当てるなど集計が複雑になることである．

3. 医学統計学の基礎

3 クラスター抽出法

母集団の抽出単位が個体ではなく地区のような集団(集落)で，無作為に抽出されたそれぞれの集団内の住民をサンプルにする方法である(図3・2)．県内の国勢調査区から，乱数表によって選んだ10地区を対象として調査を行うというように，母集団をいくつかの集落＝クラスター(国勢調査区，単位区など)に分け，クラスターを抽出単位として無作為抽出を行い，選ばれたクラスター内の構成員を調査対象とする方法をクラスター(集落)抽出法という．長所は，調査地域が広い場合(たとえば全県レベルの調査)の訪問調査などでは，移動の手間を小さくすることができる．短所は，クラスター自体のばらつきと，クラスター内の個体のばらつきの両方のばらつきが含まれる(単純無作為抽出に比べて推定誤差が大きい)ことである．

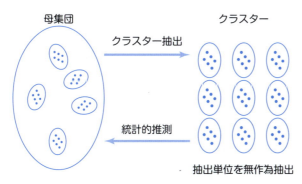

図 3・2　クラスター抽出

4 ランダム割付け

治療薬の比較や，新規治療法と従来法との比較をする場合，その比較のための対象者集団を定め，その集団において比較したい変数以外はすべて同一である[両群間に偏り(バイアス)が生じない比較可能性の高い]2つの集団が求められる．これはランダム割付けによって実施される．つまりこれは対象者の特性の偏りができるだけ小さくなるように対象者を割り付ける方法で，以前は「無作為割付け」と呼ばれていたが，最近は「ランダム割付け」，「ランダム化」などと呼ばれるほうが多い．「無作為抽出」と「ランダム化」は混同しやすいため注意が必要である．

ランダム割付けには以下のように，単純ランダム化の他にも多くの方法が考えられている．

1 単純ランダム化(Simple Randomization)

ID番号などを用いて被験者をランダムに各群に割り当てる方法である．通常は登録した順に割り付けられるが，群分けの変数(たとえば治

療法)に影響を与える要因(性別，年齢など)のバランスが崩れる可能性
がある．一般にサイズが小さいときには，群間におけるそれらの要因の
バランスが大きく偏り，ときには有意差が出るほど大きくなる場合があ
る．臨床試験では病期や施設など，群間でバランスを取りたい要因が多
く，その場合バランスを取りたい要因を調整因子として，割付けを実施
することが多い．この方法として，ブロックランダム化，層別ランダム
化，最小化法などの方法がある．

2 ブロックランダム化(Block Randomization)

ブロックランダム化は，一定人数ごとのブロックをつくり，その中で
ランダムに割り付ける方法である．たとえば4人で1ブロックが構成さ
れるとする．すべてのブロックで，A群，B群の並びをランダムに定め
れば，それはAABB, ABAB, ABBA, BAAB, BABA, BBAAの群列の
6通り($=\dfrac{4!}{2!2!}$通り)のいずれかになり，ブロックをランダムに割り付け
ることにより，その群列にしたがってA群かB群に割り付けられる．
これによりブロックごとにランダムにバランスよく被験者を割り付ける
ことができる．

3 層別ランダム化(Stratified Randomization)

層別ランダム化は，影響を与える要因(性別，年齢)のバランスを保つ
ために，それらの要因で層別し，各層でランダム化を実施する方法であ
る．たとえば性(男性，女性)・年齢(40歳未満，40〜49歳，50〜59歳，
60〜69歳，70歳以上)における層別したランダム化は，計10層($=2\times$
5)で独立に実施されるランダム化となる．実用では，層別ブロックラン
ダム化(各層でブロックランダム化を行う)が行われる場合が多い．

4 最小化法

最小化法とは表3・3に示すような方法である．まずバランスを取り
たい要因X, Y, Zがあり，要因Xの水準がたとえば2水準(x_1, x_2)，要因
Y, Zの水準を，それぞれ5水準(y_1, y_2, y_3, y_4, y_5)と7水準($z_1, z_2, z_3,$
z_4, z_5, z_6, z_7)とした場合に，要因X, Y, Zの水準x_i, y_j, z_kに属する人数
をそれぞれ$n_{x_i}, n_{y_j}, n_{z_k}$とおく．任意の$x_i, y_j, z_k$について，バランスに
関する重要度c_1, c_2, c_3より重み付けした点数$T=c_1 n_{x_i}+c_2 n_{y_j}+c_3 n_{z_k}$
を定義し(ただしc_1はx_iで共通の値，c_2, c_3も同様にy_j, z_kで共通の
値)，新たに割り付ける被験者をA群に割り付けた場合のTと，その場
合のB群との差D_Aを計算する．次にその被験者をB群に割り付けた
場合のTと，その場合のA群との差D_Bを計算する．もし$D_A<D_B$なら
ば，その被験者をA群に割り付ける．もし$D_A>D_B$ならば，その被験者
をB群に割り付け，もし$D_A=D_B$ならば，その被験者は$\dfrac{1}{2}$の確率で，A
群かB群に割り付ける．

表 3·3 最小化法

	性別(X)		年齢(Y)					施設(Z)							得点 T	得点差 D
	男性	女性	40歳未満	40~49歳	50~59歳	60~69歳	70歳以上	施設1	施設2	施設3	施設4	施設5	施設6	施設7		
A 群	12	2	1	4	3	4	2	2	3	0	1	5	3	0	7	
B 群	13	1	0	5	3	3	3	3	1	1	2	4	3	0	6	
被験者 P		1				1					1					
被験者 P→A 群 D_A		3				5					2				10	4(=10−6)
被験者 P→B 群 D_B		2				4					3				9	2(=9−7)

　たとえば新たな被験者 P(女性，60 歳，施設 4)を割り付けることを考える．調整因子として性別(男性，女性)，年齢(40 歳未満，40~49 歳，50~59 歳，60~69 歳，70 歳以上)，および施設(第 1 施設，…，第 7 施設)とする．

　被験者 P を割り付ける前の A 群の(女性，60~69 歳，施設 4)の人数はそれぞれ(2 人，4 人，1 人)，B 群では(1 人，3 人，2 人)であったとする(**表 3·3**)．もし被験者 P が A 群に割り付けられればその人数は(3 人，5 人，2 人)となり，B 群との差は(2 人，2 人，0 人)となる．もし被験者 P を B 群に割り付ければその人数は(2 人，4 人，3 人)となり，A 群との差は(0 人，0 人，2 人)となる．バランスに関する重要度は 3 要因とも公平に $c_1=c_2=c_3=1$ とおけば，$T=n_{x_1}+n_{x_2}+n_{x_3}$ となり，前者の差の得点は $D_A=4$，後者では $D_B=2$ となり，この結果より被験者 P は B 群に割り付けられることになる．

　このとき，要因でバランスを取ることを優先すると，程度の差はあれ「ランダム性」が崩れることには注意が必要である．

C　データの収集デザイン

　データの収集の形(方法)をデータの収集デザインと呼ぶ．医学研究では「病気の原因」や「病気の治療法」など，原因と結果という因果関係(あるいは単なる 2 つの要因の関連性)を調べる場合が多い．この場合必要となる「原因を表す変数」と「結果を表す変数」は，

(1) 個人(個体)単位のデータなのか，それとも集団単位のデータなのか？

(2) 調査のように「観察」からデータが生じているのか，それとも実験のように「介入」からデータが生じているのか？

(3) 原因情報と結果情報を「同時に」収集するのか(横断的)，原因情報と結果情報の収集時期に「差がある」のか(縦断的)？

などの点に気をつけて集められる(**図 3·3**，**図 3·4**)．とくに縦断的な収

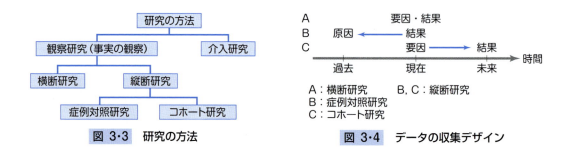

図 3·3 研究の方法　　　図 3·4 データの収集デザイン

集デザインの場合，はじめに結果の情報を得て，その人の過去に原因の情報を収集するような症例対照研究（患者対照研究，ケースコントロール研究）や，はじめに原因の情報を得て，その人の将来に結果の情報を収集するコホート研究などをはじめ，さまざまな方法が考えられている．これらのデザインではデータを収集する期間が必要になる．また，一般に現在から過去にさかのぼって情報を収集する研究を後ろ向き（レトロスペクティブ）研究，現在から未来に向かって情報を得る研究を前向き（プロスペクティブ）研究という．

D 母数と統計量

一般に数量データは，データの真中を表す値（代表値）とその散らばり具合を表す値（散布度）で特徴付けられる．これらをデータの特性値という．母集団において特性値は母数（パラメータ）といい，μ（ミュー），σ（シグマ）などのギリシア文字（表 3·4）で表すことが通例である．これに対し標本の特性値を統計量という．母数と統計量は概念的に異なるものであり，両者は区別して取り扱わなければならない．たとえば母集団で平均，分散を考えたとき，母平均 μ，母分散 σ^2 といい，標本において平均，分散を考えたとき，標本平均 $\bar{X}$，標本分散 S^2 という．μ, σ^2 は母数であり，$\bar{X}$, S^2 は統計量である．母集団の特性を推測するために，母数に対応する値を標本からつくる場合，この統計量をとくに母数の推定量という．$\bar{X}$ は μ に対応する統計量，S^2 は σ^2 に，S は σ に対応する統

表 3·4 ギリシア文字

大文字	小文字	読み方	大文字	小文字	読み方	大文字	小文字	読み方
A	α	アルファ	I	ι	イオタ	P	ρ	ロウ
B	β	ベータ	K	κ	カッパ	Σ	σ	シグマ
Γ	γ	ガンマ	Λ	λ	ラムダ	T	τ	タウ
Δ	δ	デルタ	M	μ	ミュー	Y	υ	ウプシロン
E	ε	イプシロン	N	ν	ニュー	Φ	ϕ	ファイ
Z	ζ	ゼータ	Ξ	ξ	グザイ	X	χ	カイ
H	η	イータ	O	o	オミクロン	Ψ	ψ	プサイ
Θ	θ	シータ	Π	π	パイ	Ω	ω	オメガ

計量なので，$\bar{X}$ は μ の推定量[*2]，S^2, S はそれぞれ σ^2, σ の推定量といい，$\hat{\mu}=\bar{X}$, $\hat{\sigma}^2=S^2$, $\hat{\sigma}=S$ などと書く．ここで $\bar{X}$ などの ¯ や $\hat{\sigma}$ の ^ は ¯（バー），^（ハット）のように，つまり $\bar{X}$（エックスバー），$\hat{\sigma}$（シグマハット）と読む．

ところで，標本が1つ決まるとそれに応じて統計量の値が定まる．この値を統計量の実現値（統計量の値）という．統計量のときは大文字で，実現値のときは小文字で表されることが多いが，本書では区別なく大文字で表す．

*2 標本を $X_1, ..., X_n$ とするとき，統計量は $X_1, ..., X_n$ の関数である．

一般には確率変数の場合，大文字を用いることが多いよ．統計量も確率変数だよ！

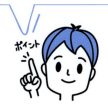

本章のポイントは次の3つにまとめられるね！
① データの形は，それが数なのか文字（ラベル）なのか，数ならばそれが連続なのか，文字ならば順序がつくのかつかないのか，によって分類されているよ．
② 統計では母集団と標本を同時に考えているよ．
③ 母集団と標本のどちらで考えるかによって，用いる専門用語が異なる場合があるよ．

D．母数と統計量

4 データの記述と用いる指標

A データの記述

1 データの整理と表示

大きさ n の標本を抽出したとき，各個体からデータを得たとする．このデータをただ雑然と並べただけでは，そのデータの意味するところはわからない．このためデータはその目的に応じ適切に整理する必要がある．

ある集団で 300 人の新生児の体重を測定して表 4・1 のデータを得たとする．このデータを小さい値から順に並び換え，一定の区間に何人当てはまるかといった分布状況を度数分布（頻度分布）といい，これを表で表したものを度数分布表という（表 4・2）．

度数分布における一定の区間を階級といい，各階級の上限と下限の平均値（上限と下限を足して 2 で割った値）を階級値という．それぞれの階級に属する個体数を度数という．度数は個体数の総称であり，人数，または個数となる．各度数を全体の個体数（標本の大きさ n）で割った値を相対度数といい，実数[2]または百分率で表される．

階級の数は観察対象の性質などを考え，一般に 10〜20 組に分けるのがよい．階級の数が少なすぎると階級幅が広がりそれだけ情報量は少なくなる．

度数分布表を長方形の柱で表したものをヒストグラム（柱状グラフ）という．また，ヒストグラムの各長方形の上辺の中点（階級値）を順に結んでできる折れ線グラフを度数多角形という．度数多角形において，階級の数を増やし，それ以上に標本の大きさ n を増大させると，折れ線は徐々に滑らかな曲線になる．この曲線を度数分布曲線という（図 4・1）．

ところで，このような状況を母集団においても考えることができる．母集団では縦軸に相対度数（実数）に対応する値をとって，離散変数（離散値）の場合は縦状の線分で，連続変数（連続値）の場合はほぼ滑らかな曲線として考える．離散変数の場合は確率分布，連続変数の場合は確率密度分布という（図 4・2）．一般に母集団での確率分布や確率密度分布は未知であるが，自然法則を基に理論的に導かれる分布（正規分布，二項分布，ポアソン分布など）に従うと仮定する場合が多い．

○ **本章のねらい**

▶ 得られたデータを記述するための手法として，度数分布表やヒストグラム，分割表，散布図を学ぶ．

▶ データを要約するための指標[1]として中心的傾向（平均，メジアン）や散らばり（分散，標準偏差）の指標，関連性を示す指標（オッズ比，Pearson 相関係数，Spearman 順位相関係数）を学ぶ．

---

*1 母集団，標本のいずれについてもこれらの量を定めることができる．有限母集団については，本章で述べられる n をすべて母集団の大きさである N に置き換えると定めることができる．無限母集団については確率分布を用いて定める．

*2 相対度数，累積相対度数において実数とは，％で表していない値を指す．

表 4・1　ある集団における 300 人の新生児の体重(kg)(仮想データ)

3.1	2.3	3.0	2.9	2.8	3.5	0.8	3.1	2.3	2.8	3.7	3.4	2.8	2.8	2.9
2.5	2.6	2.8	3.2	2.7	3.3	3.2	2.6	3.5	3.4	2.8	3.4	3.1	2.7	2.5
2.9	2.9	4.1	3.0	3.5	2.6	3.5	2.6	3.4	2.9	3.2	2.8	2.9	2.6	3.1
3.3	2.7	2.5	3.2	3.5	2.0	3.3	2.8	3.1	3.2	3.6	3.3	2.2	3.4	2.6
2.6	3.2	3.2	2.0	3.4	3.0	3.6	2.5	3.1	2.5	2.8	3.7	2.9	3.0	2.7
2.4	3.6	3.3	3.4	3.0	3.5	3.7	3.0	2.9	3.5	2.0	3.1	2.8	2.9	3.1
3.5	3.4	3.5	3.1	2.7	2.6	2.7	3.7	4.0	2.2	2.8	0.8	2.7	3.6	2.6
3.0	2.7	2.7	3.4	2.2	2.7	3.0	3.0	3.9	2.9	2.5	3.1	2.9	3.0	3.2
2.4	3.0	3.5	2.9	3.2	2.6	3.2	3.3	2.5	3.3	1.0	3.7	2.7	3.2	3.6
2.8	3.5	2.9	3.7	3.4	3.1	3.0	2.6	3.1	3.2	3.0	2.7	2.8	3.9	3.7
2.7	2.2	3.6	3.1	0.8	3.5	2.7	3.5	3.2	3.0	3.1	2.4	3.0	3.4	3.4
2.9	3.4	3.6	3.1	3.3	2.5	2.4	2.7	3.4	3.4	2.9	3.3	3.0	3.0	2.8
2.9	1.1	3.1	2.9	3.5	2.9	3.0	3.3	4.2	2.9	2.4	3.1	2.3	3.2	2.8
3.3	3.4	3.1	3.4	3.1	3.5	2.9	2.9	3.3	2.6	2.8	3.4	2.8	3.1	2.1
2.5	2.5	2.7	3.3	3.2	2.6	2.6	2.7	2.6	3.2	3.2	3.1	3.1	3.5	4.2
2.9	2.4	3.2	3.9	3.3	2.8	3.2	3.5	2.8	3.2	2.3	2.4	3.3	3.3	2.8
3.4	3.2	3.0	3.0	2.9	3.4	3.2	3.3	2.8	2.9	2.9	3.3	3.1	2.9	3.0
4.2	3.5	2.7	1.8	2.6	3.2	2.5	2.9	2.9	2.9	2.3	3.0	2.9	3.9	2.7
3.2	4.0	2.8	3.8	3.1	3.2	2.9	3.0	2.5	3.1	2.4	2.9	3.3	3.1	3.1
3.0	2.8	2.2	2.5	3.1	2.6	3.2	3.0	3.3	3.3	3.0	3.3	3.2	2.7	2.7

表 4・2　新生児の体重の度数分布表

体重(kg)(階級)	階級値(kg)	度数(人)	相対度数(実数)
0.5〜1.0(未満)	0.75	4	0.0133
1.0〜1.5	1.25	1	0.0033
1.5〜2.0	1.75	4	0.0133
2.0〜2.5	2.25	32	0.1067
2.5〜3.0	2.75	119	0.3967
3.0〜3.5	3.25	115	0.3833
3.5〜4.0	3.75	21	0.0700
4.0〜4.5	4.25	4	0.0133
計		300	1.0000

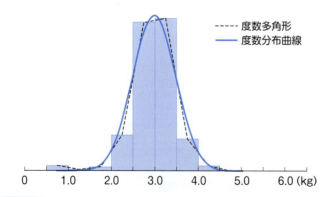

図 4・1　新生児の体重のヒストグラム・度数多角形・度数分布曲線

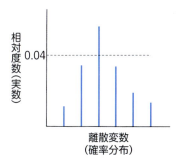
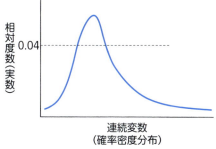

図 4・2　離散変数と連続変数

表 4・3　新生児の体重の累積度数分布表

体重 (kg)（階級）	階級値 (kg)	累積度数 (人)	累積相対度数 (%)
0.5〜1.0（未満）	0.75	4	1.3
1.0〜1.5	1.25	5	1.7
1.5〜2.0	1.75	9	3
2.0〜2.5	2.25	41	13.7
2.5〜3.0	2.75	160	53.3
3.0〜3.5	3.25	275	91.7
3.5〜4.0	3.75	296	98.7
4.0〜4.5	4.25	300	100.0

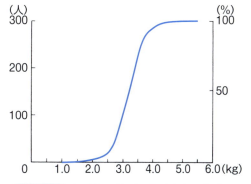

図 4・3　新生児の体重の累積度数分布曲線

　ヒストグラムにおける柱の面積をそれぞれの階級における相対度数と等しい値にとっておけば，ヒストグラムの全体の面積は1（100％）となる．また同様に度数分布曲線と横軸に囲まれる部分面積も1（100％）になる．

　度数分布表においてその階級以下の度数，相対度数の和をそれぞれ，その階級の**累積度数**，**累積相対度数**といい，表で表したものを**累積度数分布表**という（**表 4・3**）．

　累積度数分布において度数分布から度数分布曲線をつくったのと同様の方法で，累積度数分布曲線をつくることができる（**図 4・3**）．

　母集団では縦軸に累積相対度数（実数）をとって，離散変数の場合は階段状，連続変数の場合は右上がりの曲線のグラフとして考える．このグラフを**分布曲線**という（**図 4・4**）．

　母集団が正規分布を示す場合は，累積度数分布曲線は特徴的な**シグモイド曲線**を示す．

　累積度数分布曲線は薬剤の効力の記述や毒性の評価などにも利用される．投与量を対数目盛上にとるか，あるいは投与量の対数値を算術目盛上にとり，投与量を少しずつ増加したとき投与量に対する反応率は一般にシグモイド曲線を示す．このような曲線を**用量-反応曲線**という

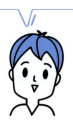

シグモイド曲線は，S字型の曲線で中央付近でほぼ直線になり，両端で曲線となるよ．

A．データの記述

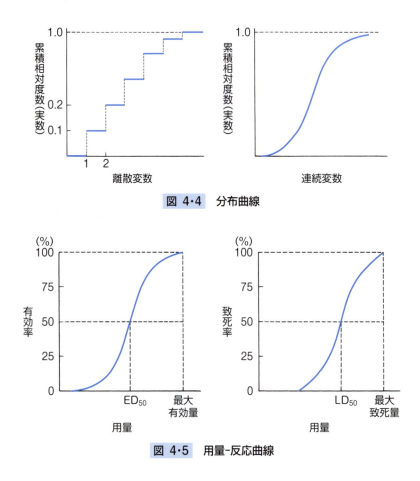

図 4・4　分布曲線

図 4・5　用量-反応曲線

（図 4・5）.

　観察集団の 50%が有効に反応する量を 50%有効量（ED_{50}）といい，観察集団の 50%が死亡する量を 50%致死量（LD_{50}）という．

　度数分布や累積度数分布の他にも，データを積極的に視覚化し，その意味することや解析の方法を探っていこうとして，箱ひげ図（図 4・6），幹葉図などさまざまな方法が提案されている．たとえば，表 4・4 の最高血圧値データは，それぞれ図 4・8，図 4・7 のように表される．

表 4・4　最高血圧値

| 134 | 128 | 108 | 124 | 124 | 128 | 132 | 102 | 160 | 136 | 128 |
| 130 | 114 | 124 | 154 | 114 | 126 | 132 | 136 | 130 | 122 | |

　箱ひげの箱やひげの位値にはさまざまな定義がある．図 4・6 では，箱の最下端，中央，最上端はそれぞれデータを小さい順に並べたときの 25%，50%，75%点を表している．上下のひげの長さについては一般的に箱の長さの 1.5 倍以内とする．ひげの上（下）端は，箱の長さの 1.5 倍以内にある最大（小）値である．ひげの端の外側にある値を外れ値とする．この 1.5 倍は絶対的なものではない．

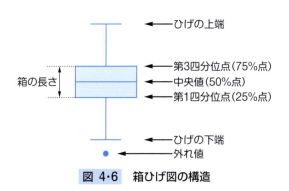

図 4·6　箱ひげ図の構造

幹	葉
160	0
150	4
140	
130	0022466
120	24446888
110	44
100	28

図 4·7　最高血圧値の幹葉図

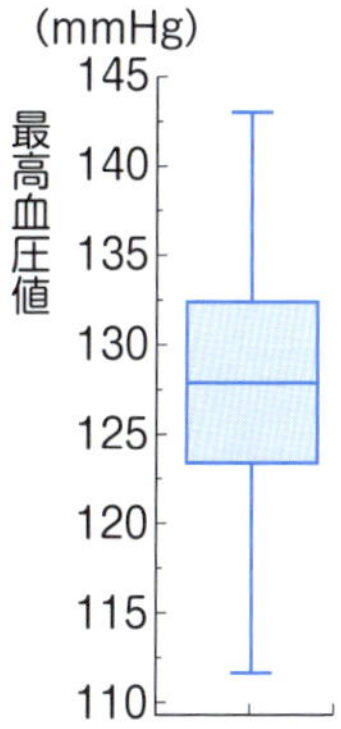

図 4·8　最高血圧値の箱ひげ図

幹葉図は，生データを幹と葉に対応する数に分けて分布を作成する方法で，ヒストグラムと違って生データを再現できる．

質的データにおいても，数量データにおいて度数分布表をつくったのと同様に，各ラベルに属する人数を度数とし，度数分布表を作成できる（**表 4·5**）．順序尺度では各ラベルに順序があるので累積度数分布表にも意味がある．

表 4·5　質的データにおける度数分布表

血液型	インフルエンザ罹患者数(人)
A	84
B	26
AB	16
O	74
計	200

2　関連性の表示

2 つの変数からなる大きさ n の標本を考えたとき，身長(cm)と体重(kg)，薬剤投与(投与群，非投与群)と最低血圧値，薬剤投与(新薬群，偽薬群)と効果(効果あり，効果なし)のような，2 つの変数の組の関連を図示するにはどのようにしたらよいだろうか？これらの 2 つの変数の組はデータの形に注目すると，(数量データ，数量データ)，(質的データ，数量データ)，(質的データ，質的データ)の 3 種類に分けられる．

1 (数量データ，数量データ)の図示

座標平面 XY を考えて，各個体の X 変数，Y 変数を座標平面上の点 (X, Y) として表すと，座標平面上に n 個の点が図示される．この図を**散布図**という(**図 4·9**)．関連性がある場合は，X の値の変化に応じて Y の値が変化することから，関連性の傾向を示すことができる．

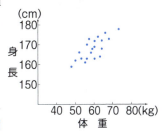

図 4·9　散布図

2 (質的データ，数量データ)の図示

座標平面 XY を考えると，質的データはラベルとして表されるため，X 軸上の任意の点にそのラベルを表す点をとる．ラベルの数だけその点をとる．なるべくラベルのもつ意味に添う順でとる．質的データを X 変数，数量データを Y 変数とし，散布図と同じように座標平面上に n 個の点を書き表す．この図を**ドットプロット(プロット図)**という(**図 4·10**)．

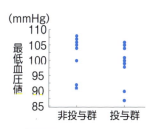

図 4·10　ドットプロット（プロット図）

関連性がある場合は，X の値の変化に応じて Y の分布が変化することから，関連性の傾向を示すことができる．

3 （質的データ，質的データ）の図示

2つの質的変数をそのラベルに応じて，属するラベルに該当する人数（度数）を二次元的に表に表すことができる．この表を**分割表（クロス表）**という（**表4·6**）．2つの質的変数のラベルの数がそれぞれ r, k ならば，$r×k$ 分割表という．分割表において度数が入るマスを**セル**という．関連性がある場合は，各行あるいは各列のセルに並ぶ度数の組の比が互いに異なり，関連性がない場合は度数の組の比は等しいことから，関連性の傾向を示すことができる．

表4·6　2×2分割表

効果 薬剤	効果あり	効果なし
新薬	68	22
偽薬	51	39

（人）

B 中心的傾向を示す指標（代表値）

1 平　均

母集団で考えたとき母平均，標本で考えたとき**標本平均**という．平均としてよく用いられるのは算術平均と加重平均である．

1 算術平均

標本において**算術平均**を一般に標本平均といい，次のように定められる．

大きさ n の標本を $X_1, X_2, \cdots, X_n$ とすると標本平均 $\overline{X}$ は

$$\overline{X}=\frac{1}{n}(X_1+\cdots\cdots+X_n)=\frac{1}{n}\sum_{i=1}^{n}X_i \text{*3}$$

である．

2 加重平均

たとえば標本内に同一の値が数多くある場合を考える．

X_1 が f_1 個，X_2 が f_2 個，$\cdots$，X_n が f_n 個あるとすると，標本平均 $\overline{X}_w$ は

$$\overline{X}_w=\frac{f_1X_1+\cdots+f_nX_n}{f_1+\cdots+f_n}=\frac{\displaystyle\sum_{i=1}^{n}f_iX_i}{\displaystyle\sum_{i=1}^{n}f_i} \quad\cdots\cdots\cdots①$$

と書ける．これを**重み** $f_1, \cdots, f_n$ の $X_1, \cdots, X_n$ の**加重平均**という．

＊3　Σ はすべての項を合計する記号．$\displaystyle\sum_{i=1}^{n}X_i$ は X_i について i が1から n まで変わるときすべての X_i を合計する．
$$\sum_{i=1}^{5}X_i=X_1+X_2+\cdots+X_5$$
Σ の上下の添字を略すこともある．

> **例題**
>
> A県の心疾患による年齢階級別死亡率，およびB県の年齢階級別人口は次のとおりである．
>
> | 年齢（歳） | A県の心疾患死亡率
（人口10万対） | B県の人口
（人） | 年齢（歳） | A県の心疾患死亡率
（人口10万対） | B県の人口
（人） |
> |---|---|---|---|---|---|
> | 0～4 | 6.1 | 56,326 | 45～49 | 38.3 | 60,210 |
> | 5～9 | 1.6 | 53,177 | 50～54 | 58.5 | 51,633 |
> | 10～14 | 1.1 | 58,163 | 55～59 | 102.2 | 42,972 |
> | 15～19 | 2.9 | 53,186 | 60～64 | 190.2 | 39,190 |
> | 20～24 | 5.5 | 42,548 | 65～69 | 375.4 | 33,060 |
> | 25～29 | 7.6 | 56,810 | 70～74 | 619.9 | 27,134 |
> | 30～34 | 7.1 | 47,159 | 75～79 | 1,099.9 | 19,320 |
> | 35～39 | 21.9 | 46,857 | 80～ | 2,570.4 | 16,193 |
> | 40～44 | 25.7 | 60,419 | | | |
>
> A県の年齢階級別死亡率にB県の年齢階級別人口を重み付けした加重平均を求めよ．

> **解答**
>
> 求める加重平均を $\bar{X}_w$ とすると，
>
> $$\bar{X}_w = \frac{56,326 \times 6.1 + 53,177 \times 1.6 + \cdots + 16,193 \times 2,570.4}{56,326 + 53,177 + \cdots + 16,193} = 148.5$$
>
> 心疾患死亡率は加齢と関係があり，高齢者の多い地域では一般的に高くなるため，人口構成の異なる地域の死亡状況の比較では，死亡における年齢の影響を除く（調整する）ために，このような操作を行うことがある．

観察数が多く，標本を階級に分類し度数分布表をつくった場合には，階級値を $X_1, \cdots, X_n$，その度数をそれぞれ $f_1, \cdots, f_n$ とすれば，度数分布表から標本平均 $\bar{X}$ は次のように書ける．

$$\bar{X} = \frac{\displaystyle\sum_{i=1}^{n} f_i X_i}{\displaystyle\sum_{i=1}^{n} f_i}$$

❷ 中央値[*4]（メジアン）

標本の各個体を小さい順に並べたとき，中央に位置する値を**中央値**という．標本の大きさ n が偶数のときは中央にもっとも近い2つの値の算術平均で，奇数のときは，小さい順に $\dfrac{n+1}{2}$ 番目の値で定められる．中央値はデータを小さい順に並べたときの50%を表す点である（50%点）．

[*4] 母集団で考えたとき母中央値（分布の中央値，母メジアン），標本で考えたとき標本中央値（メジアン）という．単に中央値（メジアン）という場合は標本中央値を指す場合が一般的である．

B．中心的傾向を示す指標（代表値）

> **例題**
>
> 10人の新生児の体重は 3.2 kg, 3.8 kg, 3.1 kg, 2.8 kg, 4.2 kg, 2.9 kg, 2.9 kg, 3.4 kg, 3.5 kg, 3.0 kg であった．中央値を求めよ．

> **解答**
>
> 体重の小さい順に並べると次のようになる．
> 2.8 kg, 2.9 kg, 2.9 kg, 3.0 kg, 3.1 kg, 3.2 kg, 3.4 kg, 3.5 kg, 3.8 kg, 4.2 kg
> $n=10$ は偶数である．中央にもっとも近い位置にある2つの値は 3.1 kg と 3.2 kg である．したがって，
> $$中央値 = \frac{3.1+3.2}{2} = \frac{6.3}{2} = 3.15 \text{(kg)}$$

　分布がほぼ左右対称の場合は，平均値・中央値は分布の中心をよく表し，どちらを用いても似たような値を示すが，分布に強いゆがみがある場合や，極端に飛び離れた値がある場合には**図 4・11**に示すように中央値のほうがより中心的傾向を表している．完全に左右対称の分布においては平均値・中央値は一致する．

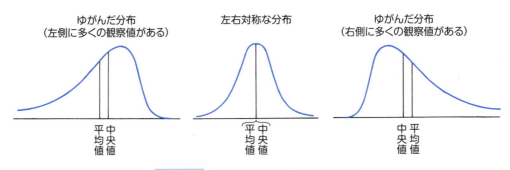

図 4・11　分布の平均値・中央値の位置

C 散らばりを示す指標（散布度）

　平均は母集団および標本の代表値として用いられる場合が多いが，同じ値であっても**図 4・12**にみられるように，平均の近くに分布している場合とそうでない場合とがある．そこで母集団や標本の特性をみるには代表値だけではなく，代表値のまわりにどのように分布しているか，その散らばり具合をみることも必要である．このような散らばりの程度（散布度）を表すには一般に範囲，分散，標準偏差などが用いられる．

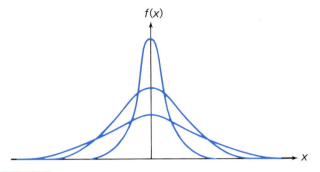

図 4・12　平均値は同じであるが散らばりの程度が異なる分布

1 分散，標準偏差[*5]

散らばりの程度を知る方法として各個体 X_i と標本平均 $\overline{X}$ の差（偏差）の2乗を用いる．偏差 $(X_i-\overline{X})$ の2乗の総和 $SS=\sum_{i=1}^{n}(X_i-\overline{X})^2$ を **偏差平方和**，これを $n-1$ または n で割ったものを **標本分散** という．両者の区別のために，ここでは $n-1$ で除した標本分散を S^2 で，n で除した標本分散を S'^2 で表す．

偏差平方和 SS は散らばり具合（差の2乗）の総和，標本分散 S^2 は自由度 $n-1$ を用いたときの「データの自由度あたりの差の2乗の総和の平均」，標本分散 S'^2 は標本の大きさ n を用いたときの「標本の大きさ1あたりの差の2乗の総和の平均」を表しており，平均値のまわりの散らばりの平均的な大きさとして理解することができる．

$$S^2=\frac{SS}{n-1}=\frac{\sum_{i=1}^{n}(X_i-\overline{X})^2}{n-1} \quad \left(S'^2=\frac{SS}{n}=\frac{\sum_{i=1}^{n}(X_i-\overline{X})^2}{n}\right)$$

標本分散において，$n-1$ で除した S^2 をとくに **標本不偏分散** という．一般に標本分散というと，この標本不偏分散を指す場合が多い[*6]．

標本分散の正の平方根は **標本標準偏差** といい S で表す．

$$S=\sqrt{\frac{\sum_{i=1}^{n}(X_i-\overline{X})^2}{n-1}} \quad \left(S'=\sqrt{\frac{\sum_{i=1}^{n}(X_i-\overline{X})^2}{n}}\right)$$

たとえば，大きさ6の標本 (39, 38, 37, 40, 38, 37) の標本標準偏差は標本平均が 38.17 なので，次のようになる．

$$\sqrt{\frac{(39-38.17)^2+(38-38.17)^2+\cdots+(38-38.17)^2+(37-38.17)^2}{6-1}}$$
$$=\sqrt{\frac{6.83}{5}}=1.17$$

$n-1$ で除した標本不偏分散 S^2 がよく用いられているのは，主に次の2つの理由によると考えられる．

[*5] 母集団で考えたとき母分散，母標準偏差，標本で考えたとき標本分散，標本標準偏差という．統計量でも実現値でも標本標準偏差という．

[*6] S'^2 も理論的には重要な統計量である．

1 自由度による説明

n 個の偏差 $(X_i-\overline{X})$ の和は 0 であるため，$n-1$ 個の偏差が与えられると残りの 1 つは自動的に決まる[*7]．つまり自由に決められる偏差の数は $n-1$ である．したがって偏差を用いた分散を定めるためには，偏差平方和 SS を n でなく $n-1$ で割るほうが合理的である．自由に決められる変数の数 $n-1$ を**自由度**という．

[*7] X_i が n 個 $(X_1, \cdots, X_n)$，$\overline{X}$ が $X_1 \cdots X_n$ からつくられており 1 個であるので，これから $X_i-\overline{X}$ の自由度が $n-1$ と考えてもよい．

2 不偏性による説明

母分散が σ^2 である母集団から標本をいくつも抽出し，n で割った標本分散 S'^2 $\left(S'^2=\dfrac{1}{n}\sum_{i=1}^{n}(X_i-\overline{X})^2\right)$ を求めると，S'^2 は実際の母数の σ^2 よりも少し小さい値 $\left(\dfrac{n-1}{n}\sigma^2\right)$ を中心に分布していることが数学的に示されている．分布の中心を σ^2 に調整するために S'^2 に $\dfrac{n}{n-1}$ を乗じてそれを S^2 とすると

$$S^2=\frac{n}{n-1}S'^2=\frac{n}{n-1}\times\frac{1}{n}\sum_{i=1}^{n}(X_i-\overline{X})^2$$
$$=\frac{1}{n-1}\sum_{i=1}^{n}(X_i-\overline{X})^2$$

となる．この S^2 は，つくり方により σ^2 を中心に分布している．

$$S'^2 \text{ の分布の中心}=\frac{n-1}{n}\sigma^2$$
$$S^2 \text{ の分布の中心}=\sigma^2$$

である．これが S^2 が不偏（偏りがない）分散と呼ばれるゆえんである．

2 変動係数

集団（母集団や標本）の特性は平均と標準偏差でおよそ把握できる．しかし，平均が大きくなれば標準偏差も大きくなるのが普通である．これは，平均が大きく異なる 2 つの集団の散らばり具合を比較する場合，散らばりの尺度として分散，標準偏差を用いることに限界があることを示唆している．この限界を緩和する 1 つの方法は，標準偏差を平均で割ったものを散らばりの尺度として用いることである．この尺度を**変動係数**（変異係数，CV：Coefficient of Variation）という．

$$\text{標本変動係数}(CV)=\frac{S}{\overline{X}}\times 100 \quad (\%)$$

$$\text{母変動係数}=\frac{\sigma}{\mu}\times 100 \quad (\%)$$

変動係数は，身長と体重のように単位が異なる変数（確率変数）の散らばり具合も比較することができ，散らばり具合の相対的な大きさを表すのに便利である．

変動係数は，母集団で考えたときは母変動係数，標本で考えたときは標本変動係数というよ．統計量でも実現値でも標本変動係数というんだよ．

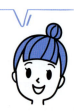

例題

成人女子500人の赤血球数と血色素量を調べたところ次のような結果を得た．赤血球と血色素ではどちらのほうが散らばり具合が大きいといえるか．変動係数を用いて比較せよ．

血液情報	標本平均値	標本標準偏差
赤血球数(個/mm^3)	4,520,000	530,000
血色素量(g/dL)	14.7	1.2

解答

赤血球数と血色素量について，標本変動係数はそれぞれ，

赤血球数　　$\dfrac{530{,}000}{4{,}520{,}000}=0.117$　（11.7%）

血色素量　　$\dfrac{1.2}{14.7}=0.082$　（8.2%）

となる．したがって，赤血球数のほうが標本変動係数が大きく，相対的にみて散らばり具合がより大きい．

3 範 囲

標本で最大値と最小値の差を範囲（レンジ）という．これは両極性の差を表すのみで，その間に存在する値については何も情報をもっていない．したがって極端に大きい値か小さい値がある場合には注意を要する．大きさ10の標本(6.2, 12.4, 13.1, 12.8, 6.8, 5.9, 6.4, 10.5, 7.4, 5.6)では，範囲は最大値－最小値＝13.1－5.6＝7.5である．

4 四分位範囲

大きさ n の標本を小さい順に並べ替え最小値から順番をつけたとき，$\dfrac{n+1}{4}$番目に小さい値を25%点（第1四分位点）Q_1，$\dfrac{3(n+1)}{4}$番目に小さい値を75%点（第3四分位点）Q_3といい，四分位範囲は25%点と75%点との間の距離 Q_3-Q_1 で表される．大きさ10の標本(6.2, 12.4, 13.1, 12.8, 6.8, 5.9, 6.4, 10.5, 7.4, 5.6)を小さい順に並べ替えると(5.6, 5.9, 6.2, 6.4, 6.8, 7.4, 10.5, 12.4, 12.8, 13.1)になるため，25%点と75%点はそれぞれ，小さいほうから$\dfrac{10+1}{4}=2.75$，$\dfrac{3(10+1)}{4}=8.25$番目の点となる．$Q_1=5.9+0.75(6.2-5.9)=6.125$，$Q_3=12.4+0.25(12.8-12.4)=12.5$なので四分位範囲は，$Q_3-Q_1=12.5-6.125=6.375$ となる．

C．散らばりを示す指標（散布度）

D 関連性を表す指標

2つの変数の間に関連があるかどうかは散布図や分割表を作成することによって，その傾向をつかむことができた．ではその関連性をどのような指標に要約したらよいだろうか？

1 Pearson（ピアソン）（積率）相関係数

散布図で示される関連性を要約することを考える．ある集団から無作為に抽出した20人の身長 X と体重 Y について調べたところ**表4·7**の結果が得られたとする．

横軸 (x) に身長をとり，縦軸 (y) に体重をとり，これらの数値を座標平面上にプロットし散布図を作成したところ，**図4·13**のような関連性の傾向が図示された．この関連性を要約するため，**図4·14**のように2つの変数 X, Y のそれぞれの平均 $\bar{X}, \bar{Y}$ が新しい原点になるように座標軸を移動する．

このとき新しい軸 x', y' で測った点の座標 (x', y') は

$$x' = x - \bar{X} \qquad y' = y - \bar{Y}$$

となる．したがって，x' が増加すれば y' も増加するような直線的な関連傾向があるときは第1と第3象限に点が多く，第2と第4象限は点が

表 4·7　身長と体重

番号	1	2	3	4	5	6	7	8	9	10	11	12	13	14	15	16	17	18	19	20
身長 X(cm)	164	173	159	163	173	168	178	169	168	162	161	166	176	172	166	163	172	174	170	163
体重 Y(kg)	63	57	48	53	68	64	73	60	59	50	55	58	66	64	52	60	60	62	56	56

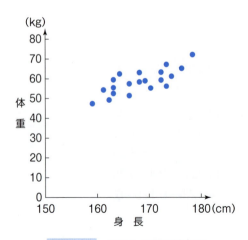

図 4·13　身長と体重の散布図

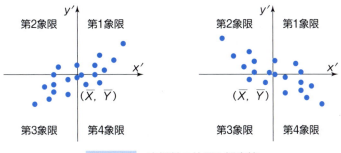

図 4・14　座標軸の位置と観察値

少なくなる．この傾向は x' と y' の直線的関連が強いほど著しくなる．逆に x' が増加すると y' が減少するような直線的な関連傾向があるときは第2と第4象限に点が多く，第1と第3象限に少なくなる．このような性質を利用して x' と y' の関連性の強さを表すために，各象限の座標の符号を取り上げると次のような関係が成立することがわかる．

第1象限では
$$x'>0,\ y'>0 \longrightarrow x'y'>0$$
第2象限では
$$x'<0,\ y'>0 \longrightarrow x'y'<0$$
第3象限では
$$x'<0,\ y'<0 \longrightarrow x'y'>0$$
第4象限では
$$x'>0,\ y'<0 \longrightarrow x'y'<0$$

X と Y との関連性の強さを示す目安として $\sum_{i=1}^{n} x'y'$ の x', y' に $X_i - \overline{X}$, $Y_i - \overline{Y}$ を入れた次の和を考える．

$$\sum_{i=1}^{n}(X_i-\overline{X})(Y_i-\overline{Y})$$

しかし，この値は標本の大きさによって変わるため自由度 $n-1$ で割る．

$$\frac{1}{n-1}\sum_{i=1}^{n}(X_i-\overline{X})(Y_i-\overline{Y})$$

また，X と Y の観察（測定）の単位を無関係にするために X と Y の標準偏差 S_X, S_Y の積で割ることにし，これを r とする．

$$S_X=\sqrt{\frac{1}{n-1}\sum_{i=1}^{n}(X_i-\overline{X})^2}$$
$$S_Y=\sqrt{\frac{1}{n-1}\sum_{i=1}^{n}(Y_i-\overline{Y})^2}$$

$$r = \frac{\frac{1}{n-1}\sum_{i=1}^{n}(X_i-\overline{X})(Y_i-\overline{Y})}{S_X S_Y}$$

$$= \frac{\frac{1}{n-1}\sum_{i=1}^{n}(X_i-\overline{X})(Y_i-\overline{Y})}{\sqrt{\frac{1}{n-1}\sum_{i=1}^{n}(X_i-\overline{X})^2}\sqrt{\frac{1}{n-1}\sum_{i=1}^{n}(Y_i-\overline{Y})^2}}$$

$$= \frac{\sum_{i=1}^{n}(X_i-\overline{X})(Y_i-\overline{Y})}{\sqrt{\sum_{i=1}^{n}(X_i-\overline{X})^2 \times \sum_{i=1}^{n}(Y_i-\overline{Y})^2}}$$

このようにして導かれた r を **Pearson（ピアソン）（積率）相関係数**と呼ぶ．r のとる範囲は $-1 \leq r \leq +1$ である．$r>0$，つまり一方の変数の値が増加すれば他方の変数の値も増加する傾向にあるとき，正の相関または順相関が存在するという．また $r<0$，つまり一方の変数の値が増加すれば他方の変数の値が減少する傾向にあるとき，負の相関または逆相関が存在するという．r の絶対値が大きいほど相関傾向は強く，$r=+1$ または $r=-1$ のときは完全相関といい，X と Y には直線関係が存在する．$r=0$ のときは無相関という（**図 4・15**）．r は X と Y の直線関係の関連性の強さを表す尺度である．

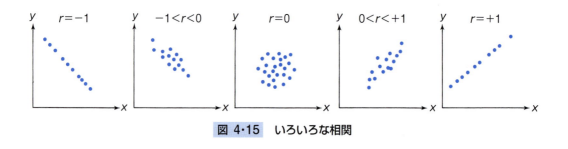

図 4・15　いろいろな相関

表 4・6 の 20 人の身長と体重の相関係数を求めると次のようになる．身長と体重の観察（測定）値から**表 4・8** が得られる．
したがって，

$$r = \frac{\sum_{i=1}^{20}(X_i-\overline{X})(Y_i-\overline{Y})}{\sqrt{\sum_{i=1}^{20}(X_i-\overline{X})^2 \times \sum_{i=1}^{20}(Y_i-\overline{Y})^2}} = \frac{489}{\sqrt{552 \times 729.2}} = 0.77$$

2 変数間に統計的に相関が認められること（統計学的な関連性）と因果関係（因果関連）が存在することは違う概念であるため，注意が必要である．すなわち因果関係は原因と結果の関係であるため，因果関係があれば相関は認められるが，逆は必ずしも認められない[*8]．

[*8] たとえば「交通事故が増えたことが原因で，救急車の出動回数が増えた」という自然な因果関係を仮定する．このとぎ「交通事故の頻度」と「救急車の出動頻度」には，統計学的な関連が認められるであろう．すなわちこの散布図を描いたときに右上がりの傾向（相関）がみられる．しかしこの統計学的な関連があるからといって，「救急車の出動回数が増えたことが原因で交通事故が増えた」という因果関係は，普通は考えない（因果関係は認められない）．

表 4·8　身長と体重における Pearson(ピアソン)積率相関係数

番号	身長X_i(cm)	$(X_i-\overline{X})$	$(X_i-\overline{X})^2$	体重Y_i(kg)	$(Y_i-\overline{Y})$	$(Y_i-\overline{Y})^2$	$(X_i-\overline{X})(Y_i-\overline{Y})$
1	164	−4	16	63	3.8	14.44	−15.2
2	173	5	25	57	−2.2	4.84	−11
3	159	−9	81	48	−11.2	125.44	100.8
4	163	−5	25	53	−6.2	38.44	31
5	173	5	25	68	8.8	77.44	44
6	168	0	0	64	4.8	23.04	0
7	178	10	100	73	13.8	190.44	138
8	169	1	1	60	0.8	0.64	0.8
9	168	0	0	59	−0.2	0.04	0
10	162	−6	36	50	−9.2	84.64	55.2
11	161	−7	49	55	−4.2	17.64	29.4
12	166	−2	4	58	−1.2	1.44	2.4
13	176	8	64	66	6.8	46.24	54.4
14	172	4	16	64	4.8	23.04	19.2
15	166	−2	4	52	−7.2	51.84	14.4
16	163	−5	25	60	0.8	0.64	−4
17	172	4	16	60	0.8	0.64	3.2
18	174	6	36	62	2.8	7.84	16.8
19	170	2	4	56	−3.2	10.24	−6.4
20	163	−5	25	56	−3.2	10.24	16
計	3,360		552	1,184		729.20	489
平均	$\overline{X}=168$			$\overline{Y}=59.2$			

② Spearman(スピアマン)順位相関係数

　Pearson(ピアソン)相関係数 r はデータが数量的に測れるものでないと計算できない．しかし，それぞれのデータについて順位だけわかれば，この両者の相関関係を調べることができる．このような順位に対して計算された相関係数 r_S を **Spearman 順位相関係数**という．

　いま，$X_1, \cdots, X_n$ の順位(ランク)[*9]を $R_1, \cdots, R_n$ とし，$Y_1, \cdots, Y_n$ の順位(ランク)を $S_1, \cdots, S_n$ とすると順位相関係数 r_S は

*9　$X_1, \cdots, X_n$ を小さい順に並び替えたとき，X_i が小さいほうから数えて s 番目であるとき，X_i の順位(ランク)は s である．

$$r_S=\frac{\sum_{i=1}^{n}(R_i-\overline{R})(S_i-\overline{S})}{\sqrt{\sum_{i=1}^{n}(R_i-\overline{R})^2\sum_{i=1}^{n}(S_i-\overline{S})^2}}=1-\frac{6\sum_{i=1}^{n}(R_i-S_i)^2}{n^3-n}$$

上式の右側の等式において，左辺と右辺が等しいことは

$$\sum_{i=1}^{n}R_i=\sum_{i=1}^{n}S_i=\frac{n(n+1)}{2}$$

$$\overline{R}=\overline{S}=\frac{\sum_{i=1}^{n}R_i}{n}=\frac{\frac{n(n+1)}{2}}{n}=\frac{n+1}{2}$$

$$\sum_{i=1}^{n}R_i^2=\sum_{i=1}^{n}S_i^2=\frac{n(n+1)(2n+1)}{6}$$

であることを用いて容易に証明することができる．

D．関連性を表す指標

表 4·9　身長と体重における Spearman(スピアマン)順位相関係数

番号	身長X_i(cm)	体重Y_i(kg)	順位(身長)R_i	順位(体重)S_i	(R_i-S_i)	$(R_i-S_i)^2$
1	164	63	7	15	-8	64
2	173	57	16.5	8	8.5	72.25
3	159	48	1	1	0	0
4	163	53	5	4	1	1
5	173	68	16.5	19	-2.5	6.25
6	168	64	10.5	16.5	-6	36
7	178	73	20	20	0	0
8	169	60	12	12	0	0
9	168	59	10.5	10	0.5	0.25
10	162	50	3	2	1	1
11	161	55	2	5	-3	9
12	166	58	8.5	9	-0.5	0.25
13	176	66	19	18	1	1
14	172	64	14.5	16.5	-2	4
15	166	52	8.5	3	5.5	30.25
16	163	60	5	12	-7	49
17	172	60	14.5	12	2.5	6.25
18	174	62	18	14	4	16
19	170	56	13	6.5	6.5	42.25
20	163	56	5	6.5	-1.5	2.25
計	168.0	59.2				341.0

$r_S=1$, $(r_S=-1)$であることは，X, Yの間にXが増加するときYは増加する(減少する)という単調な**従属性**(**単調性**)が存在することである．

表 4·6 の 20 人の身長と体重の Spearman 順位相関係数を求めると，**表 4·9** から，$r_S=1-\dfrac{6\times341}{20^3-20}=0.744$ となる．

Pearson 相関係数は，XとYの間に直線関係という関連性があるかないかに関する相関を測っており，Spearman 順位相関係数は，XとYの間に順序に関する単調性があるかないかに関する相関を測っていると理解できる．

③ オッズ比(Odds Ratio) [*10]

分割表で示される関連性を要約することを考える．新薬と偽薬を用いてその効果を調べたところ，**表 4·10** のような結果を得たとする．このとき使用薬剤とその効果の間の関連をどのように要約したらよいだろうか？

いま，**表 4·10** のような分割表を一般的に**表 4·11** のように表す．Ⅰ群，Ⅱ群を表す変数と＋，－を表す変数に関連がないとすれば，Ⅰ群でもⅡ群でも＋と－の比は変わらないから，$a:b=c:d$ が成立する．

すなわち$\dfrac{ad}{bc}=1$ である．もし関連があるとすれば，$\dfrac{ad}{bc}\neq1$ である．

[*10]　母集団で考えたとき母オッズ比，標本で考えたとき標本オッズ比というが，あまり区別はされず，単にオッズ比として用いられている．

この$\frac{ad}{bc}$を**オッズ比**といい，OR などで表す．また，$\frac{a}{b}$をⅠ群の−に対する＋のオッズ，$\frac{c}{d}$をⅡ群の−に対する＋のオッズという．オッズ比はこの2つのオッズの比で，もしⅡ群よりもⅠ群のほうが＋の多い状況であれば，オッズ比$\frac{ad}{bc}>1$であり，逆であれば$\frac{ad}{bc}<1$である．オッズ比はまた"＋のⅡ群に対するⅠ群のオッズ$\frac{a}{c}$"と"−のⅡ群に対するⅠ群のオッズ$\frac{b}{d}$"との比ともいえる．

上述の例においてオッズ比は，

$$OR=\frac{68\times39}{22\times51}=2.36$$

となる．

関連性の指標として，Ⅰにおける＋の割合$\frac{a}{a+b}$とⅡにおける＋の割合$\frac{c}{c+d}$の比を考えることもあるが，オッズ比は後の章で学ぶロジスティック(logistic)回帰へ発展できることもあって，医学分野で使用されることが多い．

表 4·10　2×2 分割表

効果／薬剤	効果あり	効果なし
新薬	68	22
偽薬	51	39

(人)

表 4·11　2×2 分割表（一般）

	＋	−	計
Ⅰ	a	b	$a+b$
Ⅱ	c	d	$c+d$
計	$a+c$	$b+d$	$a+b+c+d$

補足

1．割　合

あるラベルに属する度数を，全度数に対するその特性をもつ人の割合として表すことができる．母集団で考えると母割合，標本で考えると標本割合となり，共に p で表すことが多い．割合は比率とも呼ばれているが，後述するように比率という用語の使用には注意が必要である．

2．比，率，割合の違いについて

医学研究では，比や率，割合が高い頻度で用いられる．しかし，これらの指標は混同して用いられることが多いので，その違いに注意してほしい．

比：2 つの量 A, B があって，B が 0 でないときに，A が B の何倍にあたるかという量を A の B に対する比といい，これを $A：B$ あるいは $A/B, A/B×100$ で表す．たとえば，わが国の某年の出生数は，男児，女児それぞれ，56.0 万人，53.2 万人であるが，このとき出生性比（男児/女児）は 1.053 である．比には単位はなく，その値のとりうる範囲は $0 ≦ 比 ≦ ∞$ である．

率：2 つの量 A, B があって，B の変化が 0 でないときに，B の変化に対する A の変化を表す量を，A の B に対する変化率という．B として時間を考えると，単位は（1/時間）となる．A として疾患の発生数を考えると，B の時間の変化の間における発生の頻度の指標となる．たとえば，ある市において女性の人口が年平均 10 万人であるとき，3 年間で 135 人の乳がん患者が発生したとする．乳がん患者の発生の変化率（罹患率）は，1 年間あたり 10 万人あたり 45 人（45/100,000）となる．この場合単位は（1/年）となる．率の値のとりうる範囲は $0 ≦ 率 ≦ ∞$ である．

割　合：2 つの量 A, B があって，A が B の一部分であるとき，B に対しての A がどのくらいの大きさかという量を A の B に対する割合といい，A/B あるいは $A/B×100$ で表す．たとえば，わが国の某年における出生数の例では，全出生数が 109.2 万人なので，男児出生数の全出生数に対する割合は 0.513（51.3%）となる．割合には単位はなく，その値のとりうる範囲は $0 ≦ 割合 ≦ 1$ である．

この 3 つの指標は混同されることが多い．英語では最近，比（ratio），率（rate），割合（proportion）と使い分けられるようになってきたが，日本語では，比率という言葉があるように，使い分けされていない場合が多い．たとえば質問紙調査で「回収率」というが，正確には「質問紙の全配布数に対する回収済み数の割合（回収割合）」というべきであろう．

5 確率と確率分布

A 確　　率

　統計的推論は確率(確率分布)に基づいている．また，17ページ＊1で触れたように，無限母集団の特性値は，確率(確率分布)を用いて定められる．確率の概念を理解することは重要である．

　いま，サイコロを1回振ったとする．考えられるできごとは，「1の目が出る」〜「6の目が出る」の6通りである．このできごと全体の集合は，**標本空間**と呼ばれ，おのおののできごとを**事象**という．「サイコロを振る」という，同じ条件のもとで繰り返すことができ，しかも，その結果が偶然に支配されて予測できない実験や観察を**試行**という．このときどの目が出るかはわからないが，しかし1〜6の目の出方はどれも同じ程度に期待され，どの目がとくに出やすいなどとは考えられないので，たとえば1の目が出る確からしさは $\frac{1}{6}$ であることがわかる．この確からしさを**確率**という．

　確率はある事象が起こることの可能性の程度を数量的に表したものである．より正確には同程度の確からしさをもつ n 個の要素からなる試行において，事象 A は m 個の要素の集まりであるとすると，事象 A の起こる確率 P は

$$P = P(A) = \frac{m}{n}$$

で表される＊1．確率 P(Pr と書くこともある)は $0 \leq m \leq n$ であるから0と1との間($0 \leq P \leq 1$)にある．

　A が起こらないという事象は $\bar{A}$ あるいは A^c で表される．事象 $\bar{A}$(A^c)を A の**余事象**という．事象 A の起こらない確率 $P(\bar{A})$ は

$$P(\bar{A}) = 1 - P(A)$$

である．

　複数の事象が得られたとき，「互いに排反」と「互いに独立」という2つの概念は重要である．

○本章のねらい

▶ 推測統計学の基礎的概念である確率および確率分布を理解する．
▶ 母数である期待値，分散の求め方を理解する．
▶ 代表的な確率分布について学ぶ．

＊1　これは確率の Laplace (ラプラス)流の定義として知られている．一般には，標本空間，事象空間をもとにして公理的に定められる．

1 互いに排反な事象と加法定理

2つの事象 A, B のうち，少なくとも1つが起こる確率を $P(A\cup B)$，同時に起こる確率を $P(A\cap B)$ で表すと，次の関係が成り立つ．これを確率の**加法定理**という．

$$P(A\cup B)=P(A)+P(B)-P(A\cap B)$$

図に表すと**図** 5･1 のような2通りの場合が考えられる．

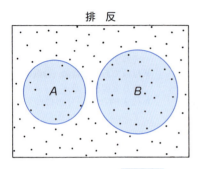 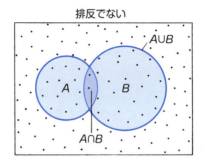

図 5･1 排反と排反でない事象

2つの事象 A, B が交わらない場合，つまり2つの事象 A, B が同時に起こらないとき，この2つの事象は**互いに排反**であるという．このとき，$P(A\cap B)=0$ なので，加法定理は次のように書ける．

$$P(A\cup B)=P(A)+P(B)$$

3つ以上の互いに排反な事象についても同様に次式が成立する．

$$P(A\cup B\cup C\cup\cdots)=P(A)+P(B)+P(C)+\cdots$$

2 互いに独立な事象と乗法定理

事象 A が起こったという前提のもとで，事象 B の起こる確率を，「A のもとで B が起こる**条件つき確率**」といい $P(B|A)$ で表す．このとき，2つの事象 A, B が同時に起こる確率 $P(A\cap B)$ は

$$P(A\cap B)=P(A)P(B|A)=P(B)P(A|B)$$

である．これを確率の**乗法定理**という．

事象 A が起こっても起こらなくても事象 B の起こる確率に変わりがないとき，

$$P(B|A) = P(B)$$
$$(あるいは P(A|B) = P(A))$$

が成り立つ．このように2つの事象が互いに何の関連ももたないときに，事象 A と事象 B は互いに（統計的に）独立であるという．このとき次式が成立する．

$$P(A \cap B) = P(A)P(B)$$

この関係は3つ以上の互いに独立である事象についても当てはまる．

$$P(A \cap B \cap C \cap \cdots) = P(A)P(B)P(C)\cdots$$

例題

　ある集団で血圧を測定したところ，最高血圧値（収縮期血圧値）160 mmHg 以上の人が22％，最低血圧値（拡張期血圧値）90 mmHg 以上の人が10％いた．最高血圧値 160 mmHg 以上かつ最低血圧値 90 mmHg 以上の人は4％いた．

(1)　この集団から1人抽出した場合，最高血圧値 160 mmHg 以上または最低血圧値 90 mmHg 以上の人が選ばれる確率を求めよ．

(2)　最高血圧値 160 mmHg 以上の人の中で1人抽出した場合，最低血圧値が 90 mmHg 以上である人が選ばれる確率を求めよ．

解答

　最高血圧値が 160 mmHg 以上である事象を A，最低血圧値が 90 mmHg 以上である事象を B とすると

$$P(A) = 0.22 \qquad P(B) = 0.10 \qquad P(A \cap B) = 0.04$$

(1)　したがって，この集団から1人抽出した場合に A または B が起こる確率は

$$P(A \cup B) = P(A) + P(B) - P(A \cap B)$$
$$= 0.22 + 0.10 - 0.04 = 0.28$$

(2)　A のもとで B が起こる確率は

$$P(B|A) = \frac{P(A \cap B)}{P(A)}$$
$$= \frac{0.04}{0.22} = 0.18$$

B 確率分布

本項は，母集団の分布の記述のために重要である．

事象に対して，値の出方が確率的に定まっているような変数を**確率変数**[*2]という．たとえばサイコロの目 1〜6 の出方はそれぞれ $\frac{1}{6}$ であるので確率変数である．この確率変数を X と書くことにすると**表 5·1** のようになる．

確率変数には個体数や起こった回数のように離散的な値をとるもの（離散型）と，連続的な値をとるもの（連続型）がある．サイコロの目や病院の患者数，死亡数は前者であり，体重や体温などは後者である．離散型は多くの場合，0 または正の整数である．

確率変数のとりうるすべての値について確率が与えられたとき，この確率法則を表すヒストグラムに対応する分布は，離散型確率変数の場合は**確率分布**といい，連続型確率変数の場合は**確率密度分布**という（**図 5·2**）．離散型確率分布は $f(\chi_i)$ あるいは P_i などを用いて表す．代表的な例としては，二項分布，Poisson（ポアソン）分布などがある．連続型の確率密度分布は $f(\chi)$ などの関数を用いて表す．代表的な例としては，正規分布，t 分布，F 分布などがある．

*2 簡単にいえば，その値は変動し，変動の仕方が確率によって定まっている変量のことである．

表 5·1 確率変数

事象	Xの実現値	確率
1の目が出る	1	1/6
2の目が出る	2	1/6
⋮	⋮	⋮
6の目が出る	6	1/6

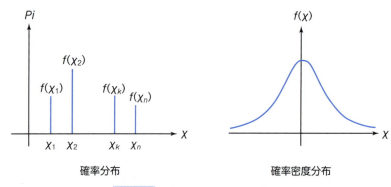

図 5·2 確率分布と確率密度分布

離散型の確率分布，連続型の確率密度分布は累積的な表し方もできる．これは分布関数と呼ばれ，一般に $F(\chi)=P(X\leq\chi)$ で表される．

① 離散型の場合

$$F(\chi)=P(X\leq\chi)=f(\chi_1)+\cdots+f(\chi_k)$$
（ただし $\chi_1, \cdots, \chi_k$ は χ 以下である）
$$(f(\chi_1)+\cdots+f(\chi_n)=1)$$

② 連続型の場合

$$F(\chi)=P(X\leq\chi)=\int_{-\infty}^{\chi}f(\chi)d\chi \qquad \left(\int_{-\infty}^{\infty}f(\chi)d\chi=1\right)$$

母集団において確率変数が分布関数 $F(\chi)$ で表されるとき，母集団は

表 5·2 確率分布

X	f(χ)
0	0.11
1	0.32
2	0.20
3	0.08
4	0.07
5	0.07
6	0.05
7	0.04
8	0.03
9	0.02
10	0.01
計	1.00

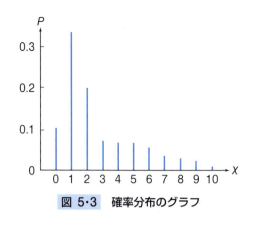

図 5·3　確率分布のグラフ

表 5·3 累積確率分布

X	F(χ)
0	0.11
1	0.43
2	0.63
3	0.71
4	0.78
5	0.85
6	0.90
7	0.94
8	0.97
9	0.99
10	1.00

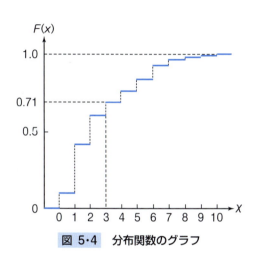

図 5·4　分布関数のグラフ

分布関数 $F(\chi)$ に従うという．

〔例・離散型〕

確率変数 X の実現値 $0, 1, 2, \cdots, 10$ に対して**表 5·2** の確率が与えられたとき，この確率分布を図に表すと**図 5·3** のようになる．χ 以下の値をとる確率 $F(\chi)=P(X\leq\chi)$ を求めると，たとえば χ の値が 3 のとき

$$F(3)=P(X\leq3)=P(X=0)+P(X=1)+P(X=2)+P(X=3)$$
$$=0.11+0.32+0.20+0.08=0.71$$

である（**表 5·3**）．分布関数 $F(\chi)$ は，**図 5·4** のようになる．

1 期待値と分散と特性値

確率分布を用いたとき，平均を「期待して望むことのできる値」という意味で**期待値**という[*3].

確率変数 X の期待値を $E[X]$，分散を $V[X]$ とすれば

*3 期待値と平均を区別せず用いている場合も多い．

① 離散型

$$E[X] = x_1 f(x_1) + x_2 f(x_2) + \cdots + x_n f(x_n)$$

$$= \sum_{i=1}^{n} x_i f(x_i)$$

$$V[X] = (x_1 - E[X])^2 f(x_1) + \cdots + (x_n - E[X])^2 f(x_n)$$

$$= x_1{}^2 f(x_1) + \cdots + x_n{}^2 f(x_n) - E[X]^2$$

② 連続型

$$E[X] = \int_{-\infty}^{\infty} x f(x) dx \quad {}^{*4}$$

$$V[X] = \int_{-\infty}^{\infty} (x - E[X])^2 f(x) dx$$

$$= \int_{-\infty}^{\infty} x^2 f(x) dx - E[X]^2$$

*4 $\int_{-\infty}^{\infty} f(x) dx$ は関数 $f(x)$ について x の $(-\infty, \infty)$ で積分することであり，曲線 $f(x)$ と x 軸で囲む面積を表す.

で定められる.

一般に**確率密度関数** $f(x)$ と**分布関数** $F(x)$ との間には次のような関係がある.

$$f(x) \underset{微分}{\overset{積分}{\rightleftarrows}} F(x)$$

母集団の特性値である**母平均** μ，**母メジアン** μ_{me}，**母分散** σ^2，**母標準偏差** σ は，次のように，

母平均 μ は期待値 $E[X]$ で，

$$\mu = E[X]$$

母メジアン μ_{me} は，

$$P(X \leqq \mu_{me}) = P(X \geqq \mu_{me}) \quad {}^{*5}$$

となる μ_{me} で定められる.

母分散 σ^2，母標準偏差 σ はそれぞれ

$$\sigma^2 = V[X]$$
$$\sigma = \sqrt{V[X]}$$

で定められる.

*5 もう少し正確に書くと $P(X \leqq \mu_{me}) \geqq \dfrac{1}{2}$，かつ $P(X \geqq \mu_{me}) \geqq \dfrac{1}{2}$ を満足する μ_{me} で定められる.

② 二項分布

事象 E が起こる確率を p，事象 E が起こらない確率を q とする（$p + q = 1$）（$0 < p, q < 1$）．このような 2 つの互いに排反な事象からなる二項型母集団において大きさ n の標本を抽出したとき，そのうち x 個に事象 E が起こる確率は

$$P_x = {}_nC_x p^x q^{n-x} = \frac{n!}{x!(n-x)!} p^x q^{n-x} {}^{*6} \quad (x = 0, 1, \cdots, n)$$

と表される.

$$\sum_{x=0}^{n} P_x = \sum_{x=0}^{n} {}_nC_x p^x q^{n-x} = (p+q)^n = 1$$

このような分布を<u>二項分布</u>と呼び，$b(n, p)$ なる記号で表すことがある．期待値，分散を計算すると，それぞれ np, npq となる．二項分布は n が大きくなると正規分布に近似できる（ラプラスの定理，図 5・5）．この近似は一般に $np>5$, $nq>5$ で十分といわれている．

1 個体について，ある事象が起こるもしくは起こらないという互いに排反な関係があり，この状況が独立に n 個体についても同様であるとき，この事象が x 個体に起こるような状況に二項分布は適用される．

*6 ${}_nC_x$ は n 個の中から x 個を取る組み合わせの数であり，
$${}_nC_x = \frac{n!}{x!(n-x)!}$$
$n! = n \times (n-1) \times (n-2) \times \cdots \times 3 \times 2 \times 1$.
たとえば，5! は
$5! = 5 \times 4 \times 3 \times 2 \times 1$
ただし $0! = 1$

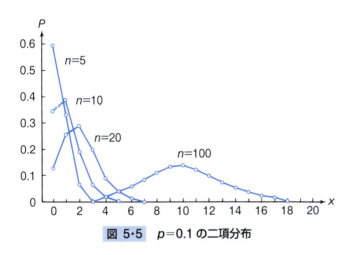

図 5・5 $p=0.1$ の二項分布

このような二項型母集団では，母数として事象 E の起こる確率 p が用いられる．これを母割合（母比率）という（μ, σ と異なりギリシア文字ではないが，p を用いる方が一般的である）．

> **例題**
>
> アレルギー患者について多数調べたところ，60%がある皮膚反応テストで陽性を示した．ある日，ある病院にアレルギー患者が 4 人来訪したとする．このとき，4 人の患者のうち，(1) 4 人とも陽性を示す確率，および，(2) 2 人が陽性を示す確率を求めよ．
>
> **解答**
>
> 皮膚反応テストが陽性を示すという事象と陽性を示さないという事象は，2 つの互いに排反な事象であり，陽性を示す人数は二項分布に従う．二項分布による確率は次のようにして求められる．

$$P_x = \frac{n!}{x!(n-x)!}p^x q^{n-x}$$

この場合

$n =$ 患者数 $= 4$　　　$p =$ 陽性の確率 $= 0.6$　　　$q =$ 陰性の確率 $= 1 - 0.6 = 0.4$

したがって

(1)　$P_4 = \dfrac{4!}{4!(4-4)!}(0.6)^4(0.4)^{4-4} = \dfrac{4!}{4!\,0!}(0.6)^4(0.4)^0 = 0.1296$

(2)　$P_2 = \dfrac{4!}{2!(4-2)!}(0.6)^2(0.4)^{4-2} = \dfrac{4!}{2!\,2!}(0.6)^2(0.4)^2 = 0.3456$

③ Poisson（ポアソン）分布

　Poisson（ポアソン）分布は，一定の長さの時間，一定の大きさの空間においてごくまれに起こる事象を表現するときに用いる．

　パラメーター $\lambda > 0$ に対し，自然数を値にとる確率変数 X が

$$P(X=k) = \frac{\lambda^k e^{-\lambda}}{k!}\qquad (k = 0, 1, 2\cdots)$$

を満たすとき，確率変数 X はパラメーター λ のポアソン分布に従うという．

　ここで，e はネイピア数（$e = 2.71828\cdots$）であり，$k!$ は k の階乗を表す．また，λ は所与の区間内で発生する事象の期待（平均）発生回数に等しい．

　$P(X=k)$ は，「所与の時間，空間中に平均で λ 回発生する事象がちょうど k 回（k は非負の整数）発生する確率」に相当する．

例題

　ある地域におけるがんによる死亡者数は１日平均 0.4 人である．１日にがんによる死亡者が，(1) １人も出ない確率，および，(2) ２人出る確率を求めよ．

解答

　ある地域におけるがんの死亡者数（x）は期待値（平均）0.4 の Poisson 分布に従っているとすると

$$P_x = \frac{e^{-0.4}\,0.4^x}{x!}$$

(1)　１日にがんによる死亡者が１人も出ない確率は

$$P_0 = \frac{e^{-0.4}\,0.4^0}{0!} = 0.67032$$

(2)　１日にがんによる死亡者が２人出る確率は

$$P_2 = \frac{e^{-0.4} 0.4^2}{2!} = 0.05363$$

（付表2を用いる）

4 正規分布

自然界で観察される多くの現象は，その分布を調べてみるとある値に近いものが多く，これより大きいものや小さいものはその値から遠ざかるにしたがって少なくなっていき，これを曲線でかくと図5・6にみられるような左右対称のつりがね状の形となる．このような分布を**正規分布**または **Gauss（ガウス）分布**という．

正規分布の確率密度関数は，

$$f(x) = \frac{1}{\sqrt{2\pi}\sigma} e^{-\frac{(x-\mu)^2}{2\sigma^2}} \quad (-\infty < x < \infty)$$

ただし，μ：平均
　　　　σ：標準偏差
　　　　e：2.71828…（ネイピア数）

のように表される．

平均 μ 分散 σ^2（標準偏差 σ）の正規分布は $N(\mu, \sigma^2)$ で表す．N は Normal distribution（正規分布）を意味する．

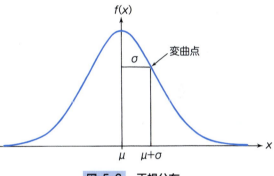

図 5・6 正規分布

なお，自然界の現象には正規分布に従わないものもあるが，このような場合，対数をとると正規分布に従う場合が多い．このような分布を**対数正規分布**という（図5・7）．

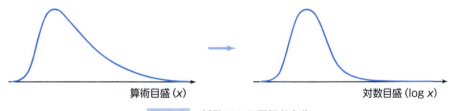

図 5・7 対数による正規分布化

上記の正規分布の式において

$$z = \frac{x-\mu}{\sigma}$$

と変数変換すると

$$f(z) = \frac{1}{\sqrt{2\pi}} e^{-z^2/2} \quad (-\infty < z < \infty)$$

となり，平均0，分散1 すなわち $N(0, 1)$ となる．このような変換を**標準化**（基準化）と呼ぶ．$N(0, 1)$ は**標準正規分布**と呼ばれ，各種分布表が

用意されている(**図 5・8**).

この標準正規分布表(付表 3)を用いて，観察(測)値についての出現確率(頻度)を容易に知ることができる．

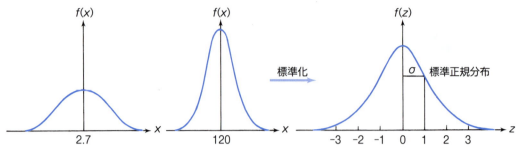

図 5・8 標準化と標準正規分布

> **例題**
>
> ある学校で体重測定を実施したところ，体重は平均 58 kg，標準偏差 3 kg の正規分布をした．体重 64 kg 以上の人は何%いるか求めよ．

解答

$$z = \frac{x - \mu}{\sigma}$$

ところで

$\mu = 58$
$\sigma = 3$
$x = 64$

よって

$$z = \frac{64 - 58}{3} = 2$$

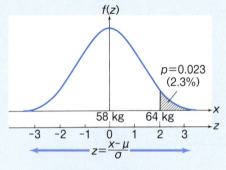

標準化による尺度の変化

付表 3 において $z=2$ より大きい確率は 0.023 である．したがって 64 kg 以上の人が 2.3%いる．

正規分布には次のような特徴がある(**図 5・9**).

① 左右対称である．
② 平均，中央値が一致する．
③ 平均(μ)± 標準偏差(σ)の範囲内に全観察数の 68.26%が，
 平均(μ)±2×標準偏差(2σ)の範囲内に全観察数の 95.45%が，

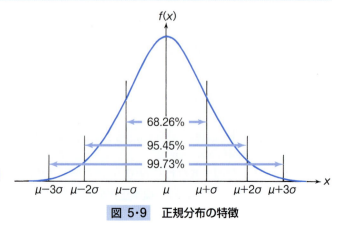

図 5・9 正規分布の特徴

平均（μ）±3×標準偏差（3σ）の範囲内に全観察数の 99.73%が含まれる.

　観察数の大部分は標準偏差の 2 倍以内の範囲にあり，標準偏差の 3 倍以上に位置するものは極めてまれであると考えてもよいだろう.
　検定などにおいて，データの正規性を仮定した方法が数多くある. データが正規分布に従っているかどうかを調べるためには，次項に述べる正規確率紙を用いる方法や，最近では Geary（ギアリ）の G 統計量を用いた検定，Shapiro-Wilk（シャピロ・ウィルク）の W 統計量を用いた検定，Kolmogorov（コルモゴロフ）の D 統計量を用いた検定などを統計パッケージなどで簡単に扱えるようになっている. また，第 8 章で述べる適合度の検定による方法もある.

⑤ 正規確率紙

　観察（測）値が正規分布をしているかどうかを検討したいとき，正規確率紙を用いれば容易に知ることができる. まず，観察（測）値について累積度数分布表をつくり，正規確率紙で横軸に階級をとり縦軸に累積相対度数をとって線分をつなげた場合，この線分の全体像を直線とみなすことができれば正規分布をしているとみなされる.

例題

　健康な成人男性 1,000 人について血液 1 mm^3 中の赤血球数を調べたところ次のような結果を得た. 赤血球数の分布は正規分布をしているか.

360 万未満＝16 人	440 万〜460 万＝142 人	540 万〜560 万＝29 人
360 万〜380 万＝18 人	460 万〜480 万＝160 人	560 万〜580 万＝15 人
380 万〜400 万＝43 人	480 万〜500 万＝151 人	580 万以上＝10 人
400 万〜420 万＝75 人	500 万〜520 万＝119 人	
420 万〜440 万＝149 人	520 万〜540 万＝73 人	

解答

　観察（測）値について累積度数分布表をつくると次のようになる. 正規確率紙において横軸に階級をとり，縦軸に累積相対度数をとる. 各階級の上端の値と各階級の累積相対度数をとって線で結ぶとほぼ直線になる. したがって，赤血球数は正規分布をしているといえる.

赤血球数 (万/mm³)(階級)	度数 (人)	相対度数 (%)	累積相対 度数(%)
〜360(未満)	16	1.6	1.6
360〜380	18	1.8	3.4
380〜400	43	4.3	7.7
400〜420	75	7.5	15.2
420〜440	149	14.9	30.1
440〜460	142	14.2	44.3
460〜480	160	16.0	60.3
480〜500	151	15.1	75.4
500〜520	119	11.9	87.3
520〜540	73	7.3	94.6
540〜560	29	2.9	97.5
560〜580	15	1.5	99.0
580〜	10	1.0	100.0

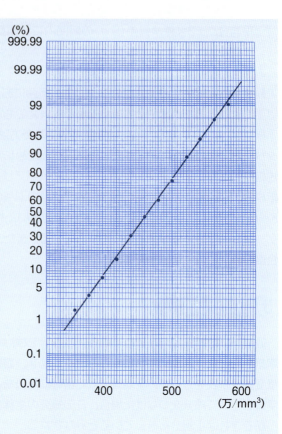

6 標本平均 $\bar{X}$ の分布

一般に，標本から導出される統計量の分布を **標本分布** という（図5・10）．母平均 μ，母分散 σ^2 の正規分布をする母集団から無作為に大きさ n の標本を抽出して標本平均 $\bar{X}$ を求め，これを繰り返して $\bar{X}$ の分布をつくると，この分布は正規分布[*7]で，平均と分散はそれぞれ μ, $\dfrac{\sigma^2}{n}$ であることがわかっている．

標本平均の標準偏差は **標準誤差** と呼ばれ，$SE_{\bar{X}}$ で表される（一般に統計量の標準偏差は標準誤差と呼ばれる）（図5・11）．

$$SE_{\bar{X}} = \sigma_{\bar{X}} = \frac{\sigma}{\sqrt{n}}$$

標本平均の分布において

$$Z = \frac{\bar{X} - \mu}{\dfrac{\sigma}{\sqrt{n}}} = \sqrt{n}\,\frac{(\bar{X} - \mu)}{\sigma}$$

と標準化すると Z は平均 0，分散 1 の標準正規分布 $N(0, 1)$ に従う．

[*7] もっと一般には標本の大きさ n が増加するに従い，標本平均 $\bar{X}$ の分布は，ある仮定のもとで，母集団の分布が正規分布でなくとも正規分布 $N\!\left(\mu, \dfrac{\sigma^2}{n}\right)$ に近づくことがわかっている．これを中心極限定理という．$\bar{X}$ の分布のこの性質のために，多くの統計手法は正規分布に基づいてつくられている．

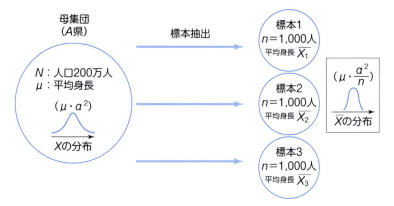

図 5・10　標本分布

標本を何通りも抽出することを考えてみる．いくつも標本を抽出したと仮定したとき，それぞれの標本から算出される標本平均，標本分散も標本が異なるため分布する．

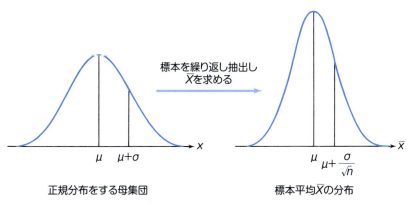

図 5・11　標本平均の分布

7　χ²(カイ二乗)分布

正規分布する母集団から無作為に大きさ n の標本を抽出し，その標本から求められた偏差平方和 SS を母分散 σ^2 で割った

$$\chi^2 = \frac{SS}{\sigma^2} = \frac{\sum_{i=1}^{n}(X_i - \overline{X})^2}{\sigma^2}$$

は，自由度 $df = n-1$ の χ^2 分布に従うことがわかっている(**図 5・12**)．

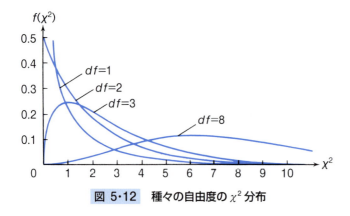

図 5・12　種々の自由度の χ^2 分布

自由度 df の χ^2 分布（χ^2_{df} 分布）の確率密度関数は

$$f(\chi^2) = \frac{1}{2\Gamma\left(\frac{df}{2}\right)} \times e^{-\chi^2/2} \left(\frac{\chi^2}{2}\right)^{df/2-1} \quad (0 < \chi^2 < \infty)$$

である[*8].

*8　Γ はガンマ関数で正の実数 x について

$$\Gamma(x) = \int_0^\infty t^{x-1} e^{-t} dt$$

で定義される.

8　t 分布

標本平均 $\overline{X}$ の分布における

$$Z = \frac{\overline{X} - \mu}{\frac{\sigma}{\sqrt{n}}}$$

の式において σ の代わりに標本標準偏差

$$S = \sqrt{\frac{1}{n-1} \sum_{i=1}^{n} (X_i - \overline{X})^2}$$

を用いた

$$t = \frac{\overline{X} - \mu}{\frac{S}{\sqrt{n}}}$$

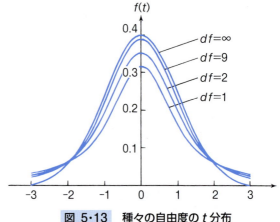

図 5・13　種々の自由度の t 分布

は，自由度 $df = n-1$ の t 分布に従うことがわかっている．t 分布は正規分布と似て左右対称であるが小さな標本では確率密度分布の裾の広がりが大きくなる．この分布はステューデント（本名 W. S. ゴセット）の t 分布と呼ばれている．n が十分大きければ $S \fallingdotseq \sigma$ と考えてよく，t 分布は標準正規分布に近づく．t 分布の形は自由度（df）に依存している（図 5・13）．

自由度 df の t 分布（t_{df} 分布）の確率密度関数は

$$f(t) = \frac{1}{\sqrt{df} B\left(\frac{1}{2}, \frac{df}{2}\right) \left(1 + \frac{t^2}{df}\right)^{(df+1)/2}} \quad (-\infty < t < \infty)$$

である[*9].

*9　$B(x, y)$ はベータ関数で正の実数 x, y について

$$B(x, y) = \int_0^1 t^{x-1}(1-t)^{y-1} dt$$

で定義される.

9　F分布

分散が等しい2つの正規分布に従う母集団から無作為に抽出した，大きさ n_1, n_2 の2組の標本から求めた標本不偏分散を，それぞれ S_1^2, S_2^2 とすると，S_1^2 と S_2^2 の比

$$F = \frac{S_1^2}{S_2^2}$$

は，自由度対 $(df_1, df_2) = (n_1-1, n_2-1)$ の F 分布に従うことがわかっている（図 5・14）.

自由度対 (df_1, df_2) の F 分布（F_{df_1, df_2} 分布）の確率密度関数は

$$f(F) = \frac{\left(\dfrac{df_1}{df_2}\right)^{df_1/2} F^{df_1/2-1}}{B\left(\dfrac{df_1}{2}, \dfrac{df_2}{2}\right)\left(1 + \dfrac{df_1}{df_2}F\right)^{(df_1+df_2)/2}} \qquad (0 < F < \infty)$$

である．

統計的検定において検定統計量が頻出するが，ほとんどが，

$$\frac{統計量-その期待値}{標準誤差}^{*10} \sim N(0, 1)（標準正規分布）$$

あるいは

$$\left(\frac{統計量-その期待値}{標準誤差}\right)^2 \sim \chi_1^2（自由度1の \chi^2 分布）$$

が，近似的に成立することを用いて検定している[*11]．ここで「$\sim$」は左側の統計量が右側の分布に従っていることを表す記号である．検定の原理を理解する過程で上式を意識してほしい．

*10 分母の標準誤差をその推定量（自由度 df）にすると自由度 df の t 分布に従う．

$$\frac{統計量-その期待値}{標準誤差の推定量（自由度 df）} \sim t_{df} 分布$$

*11 この関係は n が大きいときに正規分布に従う統計量について成立する．

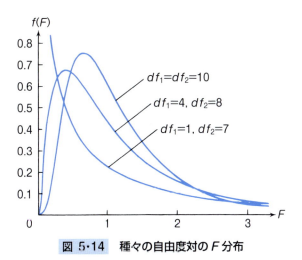

図 5・14　種々の自由度対の F 分布

⑩ 中心極限定理

母平均 μ，母分散 α^2 の母集団からサイズ n の標本を抽出したとき，標本平均の分布は n が大きくなるにつれて，正規分布 $N(\mu, \dfrac{\alpha^2}{n})$ に近づく．これは統計において基本となる性質で多くの場面で使われている．

〔例・二項分布〕

サイコロを振って，1 の目が出たら 1，1 以外の目が出たら 0 とする場合の確率変数 X を考える．

$X = 1$ となる確率は $p = \dfrac{1}{6}$ である．

このとき，サイコロを n 回振って出た目をそれぞれ X_i $(i=1, \cdots, n)$，とすると，1 の目が k 回出る，すなわち $S_n = X_1 + X_2 + \cdots + X_n = k$ となる確率 $p_n(k)$ は，二項分布 $p_n(k) = {}_nC_k p^k (1-p)^{n-k}$ に従い，**期待値 np，分散 $np(1-p)$**，となる．

これらから $\bar{X} = \dfrac{S_n}{n}$ であり，二項分布の性質より**期待値 p，標準誤差**

$\sqrt{\dfrac{p(1-p)}{n}}$ となるので，$n = 2, 10, 100$ のとき，$Z = \dfrac{\bar{X} - 期待値}{標準誤差} =$

$\dfrac{\bar{X} - p}{\sqrt{\dfrac{p(1-p)}{n}}}$ の分布を求めてみよう．

(1) $n = 2$ のとき，S_2 の確率分布は，

$S_2 = 0$ $(\bar{X}_2 = 0, Z = -0.632)$ となる確率

$$P_2(0) = {}_2C_0 p^0 (1-p)^2 = \frac{25}{36} = 0.694$$

$S_2 = 1$ $(\bar{X}_2 = 0.5, Z = 1.285)$ となる確率

$$P_2(1) = {}_2C_1 p^1 (1-p)^1 = \frac{10}{36} = 0.278$$

$S_2 = 2$ $(\bar{X}_2 = 1, Z = 3.162)$ となる確率

$$P_2(2) = {}_2C_2 p^2 (1-p)^0 = \frac{1}{36} = 0.028$$

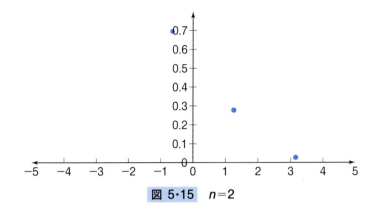

図 5・15　$n=2$

(2) $n=10$ のとき，S_{10} の確率分布は，

$S_{10}=0$　($\overline{X}_{10}=0.0$, $Z=-1.414$) となる確率
$$P_{10}(0) = {}_{10}C_0 p^0 (1-p)^{10} = 0.162$$

$S_{10}=1$　($\overline{X}_{10}=0.1$, $Z=-0.310$) となる確率
$$P_{10}(1) = {}_{10}C_1 p^1 (1-p)^9 = 0.323$$

$S_{10}=2$　($\overline{X}_{10}=0.2$, $Z=0.155$) となる確率
$$P_{10}(2) = {}_{10}C_2 p^2 (1-p)^8 = 0.291$$

$S_{10}=5$　($\overline{X}_{10}=0.5$, $Z=1.549$) となる確率
$$P_{10}(5) = {}_{10}C_9 p^3 (1-p)^1 = 0.013$$

$S_{10}=10$　($\overline{X}_{10}=1$, $Z=3.873$) となる確率
$$P_{10}(10) = {}_{10}C_{10} p^{10} (1-p)^0 = 1.653 \times 10^{-8}$$

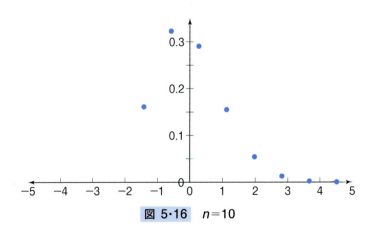

図 5・16　$n=10$

(3) $n=100$ のとき，S_{100} の確率分布は，

$S_{100}=0$　($\overline{X}_{10}=0.0$, $Z=-4.472$) となる確率
$$P_{100}(0) = {}_{100}C_0 p^0 (1-p)^{100} = 1.207 \times 10^{-8}$$

$S_{100}=10$ ($\bar{X}_{10}=0.10$, $Z=-1.789$) となる確率
$$P_{100}(10) = {}_{100}C_{10}p^{10}(1-p)^{90} = 0.021$$

$S_{100}=16$ ($\bar{X}_{10}=0.16$, $Z=-0.178$) となる確率
$$P_{100}(16) = {}_{100}C_{16}p^{16}(1-p)^{84} = 0.107$$

$S_{100}=20$ ($\bar{X}_{10}=0.20$, $Z=0.894$) となる確率
$$P_{100}(20) = {}_{100}C_{20}p^{20}(1-p)^{80} = 0.068$$

$S_{100}=50$ ($\bar{X}_{10}=0.50$, $Z=8.944$) となる確率
$$P_{100}(50) = {}_{100}C_{50}p^{50}(1-p)^{50} = 1.372 \times 10^{-14}$$

$S_{100}=100$ ($\bar{X}_{10}=1.0$, $Z=22.361$) となる確率
$$P_{100}(100) = {}_{100}C_{100}p^{100}(1-p)^{0} = 1.531 \times 10^{-78}$$

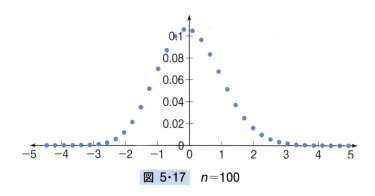

図 5・17　$n=100$

このように，標本のサイズ n が大きくなるにつれて，$\dfrac{\bar{X}-期待値}{標準誤差}$ は標準正規分布 $N(0,1)$ に近づいていく．これを中心極限定理という．ここで注意することは，X_i が正規分布していなくても，$\bar{X}$ は正規分布に近づいていくことである．

6 統計的推測

A 検定と推定

母集団のすべてについて調べることは時間，コスト，あるいは物理的にほとんど不可能である．しかし標本からの統計量を用いて母集団の特性を推測することができる．これには次のような 2 つの代表的な方法がある（図 6・1，6・2）．

本章のねらい
▶検定の考え方について学ぶ．
▶検定で使用する用語を正しく理解する．
▶各種の検定法について学ぶ．

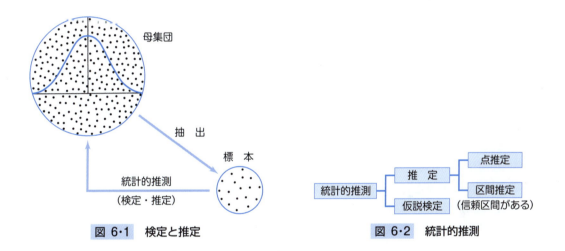

図 6・1　検定と推定

図 6・2　統計的推測

①**検定**：母数に関して仮説を立て，その確からしさを確率という基準を用いて判断する．統計的仮説検定といわれる．

②**推定**：母数の確からしい値を標本から導出する．ある値のみを推定する点推定と，その値を確率的に区間で推定する区間推定の方法がある．

B 仮説検定

母集団においてある仮説が成立するかを確かめたいとき，母集団から抽出した標本のそれぞれの値を，**検定統計量**と呼ばれる統計量に代入して**統計的仮説検定**を行う．検定統計量の値は変動するので，その仮説が成立するか棄却されるかは，検定統計量の値の確からしさによって判断される．たとえば，A 群での血中コレステロール値（mg/dL）の測定が，B 群の測定と比べて等しいのか差があるのかを判断したいとき，10 人

のデータを得たとする.

表 6・1　血中コレステロール値（mg/dL）

	1	2	3	4	5	6	7	8	9	10	平均
A群	212	147	156	176	191	252	187	357	163	200	204.1
B群	200	153	147	175	182	246	194	355	161	193	200.6

　A群, B群の平均はそれぞれ 204.1, 200.6 となり, A群の値が B群の値よりも大きいようにみえる. しかしこの結果だけからは A群の値が B群よりも大きいとは言い切れないだろう. なぜなら標本上で差があったようにみえても, 本質的な差はないのに偶然この標本で差が現れたのか, それとも本質的な差が標本の上でも認められたのか, がわからないからである. われわれは標本の結果を通して, 真に（母集団の上で）差があるかを判断したいのである.

　では, 母集団の上で A と B に差があると判断するにはどうしたらよいだろうか？ それにはまず「差がない」状態と「差がある」状態をはっきりさせるために, 「A と B に差がない」という仮説（帰無仮説）と, 「差がある」という仮説（対立仮説）を立てる. 次に標本から得られる適切な統計量を用いて, 帰無仮説のもとで標本での状況（およびそれよりも極端な状況）が起こる確率（p 値）を求める. もし, この確率が事前に定められた基準となる確率α（5%, 1%など）より小さいときは, 帰無仮説のもとでは標本の状況が起こる確率は小さいと判断する. つまり最初に立てた仮説（帰無仮説）は疑わしいと判断し, この仮説を棄却し対立仮説を採択する. ここで用いた基準となる確率αを有意水準または危険率という.

　この考え方は背理法と呼ばれる証明法に似ている. 背理法は「A である」ことを示すために, 「A でない」という仮説を立て矛盾を導き, この矛盾は「A でない」という仮説が誤っていたから生じたと考え, 「A である」が正しいと示す証明法である. 背理法と仮説検定の対応を表6・2に示す.

　このような統計方法を仮説検定または有意性検定という. 背理法では矛盾を導いたが, 仮説検定では「標本の状況（およびそれよりも極端な状況）が起こる確率」が小さいことを示す. p 値は, 欧米では大文字 P, わが国では小文字 p で表すことが多く, 本書では慣例にならい小文字 p で表すことにする.

　仮説検定は次の手順で進められる.

①**帰無仮説, 対立仮説を立てる**

　帰無仮説はゼロ仮説ともいわれ H_0 で表されることが多い. 上の例では 2 つの母集団の母平均をそれぞれ μ_1, μ_2 とすると

$$H_0 : \mu_1 = \mu_2 \qquad (\mu_2 - \mu_1 = 0)$$

と表される. 帰無仮説は棄却されることが期待されている仮説であるこ

表 6·2　背理法と仮説検定

	背　理　法	仮　説　検　定
示したいこと	「A である」	一般に対立仮説であることが多い
仮　　　説	「A でない」	帰無仮説
	↓ 推論	↓ 標本を用いた推論
結　　　果	矛　盾	帰無仮説のもとでは標本から得られた結果が起こる確率が p である（0 に近い）
客 観 的 判 断	「A でない」は誤りである	はじめに設定した確率 α（有意水準）と比較する[*1] $p<\alpha \Rightarrow p$ は非常に小さいと考える 　　　（帰無仮説は正しくない） $p\geqq\alpha \Rightarrow p$ は非常に小さいとはいえないと考える 　　　（帰無仮説は正しくないとはいえない）
結　　　論	「A である」が正しい	（$p<\alpha$ のとき）対立仮説が正しい （$p\geqq\alpha$ のとき）帰無仮説が正しい

とが多い. 対立仮説は一般に主張したい仮説で, H_1 または H_a で表される($a=2, 3, \cdots$).

　対立仮説の立て方には次の 2 通りある.

(i)　$H_1 : \mu_1 \neq \mu_2$

　　これは 2 つの母平均は等しくないという仮説であり, このような対立仮説をもつ仮説検定を **両側検定**（りょうがわ）という.

(ii)　$H_1 : \mu_1 > \mu_2$（または $\mu_1 < \mu_2$）

　　これは母平均 μ_1 が母平均 μ_2 より大きい（母平均 μ_1 が母平均 μ_2 より小さい）という仮説であり, このような対立仮説をもつ仮説検定は右（左）**片側検定**という.

　　両側検定と片側検定のどちらを行うかについてはさまざまな意見があるが, 一般に片側検定のほうが両側検定よりも棄却しやすくなる. そのため, 片側検定したい場合もあえて両側検定を行う, あるいは有意水準を半分にして検定したい方向を考えた片側検定を実施するなどの方法が用いられている（この両者において棄却しやすさは等しい）.

②有意水準を定める

　有意水準は通常αで表される[*2]. 一般に 0.05（5%）と 0.01（1%）がよく用いられる. 有意水準αは客観的判断を行うときの基準である. $1-\alpha$を**信頼水準**という.

③検定統計量に標本のデータを代入する

　仮説検定に利用される統計量を検定統計量という. 検定統計量はその確率分布がわかっていなければならない.

④客観的判断を行い結論を導く

　これには次の 2 つの方法がある.

(i)　検定統計量を T とし, 標本のデータを T に代入して得られる値から p 値を計算し, 有意水準αとの比較を行う. $p<\alpha$ ならば帰無

*1　検定統計量が棄却域にはいるかどうかで判断する方法もある.

*2　たとえば$\alpha=0.05$ のように表現する.

B. 仮 説 検 定

仮説 H_0 を棄却する.
  $p < \alpha$ ⇒H_0 を棄却する
     ⇒H_1 を採択する
  $p \geqq \alpha$ ⇒H_0 を棄却できない
     ⇒H_0 が誤りであるという疑いが残るものの客観的に判断
      できないので, H_0 を受け入れる

(ii) 検定統計量 T の値と, 有意水準 α によって決まる有意点(棄却限界値)$T_{\frac{\alpha}{2}}$ または T_α とを比較する.
  $|T| > T_{\frac{\alpha}{2}}$ ならば帰無仮説 H_0 を棄却する(両側検定).
    ⇒H_1 を採択する
  $|T| < T_{\frac{\alpha}{2}}$ ならば帰無仮説 H_0 を棄却できない.
    ⇒H_0 が誤りであるという疑いが残るものの客観的に判
     断できないので, H_0 を受け入れる
  $T > T_\alpha$ ならば帰無仮説 H_0 を棄却する(右片側検定).
    ⇒H_1 を採択する
  $T < T_\alpha$ ならば帰無仮説 H_0 を棄却できない.
    ⇒H_0 が誤りであるという疑いが残るものの客観的に判断
     できないので, H_0 を受け入れる

「差がない」という帰無仮説 H_0 は $T=0$ すなわち原点を表し, 両側検定であれば原点から両端へいくほど H_1 の可能性を示唆し, 右片側検定であれば右端へ行くほど H_1 の可能性を示唆している. T の分布において T の値と p 値, および有意水準 α と棄却限界値 T_α, $T_{\frac{\alpha}{2}}$ の関係は, 両側検定と右片側検定でそれぞれ図 6・3, 図 6・4 のように与えられる.

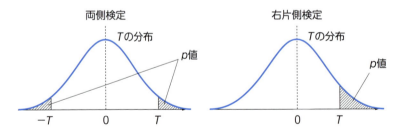

図 6・3 T と p 値の関係

図 6・4 で有意点(棄却限界値)の外側の領域はこの領域に T の値が入れば $p < \alpha$ となり, H_0 を棄却できるので, 棄却域という. 棄却域でない領域を採択域という. 有意水準 α, 棄却限界値 T_α, $T_{\frac{\alpha}{2}}$, 検定統計量の値 T, p 値の関係は図 6・5 のとおりである. このことから p 値と有意水準 α を比較することと, 検定統計量 T の値と有意水準 α によって決まる検定統計量の棄却限界値(有意点) T_α, $T_{\frac{\alpha}{2}}$ とを比較することは同値であることがわかる. 以上を表 6・3 にまとめた.

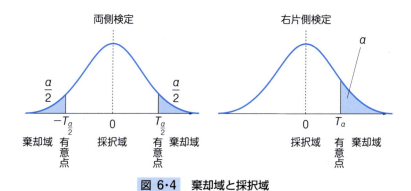

図 6・4 棄却域と採択域

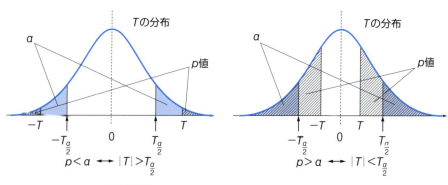

図 6・5 α, $T_{\frac{\alpha}{2}}$, T, p 値の関係（両側検定）

表 6・3 統計的仮説検定

「A である」ことを示したい
(1) 帰無仮説 H_0：「A でない」
(2) 対立仮説 H_1：「A である」
(3) 現実性を判断する有意水準 α を設定（$\alpha=0.05$ または $\alpha=0.01$）
(4) 帰無仮説のもとで，標本から得られた結果（標本またはそれよりも極端な状況）が起こる確率を計算する（p 値）
(5) $p<\alpha$ ⇒「現実的に現在またはそれよりも極端な状況が起こる確率は小さい」と判断する（<u>有意に「A である」といえる</u>）
(6) $p \geq \alpha$ ⇒「現実的に現在またはそれよりも極端な状況が起こる確率は小さいとはいえない」と判断する（<u>有意に「A である」とはいえない</u>）

　検定とは統計的推測の枠組みの中で，標本（データ）によって，母集団の何らかの値に差があるかどうかを確率的に検出することであり，標本で表された差が，本質的な差なのか偶然の差なのかを確率的に判断することである．

　ところで仮説検定における判断には，常に2種類の誤り（過誤）をおかす可能性がある．**第1種の誤り**は帰無仮説 H_0 が正しいにもかかわらず H_0 を棄却する誤りである．H_0 が正しいとき，偶然検定統計量が棄却域に入ってしまえば，この検定で棄却されてしまうので第1種の誤りは有意水準に一致する．**第2種の誤り**は帰無仮説が正しくないにもかかわらず，これを棄却しない誤りで，この誤りをおかす確率を β で表す．2種類

B．仮説検定

表 6·4　事実と検定の結果

事実 ＼ 検定による結果	H_0 を採択	H_0 を棄却
H_0 が正しい	正しい判断 確率：$1-\alpha$ （信頼水準）	誤った判断（第 1 種の誤り） 確率：α （有意水準）
H_0 が正しくない （H_1 が正しい）	誤った判断（第 2 種の誤り） 確率：β	正しい判断 確率：$1-\beta$ （検出力）

の誤りの関係を表にすると**表 6·4** のようになる.

　表 6·4 において，とくに $1-\beta$ は帰無仮説 H_0 が正しくないとき，これを棄却する確率なので<u>検出力（パワー）</u>と呼ばれ，検定方式のよさの比較や，標本の大きさの検討の際の基準とされる. 第 1 種の誤り，第 2 種の誤りのそれぞれの確率 α，β を，ともに 0 にすることが望ましいが，これは不可能である. もし $\alpha=0$ とするならば，この検定は「常に H_0 を採択せよ」という意味になり，$\beta=1$ となる. もし $\beta=0$ とするならば，この検定は「常に H_1 を採択せよ」となり $\alpha=1$ となる. このように α，β には，どちらかを小さくすると他方が大きくなるという関係がある.

C　p 値について

　仮説検定の有意水準 α は慣例的に 5％と 1％がよく使われ，この水準によって帰無仮説は棄却されたり採択されたりする. しかしこのような数値にしなければならない理由はとくにない. 本当は 3.8％でも 1.2％でもよい. どのような有意水準においても検定ができるようにするため，p 値の表示が推奨される. 有意水準 α の検定を行うことと，信頼水準 $1-\alpha$ の信頼区間を求めることは同値なので p 値を書く代わりに信頼区間を書いてもよい（99 ページ）. 近年，関心ある量の帰無仮説との差がわかりやすいため，信頼区間を表示する方法が増えてきている.

　現在，実際の統計解析にはパソコンなどの計算機上で統計解析ソフトが利用されている. しかし，統計解析をブラックボックスと考えるのでは，結果を正しく理解することは難しいし，その結果のもつ意味を正しく理解して使いこなそうとする態度は身につかない. そのため本書は，検定方法の仕組みを重点的に解説し，計算はなるべく電卓を用いて手計算できるように，検定統計量と有意点の比較によって検定する方法（56 ページ **B**④(ii)）を採択している. p 値は手計算で求めるのは困難なので，統計解析ソフトを用いて結果のみを記述した.

　第 9 章で学ぶ信頼区間を用いても検定を行うことができる. 95％信頼区間（または 99％信頼区間）が「A でないことを表すパラメーター」を含まなければ有意水準 5％（または 1％）で有意に「A である」といえる.

7 2群の比較

2群を比較するとき，この2群間には「対応がない」場合と「対応がある」場合がある．「対応がある2群」とは，2群のデータの間に薬剤の投与前，投与後などのように，同一対象の異なる2時点の観測のような対応が成立する場合である．これに対して，そのような対応が存在しない2群を「対応のない2群」という．

○ **本章のねらい**

▶ 2群を比較するときに用いられる検定手法を学ぶ．
▶ データの形によって検定手法が異なる点を理解する．

A 対応のない2群の差の検定

1 t検定

平均に関する検定には母平均の差の検定がある．2つの母集団の分散の状況によって，用いる検定方法が異なるので，一般に平均の検定の前に分散に関する検定を行い，比較しようとする2群の母分散が等しいかどうかを判断する（64ページ**3**参照）．

一般に，正規分布に従う2つの独立な確率変数 X, Y について，X が期待値 μ_X，分散 σ_X^2 に従い（$X \sim N(\mu_X, \sigma_X^2)$），$Y$ が期待値 μ_Y，分散 σ_Y^2 に従う（$Y \sim N(\mu_Y, \sigma_Y^2)$）とき，

$$aX + bY \sim N(a\mu_X + b\mu_Y, a^2\sigma_X^2 + b^2\sigma_Y^2)$$

が成立する．このことから，正規分布 $N(\mu, \sigma^2)$ に従う標本 $X_1, \cdots, X_n$ の標本平均 $\overline{X}$ は正規分布 $N\left(\mu, \dfrac{\sigma^2}{n}\right)$ に従うことがわかる[*1]．また，正規分布 $N(\mu_1, \sigma_1^2)$ に従う大きさ n_1 の標本の標本平均 $\overline{X}_1$（分布は $N\left(\mu_1, \dfrac{\sigma_1^2}{n_1}\right)$）と，正規分布 $N(\mu_2, \sigma_2^2)$ に従う大きさ n_2 の標本の標本平均 $\overline{X}_2$（分布は $N\left(\mu_2, \dfrac{\sigma_2^2}{n_2}\right)$）について，その差 $\overline{X}_1 - \overline{X}_2$ は正規分布 $N\left(\mu_1 - \mu_2, \dfrac{\sigma_1^2}{n_1} + \dfrac{\sigma_2^2}{n_2}\right)$ に従うことがわかる[*2]．このことから $\overline{X}_1 - \overline{X}_2$ の分布を標準化すると，

$$\frac{(\overline{X}_1 - \overline{X}_2) - (\mu_1 - \mu_2)}{\sqrt{\dfrac{\sigma_1^2}{n_1} + \dfrac{\sigma_2^2}{n_2}}} \sim N(0, 1)$$

となることがわかる．この関係が正規分布を用いた検定では重要になる．

[*1] $X_1, \cdots, X_n \sim N(\mu, \sigma^2)$
$\overline{X} \sim N\left(\mu, \dfrac{\sigma^2}{n}\right)$

[*2] $\overline{X}_1 \sim N\left(\mu_1, \dfrac{\sigma_1^2}{n_1}\right)$
$\overline{X}_2 \sim N\left(\mu_2, \dfrac{\sigma_2^2}{n_2}\right)$
$\overline{X}_1 - \overline{X}_2 \sim N\left(\mu_1 - \mu_2, \dfrac{\sigma_1^2}{n_1} + \dfrac{\sigma_2^2}{n_2}\right)$

1 母分散が等しい場合

一般に母分散は未知である場合が多く，標本分散から推定しなければならない．帰無仮説 $H_0: \mu_1 = \mu_2$ のもとで σ_1^2, σ_2^2 を標本分散の推定量 S_1^2, S_2^2 で置き換えた統計量

$$\frac{\bar{X}_1 - \bar{X}_2}{\sqrt{\dfrac{S_1^2}{n_1} + \dfrac{S_2^2}{n_2}}}$$

はもはや正規分布に従わない．しかし，$\sigma_1^2 = \sigma_2^2 (= \sigma^2$ とおく$)$ であれば，次のように考えることができる．2つの標本を合体したときの標本分散 S_p^2 は次のように書ける．

$$S_p^2 = \frac{(n_1-1)S_1^2 + (n_2-1)S_2^2}{n_1 + n_2 - 2}$$

この S_p^2 は共通の母分散 σ^2 の偏りのない推定量であることがわかっている．$\bar{X}_1 - \bar{X}_2$ の標準誤差 SE は

$$\text{SE} = \sigma\sqrt{\frac{1}{n_1} + \frac{1}{n_2}}$$

であるから，未知の母数 σ を S_p で置き換えて，$\bar{X}_1 - \bar{X}_2$ を標準化した検定統計量

$$T = \frac{\bar{X}_1 - \bar{X}_2}{S_p\sqrt{\dfrac{1}{n_1} + \dfrac{1}{n_2}}}$$

は，帰無仮説 $H_0: \mu_1 = \mu_2$ のもとで自由度 $df = (n_1 - 1) + (n_2 - 1) = n_1 + n_2 - 2$ の t 分布に従うことがわかる[*3]．したがって，検定統計量 T にデータを代入した値 T と有意点（棄却限界値）を用いて検定が行える．求めた T と t 分布表（付表5）から自由度 $df = n_1 + n_2 - 2$，有意水準 α の有意点 T_α（片側検定の場合）または $T_{\frac{\alpha}{2}}$（両側検定の場合）とを比較し，帰無仮説が棄却されるかどうかを判定する（図 7・1）．

[*3] 49ページの[*10]参照．

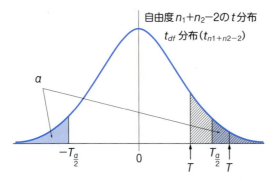

図 7・1　検定統計量 T の分布，$T_{\frac{\alpha}{2}}$ と α の関係（両側検定）

例題

　集団 A(男性)14 人，集団 B(男性)12 人について血色素量(g/dL)を調べたところ，次のような結果を得た．両集団に差が認められるか．有意水準 1%で検定せよ．なお，A と B の分散は未知だが等しいとする．

番号	1	2	3	4	5	6	7	8	9	10	11	12	13	14
A	15.3	14.0	14.5	17.0	15.2	15.3	14.6	16.2	17.0	15.1	16.2	17.1	16.8	15.9
B	14.1	16.2	13.2	15.0	16.1	13.1	14.4	16.3	14.1	14.7	16.3	16.1		

解答

① 帰無仮説，対立仮説を立てる．

　H_0：集団 A の血色素量の平均と集団 B の血色素量の平均には差がない（$\mu_1 = \mu_2$）．

　H_1：集団 A の血色素量の平均と集団 B の血色素量の平均に差がある（$\mu_1 \neq \mu_2$）（両側検定）．

② 有意水準を定める．

　　$\alpha = 0.01$　（1%）

③ 検定統計量 T にデータを代入する．

ここで

$$\bar{X}_1 = 15.73 \qquad \bar{X}_2 = 14.97$$

$$n_1 = 14 \qquad n_2 = 12$$

$$S_1^2 = \frac{\sum(X_1 - \bar{X}_1)^2}{n_1 - 1} = \frac{13.55}{14 - 1} = \frac{13.55}{13} = 1.04$$

$$S_2^2 = \frac{\sum(X_2 - \bar{X}_2)^2}{n_2 - 1} = \frac{16.15}{12 - 1} = \frac{16.15}{11} = 1.47$$

$$S_p^2 = \frac{(n_1 - 1)S_1^2 + (n_2 - 1)S_2^2}{n_1 + n_2 - 2} = \frac{(14 - 1) \times 1.04 + (12 - 1) \times 1.47}{14 + 12 - 2} = \frac{29.69}{24} = 1.24$$

よって

$$S_p = \sqrt{1.24} = 1.11$$

したがって検定統計量 T にデータを代入した値は

$$T = \frac{\bar{X}_1 - \bar{X}_2}{S_p\sqrt{\dfrac{1}{n_1} + \dfrac{1}{n_2}}} = \frac{15.73 - 14.97}{1.11\sqrt{\dfrac{1}{14} + \dfrac{1}{12}}} = \frac{0.76}{1.11 \times 0.39} = 1.76$$

④ t 分布表(付表 5)から

　　自由度 $df=(n_1-1)+(n_2-1)$
　　　　　　$=(14-1)+(12-1)=24$

　有意水準 1%

の両側検定の有意点の $T\frac{\alpha}{2}=T_{0.005}$ の値を求めると

　　$T_{0.005}=\pm 2.797$

ところで

　　$|T|=1.76<2.797$

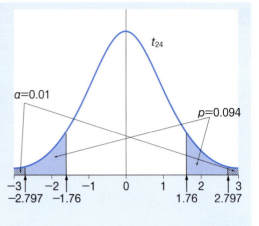

したがって帰無仮説は棄却されない．すなわち，有意水準 1% で集団 A の血色素量の平均と集団 B の血色素量の平均は異なるとはいえない(p 値は $p=P(|T|>1.76)=0.094$)[*4].

2 母分散が等しくない場合

母分散が等しくない場合は **Welch(ウェルチ)の方法** による近似的な検定方式がある．すなわち，統計量

$$T=\frac{\overline{X}_1-\overline{X}_2}{\sqrt{\dfrac{S_1^2}{n_1}+\dfrac{S_2^2}{n_2}}}$$

が，帰無仮説 $H_0: \mu_1=\mu_2$ のもとで次に記す自由度(df)の t 分布に近似できることを用いる．

$$\frac{1}{df}=\frac{c^2}{n_1-1}+\frac{(1-c)^2}{n_2-1}$$

ただし，c は，S_1^2, S_2^2 を用いて

$$c=\frac{\dfrac{S_1^2}{n_1}}{\dfrac{S_1^2}{n_1}+\dfrac{S_2^2}{n_2}}$$

と書ける(df が整数にならない場合には，df を超えない最大の整数をとる)．

n_1, n_2 が十分大であれば，$\dfrac{\overline{X}_1-\overline{X}_2}{\sqrt{\dfrac{S_1^2}{n_1}+\dfrac{S_2^2}{n_2}}}$ は，標準正規分布に従うとみなしてよい．

[*4] $p=0.094$ の計算について，検定統計量 T は自由度 $df=24$ の t_{24} 分布(第 5 章 B⑧)にしたがう．p 値はこの t_{24} 分布の $T=\pm 1.76$ の外側の確率であるため，

$$\begin{aligned}p&=\int_{-\infty}^{-1.76} f(t)\,dt \\ &\quad+\int_{1.76}^{\infty} f(t)\,dt \\ &=1-\int_{-1.76}^{1.76} f(t)\,dt\end{aligned}$$

の計算によって求められる．ただし，

$$f(t)=\frac{1}{\sqrt{24}\,B\left(\dfrac{1}{2}\cdot\dfrac{25}{2}\right)\left(1+\dfrac{t^2}{24}\right)^{\frac{25}{2}}}$$

例題

集団 A（女性）14 人，集団 B（女性）12 人について血色素量（g/dL）を調べたところ，次のような結果を得た．両集団に差が認められるか．有意水準 1% で検定せよ．なお，A と B の母分散は未知だが等しくないとする．

番号	1	2	3	4	5	6	7	8	9	10	11	12	13	14
A	13.0	12.9	10.8	14.0	14.6	13.4	13.9	14.2	15.2	13.9	14.2	11.7	15.0	14.1
B	14.0	13.7	12.9	15.1	14.5	14.2	13.6	13.4	14.0	13.8	14.0	14.2		

解答

① 帰無仮説，対立仮説を立てる．

H_0：集団 A の血色素量の平均と集団 B の血色素量の平均には差がない（$\mu_1 = \mu_2$）

H_1：集団 A の血色素量の平均と集団 B の血色素量の平均に差がある（$\mu_1 \neq \mu_2$）（両側検定）

② 有意水準を定める．

$\alpha = 0.01$ （1%）

③ 検定統計量 T にデータを代入する．

ここで

$$\overline{X}_1 = 13.64 \qquad \overline{X}_2 = 13.95$$

$$n_1 = 14 \qquad n_2 = 12$$

$$S_1^2 = \frac{\sum(X_1 - \overline{X}_1)^2}{n_1 - 1} = \frac{19.152}{14 - 1} = \frac{19.152}{13} = 1.473$$

$$S_2^2 = \frac{\sum(X_2 - \overline{X}_2)^2}{n_2 - 1} = \frac{3.370}{12 - 1} = \frac{3.370}{11} = 0.306$$

したがって

$$T = \frac{\overline{X}_1 - \overline{X}_2}{\sqrt{\dfrac{S_1^2}{n_1} + \dfrac{S_2^2}{n_2}}} = \frac{13.64 - 13.95}{\sqrt{\dfrac{1.473}{14} + \dfrac{0.306}{12}}} = \frac{-0.31}{\sqrt{0.105 + 0.026}} = \frac{-0.31}{\sqrt{0.131}} = \frac{-0.31}{0.362} = -0.86$$

また

$$c = \frac{\dfrac{S_1^2}{n_1}}{\dfrac{S_1^2}{n_1} + \dfrac{S_2^2}{n_2}} = \frac{\dfrac{1.474}{14}}{\dfrac{1.474}{14} + \dfrac{0.306}{12}} = \frac{0.105}{0.105 + 0.026} = \frac{0.105}{0.131} = 0.802$$

よって

$$\frac{1}{df} = \frac{c^2}{n_1 - 1} + \frac{(1-c)^2}{n_2 - 1} = \frac{0.642}{14 - 1} + \frac{0.039}{12 - 1} = \frac{0.642}{13} + \frac{0.039}{11} = 0.049 + 0.004 = 0.053$$

A．対応のない 2 群の差の検定　63

よって
$$df = \frac{1}{0.053} = 18.87$$

④ t 分布表(付表 5)から
自由度 $df=18$,
有意水準 1%
の両側検定の有意点 $T_{\frac{\alpha}{2}} = T_{0.005}$ を求めると

$$T_{0.005} = \pm 2.878$$

ところで

$$|T| = 0.86 < 2.878$$

したがって帰無仮説は棄却されない.すなわち,有意水準 1% で集団 A の血色素量の平均と集団 B の血色素量の平均は異なるとはいえない(p 値は $p=P(|T|>0.86)=0.396$).

3 2 群の分散の差の検定

t 検定を行うとき,母分散が等しいか異なっているかによって検定の方法が異なる.2 つの母分散性について何も情報がなければ,等分散性の検定からこれを判断する.

大きさ n_1, n_2 の 2 組の標本から標本分散 S_1^2, S_2^2 を求め,これらを用いて,この 2 組の標本が同一の母集団から無作為に抽出された標本であるかどうか,すなわち 2 組の母分散 σ_1^2, σ_2^2 が異なるかどうかを検定する.

帰無仮説 H_0,対立仮説 H_1 はそれぞれ

$$H_0 : \sigma_1^2 = \sigma_2^2$$
$$H_1 : \sigma_1^2 \neq \sigma_2^2 \text{(両側検定)}$$

である.

帰無仮説 $H_0 : \sigma_1^2 = \sigma_2^2$ のもとで

$$F = \frac{S_1^2}{S_2^2}$$

は,自由度対 $(df_1, df_2) = (n_1-1, n_2-1)$ の F 分布に従うので,F にデータを代入し,F 分布表(付表 6)から,有意水準 α の両側検定における有意点の値 $F_{\frac{\alpha}{2}}$, $F'_{\frac{\alpha}{2}}$ と比較して帰無仮説が棄却されるかどうかを判断する[*5](図 7・2).

*5 棄却限界値 $F_{\frac{\alpha}{2}}$ は自由度対 (df_1, df_2) の F 分布における上側 $\left(100\frac{\alpha}{2}\right)$ % 点 $F_{df_1, df_2}\left(\frac{\alpha}{2}\right)$,$F'_{\frac{\alpha}{2}}$ は自由度対 (df_2, df_1) の F 分布における上側 $\left(100\frac{\alpha}{2}\right)$ % 点を $F_{df_2, df_1}\left(\frac{\alpha}{2}\right)$ とするとき $\frac{1}{F_{df_2, df_1}\left(\frac{\alpha}{2}\right)}$ となる.

$F'_{\frac{\alpha}{2}}$ については,F 分布の自由度対の順序が逆になっている値を用いる点に注意する.

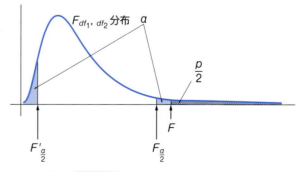

図 7・2 検定統計量 F の分布

例題

ある2つのグループの女性の血液（1 mm³）中の赤血球数の標準偏差を調べたところ，次のような結果を得た．両グループには分散の差があるのかどうか有意水準5%で検定せよ．

グループ	人数	標準偏差
A	13	514,000
B	21	301,000

解答

① 帰無仮説，対立仮説を立てる．
 H_0：グループAとグループBでは赤血球数の分散に差がない（$\sigma_1^2 = \sigma_2^2$）
 H_1：グループAの赤血球数の分散はグループBのそれと異なる（$\sigma_1^2 \neq \sigma_2^2$）（両側検定）

② 有意水準を定める．
 $\alpha = 0.05$ （5%）

③ 検定統計量 $F = \dfrac{S_1^2}{S_2^2}$ にデータを代入する．

$S_1^2 = (514,000)^2 = 264,196 \times 10^6$
$S_2^2 = (301,000)^2 = 90,601 \times 10^6$

よって
$F = \dfrac{264,196}{90,601} = 2.92$

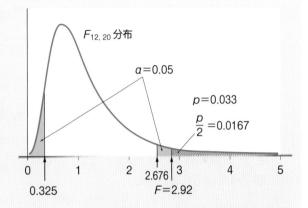

④ F分布表（付表6）から
 自由度 $df_1 = n_1 - 1 = 13 - 1 = 12$
 $df_2 = n_2 - 1 = 21 - 1 = 20$
 有意水準5%
の両側検定の有意点 $F_{\frac{\alpha}{2}} = F_{0.025}$, $F'_{0.025}$ の値を求めると 0.325[*6]，2.676[*7] である．棄却域は，
 $F < 0.325$ または $2.676 < F$
したがって，有意水準5%でグループAの赤血球の分散は，グループBの分散と異なるといえる（p値は $p = 2P(F > 2.92) = 0.033$）．

[*6] Fが自由度対(12, 20)のF分布に従うとき，[*5]より，F'の有意点の 0.325 はF分布における上側2.5%点の有意点 3.073 の逆数 1/3.073 によって求まる．

[*7] $F = S_1^2 / S_2^2$ を求めると1より大か小かはすぐわかるので，$F > 1$ となるように S_1^2, S_2^2 を入れ換え，上側の有意点 2.676 との大小関係で判断するほうが早い．このとき，上側の有意点 2.676 は片側検定における有意水準2.5%の有意点と一致する．

t検定では標本のデータが正規分布に従うことを仮定している．分布に左右されない（ノンパラメトリック）方法としては，**ウィルコクソン順位和検定**（Wilcoxon rank-sum test）がある．

❷ Wilcoxon（ウィルコクスン）順位和検定

いま2組の標本 $X_1, \cdots, X_m$ および $Y_1, \cdots, Y_n$ が得られたとする．これらのデータの従う分布はわからないので，実際の値ではなく順位に置き換えて考える．すなわち $X_1, \cdots, X_m, Y_1, \cdots, Y_n$ の $m+n$ 個のデータを小さい順に並べ（同じ値があるときはその中の平均の順番を用いる），X_i が R_i 番目に小さいとき X_i の順位が R_i であるという．$X_1, \cdots X_m$ の順位をそれぞれ $R_1, \cdots, R_m$ とし，$Y_1, \cdots, Y_n$ の順位をそれぞれ $S_1, \cdots, S_n$ とする．混乱をさけるために $m \geq n$ とおく．$m=4$，$n=3$ のときの例を**図7・3**に表す．

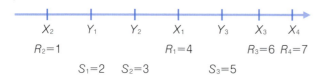

図7・3 Wilcoxon 順位和検定におけるデータと順位（ランク）

このとき，2組の標本の各要素の大きさに差がない場合と差がある場合は，**図7・4**のように表される．

すなわち平均順位 $\bar{R} = \dfrac{R_1 + \cdots + R_m}{m} = \dfrac{V}{m}$ と $\bar{S} = \dfrac{S_1 + \cdots + S_n}{n} = \dfrac{W}{n}$ について，もし2つの標本の各要素の大きさに差がない場合は，$\bar{R}$ と $\bar{S}$ は近い値であるし，差があれば $\bar{R}$ と $\bar{S}$ は大きく離れた値となる．一方 $V+W$ は1から $m+n$ までの和なので定数[*8]であり，サイズの小さい標本の順位和 W を用いると十分である．

$W = $（サイズの小さい標本の順位和）

W の分布は，それぞれの順位が $S_1, \cdots, S_m$ となる確率と $W = S_1 + \cdots + S_m$ となる組み合わせから次式のように求まるので，

[*8]
$V + W = \sum_{k=1}^{m+n} k$
$= \dfrac{(m+n)(m+n+1)}{2}$

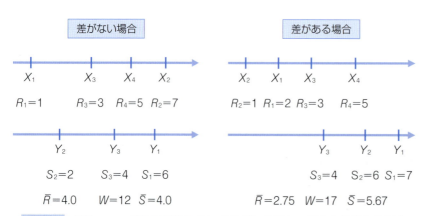

図7・4 Wilcoxon 順位和検定において2群に差がない場合と差がある場合

$$P(W=w) = \sum_{\substack{s_1+\cdots+s_n=W と \\ なる組み合わせ \\ 全体の和}} \frac{m!n!}{(m+n)!}$$

分布表を用いて検定できる($m, n \leq 20, m \geq n$). このように，順位和 W を用いた検定を Wilcoxon 順位和検定という．

Mann-Whitney(マン・ホイットニー)の U 検定

Wilcoxon 順位和検定と同値な検定法として，Mann-Whitney(マン・ホイットニー)の U 検定がある．これは次のような検定統計量 U を用いた検定である．

$U = (i$ を 1 から n まで動かしたとき，各 i において $X_i \leq Y_j$ となる j の個数の総和$)$

2 組の標本の各要素の大きさに差がない場合と差がある場合は，図 7・5 のように表される．

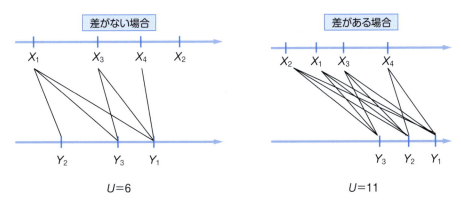

図 7・5 Mann-Whitney の U 検定において 2 群に差がない場合と差がある場合

U は最小値 0，最大値 mn をとり，2 組の標本に差がなければ真中の値 $mn/2$ に近い値をとり，差があれば両端に近い値をとる．各 U の出現確率は W と同様に計算できるので U を用いても検定できる．このように標本の各要素の配置を数え上げる検定を Mann-Whitney の U 検定という．Wilcoxon 順位和検定の W 検定統計量と Mann-Whitney 検定の U 検定統計量の間には，

$$U = W - \frac{n(n+1)}{2}$$

という関係が成立しているので，Wilcoxon 順位和検定と Mann-Whitney の U 検定は同値であることがわかる．さらに，各標本のサイズが大きいとき，共に次のように正規分布に近似して検定できる．すなわち，

U の平均 μ_U，分散 σ_U^2

$$\mu_U = \frac{mn}{2}$$

$$\sigma_U^2 = \frac{mn(m+n+1)}{12}$$

を用いて，U を標準化した Z

$$Z = \frac{U - \mu_U}{\sigma_U}$$

が標準正規分布に従うことを用いるとよい（図7・6）．

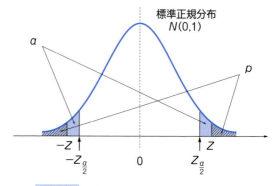

図7・6 検定統計量 Z の分布（両側検定）

> **例題**
>
> 集団 A（女性）14人，集団 B（女性）12人について血色素量（g/dL）を調べたところ，次のような結果を得た．果たして，両者に差が認められるか．有意水準1%で検定せよ．
>
> | 番号 | 1 | 2 | 3 | 4 | 5 | 6 | 7 | 8 | 9 | 10 | 11 | 12 | 13 | 14 |
> |---|---|---|---|---|---|---|---|---|---|---|---|---|---|---|
> | A | 13.0 | 12.9 | 10.8 | 14.0 | 14.6 | 13.4 | 13.9 | 14.2 | 15.2 | 13.9 | 14.2 | 11.7 | 15.0 | 14.1 |
> | B | 14.0 | 13.7 | 12.9 | 15.1 | 14.5 | 14.2 | 13.6 | 13.4 | 14.0 | 13.8 | 14.0 | 14.2 | | |

> **解答**
>
> 各標本のデータを順位になおすと次のようになる．
>
> | 番号 | 1 | 2 | 3 | 4 | 5 | 6 | 7 | 8 | 9 | 10 | 11 | 12 | 13 | 14 |
> |---|---|---|---|---|---|---|---|---|---|---|---|---|---|---|
> | A | 13.0 | 12.9 | 10.8 | 14.0 | 14.6 | 13.4 | 13.9 | 14.2 | 15.2 | 13.9 | 14.2 | 11.7 | 15.0 | 14.1 |
> | 順位 | 5.0 | 3.5 | 1.0 | 14.5 | 23.0 | 6.5 | 11.5 | 19.5 | 26.0 | 11.5 | 19.5 | 2.0 | 24.0 | 17.0 |
> | B | 14.0 | 13.7 | 12.9 | 15.1 | 14.5 | 14.2 | 13.6 | 13.4 | 14.0 | 13.8 | 14.0 | 14.2 | | |
> | 順位 | 14.5 | 9.0 | 3.5 | 25.0 | 22.0 | 19.5 | 8.0 | 6.5 | 14.5 | 10.0 | 14.5 | 19.5 | | |

① 帰無仮説，対立仮説を立てる．

　H_0：A，B における血色素量に差がない

　H_1：A，B における血色素量に差がある（両側検定）

② 有意水準を定める．

　$\alpha = 0.01$　（1%）

③ Wilcoxon 順位和検定の検定統計量 W を計算する．

$$\begin{aligned} W &= (14.5 + 9.0 + 3.5 + 25.0 + 22.0 + 19.5 \\ &\quad + 8.0 + 6.5 + 14.5 + 10.0 + 14.5 + 19.5) \\ &= 166.5 \text{*9} \end{aligned}$$

*9　$W = 166.5$ のとき，$W' = 157.5$ は
$$W + W' = 2\left(\frac{mn}{2} + \frac{n(n+1)}{2}\right)$$
$$= n(m+n+1) = 324$$
より求めることができる．

④ 分布表より，有意水準1%の両側検定の棄却限界値（下側0.5%点，上側0.5%点）はそれぞれ，112，212である．

112＜W＜212より，H_0を棄却できない．すなわち，有意水準1%で，集団Aの血色素量と集団Bの血色素量に差があるとはいえない［p値は $p=2P(W>166.5)=0.817$］．

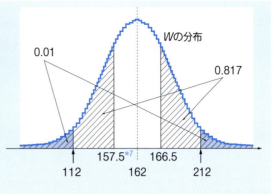

3群以上の平均の検定には正規分布の仮定のもとでは分散分析が，分布に左右されない方法としてはKruskal-Wallis（クラスカル・ワリス）の検定が用いられる．

B 対応がある2群の差の検定

1 t検定

実験の前と後のように**対応のある標本**について，それぞれ正規分布に従っていると仮定する．平均の差を検定するには，両者の差Dを計算し，その差を新しい標本と考えることができる．Dの標本分散S_D^2は，

$$S_D^2 = \frac{\Sigma(D-\bar{D})^2}{n-1}$$

したがって帰無仮説 $H_0: \mu_1 = \mu_2$ のもとで

$$T = \frac{\bar{D}}{\frac{S_D}{\sqrt{n}}}$$

は，自由度 $df=n-1$ のt分布に従うことがわかる．検定統計量Tにデータを代入し，t分布表を用いて検定が行える．求めた検定統計量の値Tとt分布表から自由度 $df=n-1$，有意水準αの有意点 $T_{\frac{\alpha}{2}}$（両側検定）または T_α（片側検定）とを比較して，帰無仮説 H_0 が棄却されるかどうかを判断する．

例題

ある実験を行ったところ，実験前と実験後で次のような結果を得た．果たして実験後の値は実験前の値よりも大きいといえるか．有意水準1%で検定せよ．

番　号	1	2	3	4	5	6	7	8	9	10
実験前	73.5	77.2	86.6	86.1	72.9	78.8	83.4	86.7	85.3	85.6
実験後	88.7	90.1	79.6	81.3	93.2	74.4	95.5	81.8	93.0	90.2

解答

① 帰無仮説，対立仮説を立てる．
　H_0：実験前と実験後で両者の平均に差がない（$\mu_1 = \mu_2$）
　H_1：実験後の平均は実験前の平均よりも大きい（$\mu_1 < \mu_2$）（片側検定）

② 有意水準を定める．
　$\alpha = 0.01$ （1%）

③ 検定統計量 T にデータを代入する．
　標本より右のような表をつくる．

番　号	X_1	X_2	$X_2 - X_1$	$D - \bar{D}$	$(D - \bar{D})^2$
1	73.5	88.7	15.2	10.03	100.60
2	77.2	90.1	12.9	7.73	59.75
3	86.6	79.6	-7	-12.17	148.11
4	86.1	81.3	-4.8	-9.97	99.40
5	72.9	93.2	20.3	15.13	228.92
6	78.8	74.4	-4.4	-9.57	91.58
7	83.4	95.5	12.1	6.93	48.02
8	86.7	81.8	-4.9	-10.07	101.40
9	85.3	93.0	7.7	2.53	6.40
10	85.6	90.2	4.6	-0.57	0.32
計	816.1	867.8	51.7	0	884.5
平　均	81.61	86.78	5.17		88.45

$$S_D^2 = \frac{\Sigma(D-\bar{D})^2}{n-1} = \frac{884.5}{9} = 98.28$$

$$S_D = \sqrt{98.28} = 9.91$$

$$\frac{S_D}{\sqrt{n}} = \frac{9.91}{\sqrt{10}} = \frac{9.91}{3.16} = 3.14$$

よって

$$T = \frac{\bar{D}}{\frac{S_D}{\sqrt{n}}} = \frac{5.17}{3.14} = 1.65$$

④ t 分布表（付表5）から
　自由度 $df = n - 1 = 9$
　有意水準1%
　の有意点 $T_\alpha = T_{0.01}$ を求めると
　$T_{0.01} = 2.821$
　ところで
　$T < 2.821$

したがって，帰無仮説は棄却されない．すなわち，実験後の平均が実験前の平均よりも大きいとはいえない（p 値は $p = P(T > 1.65) = 0.067$）．

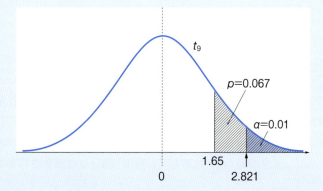

t 検定では標本平均が正規分布に従うことを仮定している．分布に左右されない（ノンパラメトリック）方法として，対応がある場合は，ウィルコクスン符号付き順位検定（Wilcoxon signed-rank test）がある．

② Wilcoxon（ウィルコクスン）符号付き順位検定

実験前後のように対応のある2群の差の検定を分布の形に関係なく行うために，それぞれ大きさ n の2組の標本において差（$D_i = X_i - Y_i$）を計算し，0からの距離 $|D_i|$ を順位 R_i で表し，符号をつけて次のような符号付き順位 S_i を考える（図7・7）．

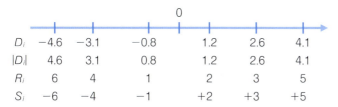

図7・7 データから符合付き順位への変換

D_i について2組の標本に差がない場合と差がある場合は次のように表される（図7・8）．

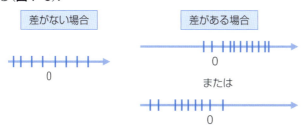

図7・8 Wilcoxon符号付き順位検定において2組の標本に差がない場合と差がある場合

差がない場合，S_i は0を中心に分布し，差がある場合はどちらかに大きく偏る．このことから正側か負側かどちらかの D_i の順位を足し合わせた和によって検定できる．すなわち検定統計量は

$W=$（正の S_i の和）または $W=$（負の S_i の符号を無視した和）

となる．どちらの W を用いるかは自由であるが，計算の簡単なほうを選ぶのが実際的である．この両者には足して $\frac{n(n+1)}{2}$ という関係がある．W の確率分布は，すべての S_i から正（または負）の S_i を選ぶ組み合わせ総数に $(1/2)^n$ をかけることによって計算される（付表10：$P(W \leq w) = P\left(W \geq \frac{n(n+1)}{2} - w\right) = 0.005, 0.01, 0.025, 0.05$ となる α が掲載されている．$n \leq 50$）．標本のサイズが大きくなれば，この検定も次のように正規分布に近似して行うことができる．すなわち，W の平均 u_W，分散 σ^2_W

$$u_W = \frac{n(n+1)}{4}$$

$$\sigma^2{}_W = \frac{n(n+1)(2n+1)}{24}$$

を用いて

$$\frac{W - u_W}{\sqrt{\sigma^2{}_W}} \sim N(0, 1)$$

が近似的に標準正規分布に従うことを用いて検定する.

例題

　ある実験を行ったところ，実験前と実験後で次のような結果を得た. 果たして実験後の観察値は実験前のそれよりも大きいといえるか. 有意水準1%で検定せよ.

番　号	1	2	3	4	5	6	7	8	9	10
実験前	73.5	77.2	86.6	86.1	72.9	78.8	83.4	86.7	85.3	85.6
実験後	88.7	90.1	79.6	81.3	93.2	74.4	95.5	81.8	93.0	90.2

解答

① 帰無仮説，対立仮説を立てる.

　H_0：実験前と実験後で両者の平均に差がない

　H_1：実験後は実験前よりも大きい（片側検定）

② 有意水準を定める.

　　$\alpha = 0.01$　（1%）

③ 検定統計量 W にデータを代入する. 標本より次のような表をつくる.

番　号	1	2	3	4	5	6	7	8	9	10
実験前	73.5	77.2	86.6	86.1	72.9	78.8	83.4	86.7	85.3	85.6
実験後	88.7	90.1	79.6	81.3	93.2	74.4	95.5	81.8	93.0	90.2
差 D_i	−15.2	−12.9	+7	+4.8	−20.3	+4.4	−12.1	+4.9	−7.7	−4.6
$|D_i|$	15.2	12.9	7	4.8	20.3	4.4	12.1	4.9	7.7	4.6
R_i	9	8	5	3	10	1	7	4	6	2
S_i	9	8	−5	−3	10	−1	7	−4	6	2

　　$W = 5 + 3 + 1 + 4 = 13$

④ 分布表より $n = 10$ で下側確率0.01となる棄却限界値を読み取ると，

　　$W_{0.01} = 5$,　$(P(W < 5) = 0.0098)$

　　$W = 13$ より帰無仮説は棄却されない. すなわち，有意水準1%では実験後の平均が実験前の平均よりも大きいとはいえない（p値は $p = P(W < 13) = 0.08$）.

7. 2群の比較

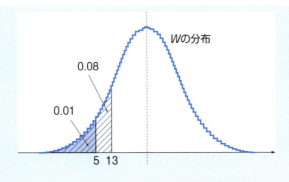

C 一標本検定

1 母分散が既知である場合

母分散が既知である場合は一般的にはまれであるが，帰無仮説 $\mu = \mu_0$ のもとで検定統計量

$$Z = \frac{\overline{X} - \mu_0}{\frac{\sigma}{\sqrt{n}}}$$

は，標準正規分布をする．したがって検定統計量 Z にデータを代入し，標準正規分布表を用いて検定が行える．有意水準 α の有意点の値と求めた Z の値を比較し，帰無仮説が棄却されるかどうかを判定する．

例題

ある年齢における一般男性の血清コレステロール値の平均は 185 mg/dL，標準偏差は 28 mg/dL である．ある集団から同じ年齢の男性 20 人を抽出し，血清コレステロール値を測定したところ，平均は 189 mg/dL であった．果たして，この集団の平均は一般男性のそれよりも大きいといえるか．分散は変わりがなかったとし有意水準 5% で検定せよ．

解答

① 帰無仮説，対立仮説を立てる．
H_0：対象集団の血清コレステロール値の平均と一般男性のそれに差がない（$\mu = \mu_0$）
H_1：対象集団の血清コレステロール値の平均は一般男性のそれよりも大きい（$\mu > \mu_0$）
（片側検定）

② 有意水準を定める．
$\alpha = 0.05$ （5%）

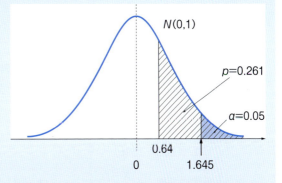

③ 検定統計量 Z にデータを代入する.

$\overline{X}=189$ であるので

$$Z=\frac{\overline{X}-\mu_0}{\frac{\sigma}{\sqrt{n}}}=\frac{189-185}{\frac{28}{\sqrt{20}}}=\frac{4}{6.26}=0.64$$

④ 標準正規分布表(付表3)から有意水準5%の有意点を求めると, $Z_{0.05}=1.645$.

ところで

$Z<1.645$

したがって, 帰無仮説は棄却されず有意であるとはいえない. すなわち, 有意水準5%で対象集団の血清コレステロール値の平均は一般男性のそれよりも大きいとはいえない(p 値は $p=P(Z>0.64)=0.261$).

2 母分散が未知である場合

一般には母分散(σ^2)は未知である場合が多い. 母分散が既知の場合の統計量においてσの代わりに標本標準偏差 S を使った統計量

$$T=\frac{\overline{X}-\mu_0}{\frac{S}{\sqrt{n}}}$$

は, 帰無仮説 H_0 : $\mu=\mu_0$ のもとで自由度 $df=n-1$ の t 分布に従う. したがって, t 分布表を用いて母分散が未知である場合の母平均に対する検定が行える. すなわち T にデータを代入した値と, t 分布表から求められる自由度 $df=n-1$, 有意水準αの有意点とを比較して判定する.

例題

一般成人男性の平均肺活量は 3,700 mL である. ある集団で成人男性 12 人の肺活量(mL)を測定したところ, 右のような結果を得た. この集団における肺活量は多いといえるか. 有意水準5%で検定せよ.

3,640	3,720	3,680
4,500	3,800	3,800
3,720	3,460	3,900
3,780	3,500	4,100

解答

① 帰無仮説, 対立仮説を立てる.

H_0:対象集団の肺活量の平均は一般成人男性の肺活量の平均と差がない($\mu=\mu_0$)

H_1:対象集団の肺活量の平均は一般成人男性の肺活量の平均よりも大きい($\mu>\mu_0$)(片側検定)

② 有意水準を定める.

$\alpha=0.05$ (5%)

③ 検定統計量 $T=\frac{\overline{X}-\mu_0}{\frac{S}{\sqrt{n}}}$ にデータを代入する.

ここで

$$\mu_0 = 3{,}700 \qquad \overline{X} = 3{,}800$$

$$S = \sqrt{\frac{\Sigma(X-\overline{X})^2}{n-1}} = \sqrt{\frac{848{,}800}{12-1}} = 277.78$$

よって

$$T = \frac{3{,}800 - 3{,}700}{\frac{277.78}{\sqrt{12}}} = 1.247$$

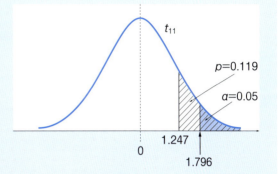

④ t分布表(付表5)において
　　自由度 $df = n-1 = 12-1 = 11$
　　有意水準 5%
の有意点 $T_{0.05}$ を求めると
　　$T_{0.05} = 1.796$
ところで
　　$T < 1.796$

したがって,帰無仮説は棄却されない.すなわち,有意水準5%で対象集団の肺活量は一般男性のそれよりも大きいといえない(p値は $p = P(T > 1.247) = 0.119$).

発展学習

一般化線形モデル(Generalized Linear Model：GLM)

　本書は統計学の初学者を対象としているため具体的に方法を解説してきたが,現在これらは統一的に一般化線形モデルとして理論化されている.これは正規分布や二項分布,多項分布,ポアソン分布などが統計学的には指数型分布族と呼ばれる広い確率分布のクラスに属することから,この指数型分布族に対する統計理論であり,その期待値と分散,およびパラメータの線形結合(線形予測子)と母数との関連を表すリンク関数を用いて,最尤法やベイズ法により確率最大となるようにパラメータを推定する方法である.p値および信頼区間は,パラメータの推定値とその期待値との差を標準誤差で除した値が,近似的に正規分布に従うことから求める.統計パッケージでは,この理論に基づいて推定値を算出している.

　この理論で扱うことのできる回帰分析は,線形回帰(応答変数に正規分布を仮定),ロジスティック回帰(二項分布),多項ロジスティック回帰(多項分布),ポアソン回帰(ポアソン分布),プロビット回帰(応答変数に正規分布の逆関数を仮定)となる.

分割表の解析

A 独立性の検定

1 χ^2検定

ある大きさの観察標本が行と列に分類され，組み分けされたところに
その特性をもつ個体数が記入されている表を分割表（クロス表）という
（表8・1）．m行n列の分割表は$m \times n$分割表と記載される．この分割表
において行と列が互いに独立であるか（関連性の有無）を統計的に検定す
ることができる．これを独立性の検定といい，対応のない質的データの
差の検定と理解できる．

○本章のねらい

▶ 分割表を用いた検定手法を
学ぶ.

表 8・1 　2×2 分割表

	+	−	計
I	N_{11}	N_{12}	$N_{1\cdot}(=N_{11}+N_{12})$
II	N_{21}	N_{22}	$N_{2\cdot}(=N_{21}+N_{22})$
計	$N_{\cdot1}(=N_{11}+N_{21})$	$N_{\cdot2}(=N_{12}+N_{22})$	$n(=N_{11}+N_{12}+N_{21}+N_{22})$

いま，表8・1のような2×2分割表が得られたとする．このとき，各
セル（I, +），（I, −），（II, +），（II, −）は表8・2で表される確率に従っ
て起こりやすさが表されているとする．これは母集団の状況が確率分布
によって定まり，標本の状況が2×2分割表によって表されていると考
えることができる．

表 8・2 　2×2 分割表の確率分布

	+	−	計
I	p_{11}	p_{12}	$p_{1\cdot}(=p_{11}+p_{12})$
II	p_{21}	p_{22}	$p_{2\cdot}=(p_{21}+p_{22})$
計	$p_{\cdot1}(=p_{11}+p_{21})$	$p_{\cdot2}(=p_{12}+p_{22})$	1

行と列が独立であるとは，$p_{ij}=p_{i\cdot} \times p_{\cdot j}$（$i=1, 2, j=1, 2$）が成り立つ
ことである．ここで，

$$\begin{pmatrix}\text{行と列が独立}\\(p_{ij}=p_{i\cdot}\times p_{\cdot j})\end{pmatrix} \Leftrightarrow \text{OR（オッズ比）}=1$$

$$\Leftrightarrow p_1=p_2 \text{*1}$$

が成立する[*2]（⇔は同値であることを表している）．つまり $H_0: p_1=p_2$, $H_1: p_1 \neq p_2$ を検定したいときは独立性の検定を行えばよい．

さて，独立性の検定はどのような考え方からつくられているのだろうか？ Iの事象である確率は，全事象 n に対しIの事象は $N_{1\cdot}$ 回起こっているので，$\dfrac{N_{1\cdot}}{n}$．＋の事象である確率は，全事象 n に対し＋の事象は $N_{\cdot 1}$ 回起こっているので，$\dfrac{N_{\cdot 1}}{n}$．したがって，1個の観察値を取り出した場合，Iの事象であり，＋の事象である確率は，もし行と列が独立であれば（H_0 のもとでは）

$$\frac{N_{1\cdot}}{n}\times\frac{N_{\cdot 1}}{n}$$

である．したがって期待される数（期待度数）は

$$n\times\frac{N_{1\cdot}}{n}\times\frac{N_{\cdot 1}}{n}=\frac{N_{1\cdot}\times N_{\cdot 1}}{n}$$

となる．他のセルについても同様にして期待度数が求められる．このようにして**表8・3**が得られる．

もし，帰無仮説 H_0 が正しいならば，各セルで観察される数（観察度数）N_{ij}（これを O_{ij} で表す）と，その期待度数 $\dfrac{N_{i\cdot}N_{\cdot j}}{n}$（これを E_{ij} で表す）はあまり差がないはずである．そこで，その差 $O_{ij}-E_{ij}$ を2乗し，各セルの期待度数 E_{ij} で割って標準化した $\dfrac{(O_{ij}-E_{ij})^2}{E_{ij}}$ をすべてのセルで足し合わせた量

$$\chi^2=\sum\frac{(O_{ij}-E_{ij})^2}{E_{ij}}$$

$$=\frac{\left(N_{11}-\dfrac{N_{1\cdot}N_{\cdot 1}}{n}\right)^2}{\dfrac{N_{1\cdot}N_{\cdot 1}}{n}}+\cdots\cdots+\frac{\left(N_{22}-\dfrac{N_{2\cdot}N_{\cdot 2}}{n}\right)^2}{\dfrac{N_{2\cdot}N_{\cdot 2}}{n}}$$

を考えると，この χ^2 が大きすぎるとき，H_0 を棄却するという検定[*3]が考えられる（χ^2 検定）．この χ^2 は H_0 のもとで近似的に χ^2 分布に従うことがわかっている．自由度は，セルの数によって決まり 2×2 分割表の自由度は $(2-1)\times(2-1)=1$ である．$R\times C$ 分割表においては $(R-1)\times(C-1)$ が自由度である．χ^2 検定では分割表のセルの値は比率でなく，絶対数でなければならない．

χ^2 分布に近似させる方法は一般に各セルの期待度数が5以上のとき用いられる[*4]．他の検定方法として超幾何分布を用いた方法，割合の差の検定，修正 χ^2 検定，尤度比検定などがある．はじめの2つについて

[*1] $p_1=\dfrac{p_{11}}{p_{1\cdot}}$：（I群における＋の割合）

$p_2=\dfrac{p_{21}}{p_{2\cdot}}$：（II群における＋の割合）

[*2] $p_{ij}=p_{i\cdot}\times p_{\cdot j}$ であるから $i=j=1$ として

$p_{11}=p_{1\cdot}\times p_{\cdot 1}=(p_{11}+p_{12})(p_{11}+p_{21})$

$\qquad =p_{11}{}^2+(p_{12}+p_{21})p_{11}+p_{12}p_{21}$

$(1-p_{11}-p_{12}-p_{21})p_{11}=p_{12}p_{21}$

$\qquad\qquad p_{11}p_{22}=p_{12}p_{21}\cdots\cdots①$

$\qquad\qquad \dfrac{p_{11}p_{22}}{p_{12}p_{21}}=1$

$\qquad \therefore \text{OR}=1$

（オッズ比 $=1$，第9章$\boxed{\text{E}}$参照）

また，①の両辺に $p_{11}p_{21}$ を加えると

$p_{11}p_{22}+p_{11}p_{21}=p_{11}p_{21}+p_{12}p_{21}$

$p_{11}(p_{21}+p_{22})=(p_{11}+p_{12})p_{21}$

$\qquad p_{11}p_{2\cdot}=p_{1\cdot}p_{21}$

$\qquad \dfrac{p_{11}}{p_{1\cdot}}=\dfrac{p_{21}}{p_{2\cdot}}$

$\qquad p_1=p_2$

表 8・3　期待度数

	＋	－
I	$\dfrac{N_{1\cdot}\times N_{\cdot 1}}{n}$	$\dfrac{N_{1\cdot}\times N_{\cdot 2}}{n}$
II	$\dfrac{N_{2\cdot}\times N_{\cdot 1}}{n}$	$\dfrac{N_{2\cdot}\times N_{\cdot 2}}{n}$

[*3] この検定は両側検定であるが，観察度数 O_{ij} と期待度数 E_{ij} の差を2乗しているので，棄却域は両側ではなく右片側になっている点に注意が必要である（**図6・3**）．

[*4] 期待度数が5未満のセルがある場合は，Fisher（フィッシャー）の直接確率検定が用いられる．

は後述する．後ろの 2 つの検定についての検定統計量はそれぞれ $\sum \frac{(O_{ij}-E_{ij})^2}{O_{ij}}$, $2\sum O_{ij} \log \frac{O_{ij}}{E_{ij}}$ であり，これらは $R \times C$ 分割表では近似的に自由度 $(R-1)(C-1)$ の χ^2 分布に従う．どの検定統計量を用いても多くの場合似たような結果が得られる．

χ^2 分布については次のような実験を行うと理解しやすい．

箱の中に赤玉と白玉を同数ずつたくさん入れておき，よく混ぜた後 10 個取り出す．このとき，赤玉と白玉は，それぞれ 5 個ずつ取り出されることが期待される．5 が赤玉および白玉についてのそれぞれの期待度数である．しかし，実際には赤玉 2 個と白玉 8 個，あるいは赤玉 4 個と白玉 6 個のようにいろいろな場合が生じる．これを何回も繰り返し，そのつど χ^2 の値を計算し，χ^2 分布を図に書くと図 8・1 のようになる．

これが自由度 1 の χ^2 分布である．このとき，10 個でなく 20 個取り出しても 30 個取り出しても同じ結果となる．また赤玉と白玉の割合を変えても同じような分布を描く．赤玉，白玉の他に黒玉を入れて同様の実験をすると，χ^2 分布は自由度 2 の曲線が得られる．t 分布や F 分布などについても同じ実験を試みると理解しやすい．

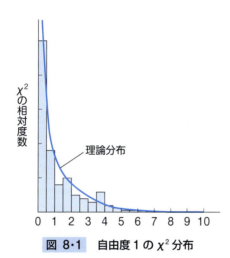

図 8・1 自由度 1 の χ^2 分布

例題

新しく開発された薬剤が効くかどうか偽薬を使って調べたところ次のような結果を得た．果たして，この新薬は有効だといえるか．有意水準 5% で検定せよ．

薬剤\効果	効果あり	効果なし	計
新 薬	68	22	90
偽 薬	51	39	90
計	119	61	180

(人)

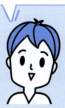

偽薬とはプラセボのことだよ．薬剤の効果には心理的な作用によるものもあるため，薬剤の効果測定には対照群にプラセボが使われているよ．

A．独立性の検定

解答

① 帰無仮説，対立仮説を立てる．
   H_0：薬剤の種類と効果は関連がない
   H_1：薬剤の種類と効果は関連がある（両側検定）

② 有意水準を定める．
   $\alpha = 0.05$ （5%）

③ 検定統計量 χ^2 にデータを代入する．
   期待度数を求めると次のようになる．

効果\薬剤	効果あり	効果なし	計
新薬	68 (59.5)	22 (30.5)	90
偽薬	51 (59.5)	39 (30.5)	90
計	119	61	180

$$\frac{90 \times 119}{180} = 59.5 \qquad \frac{90 \times 61}{180} = 30.5$$

$$\frac{90 \times 119}{180} = 59.5 \qquad \frac{90 \times 61}{180} = 30.5$$

右表の括弧内の数字が期待度数である．検定統計量の値は

$$\chi^2 = \sum \frac{(O_{ij} - E_{ij})^2}{E_{ij}}$$

$$= \frac{(68-59.5)^2}{59.5} + \frac{(51-59.5)^2}{59.5} + \frac{(22-30.5)^2}{30.5} + \frac{(39-30.5)^2}{30.5}$$

$$= (8.5)^2 \left(\frac{1}{59.5} + \frac{1}{59.5} + \frac{1}{30.5} + \frac{1}{30.5} \right) = (8.5)^2 (0.0992)$$

$$= 7.17$$

となる．

④ 2×2 分割表なので χ^2 分布表（付表4）から
   自由度 $df = (2-1) \times (2-1) = 1$
   有意水準 5%
の有意点 $\chi^2_\alpha = \chi^2_{0.05}$ を求めると

   $\chi^2_{0.05} = 3.84$

ところで

   $\chi^2 = 7.17 > 3.84$

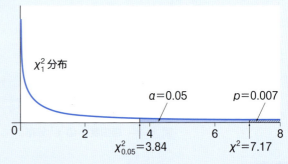

したがって，帰無仮説は棄却される．すなわち有意水準5%で新薬は有効だといえる（p 値は $p = P(\chi^2 > 7.17) = 0.007$）．

B 適合度の検定

χ^2 検定を用いることによって観察された分布が，理論的な分布に適合しているかどうかを調べることもできる．これを**適合度の検定**という．

例題

血液型について一般の母集団とインフルエンザ罹患者 200 人について調べたところ次のような結果を得た．インフルエンザ罹患者は一般の母集団と同じ血液型分布をしているか．有意水準 1%で検討せよ．

血液型	一般母集団における割合	インフルエンザ罹患者数(人)
A	37%(0.37)	84
B	22%(0.22)	26
AB	9%(0.09)	16
O	32%(0.32)	74
計	100%(1.00)	200

解答

① 帰無仮説，対立仮説を立てる．
 H_0：インフルエンザ罹患者は，一般の母集団と同じ血液型分布をしている
 H_1：インフルエンザ罹患者は，一般の母集団と異なる血液型分布をしている（両側検定）

② 有意水準を定める．
 $\alpha = 0.01$ （1%）

③ 検定統計量 χ^2 にデータを代入する．
 期待度数は右のようになる．

血液型	観察度数	期待度数
A	84	200×0.37=74
B	26	200×0.22=44
AB	16	200×0.09=18
O	74	200×0.32=64

$$\chi^2 = \sum \frac{(O-E)^2}{E}$$

検定統計量 χ^2 にデータを代入すると

$$\chi^2 = \frac{(84-74)^2}{74} + \frac{(26-44)^2}{44} + \frac{(16-18)^2}{18} + \frac{(74-64)^2}{64}$$
$$= 1.351 + 7.364 + 0.222 + 1.563$$
$$= 10.5$$

④ 2×4 分割表なので χ^2 分布表（付表 4）から
 自由度 $df = (4-1) = 3$
 有意水準 1%
 の有意点の $\chi^2_{0.01}$ の値を求めると

 $\chi^2_{0.01} = 11.34$

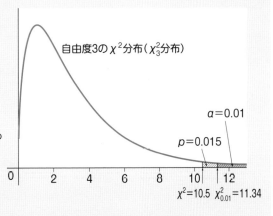

ところで
$$\chi^2 = 10.5 < 11.34$$
したがって，帰無仮説は棄却されない．すなわち有意水準1%でインフルエンザ罹患者と一般母集団の血液型分布に有意差があるとは認められない（p値は $p=P(\chi^2>10.5)=0.015$）．

C McNemar（マクネマー）検定

検査法 A と検査法 B について検査能に差があるかどうかを調べるために，ある症状についてこの2種類の検査を行い表8・4 上のデータを得たとする．このとき検査法 A と B に差があるだろうか？

このデータを一般的に表すと，表8・4 下のように書ける．A 群と B 群に差がなければ，$(+,+)$，$(-,-)$ の x, w の値が大きく，$(+,-)$，$(-,+)$ の y, z の値は小さくなり，ほぼ $y=z$ と考えてよいだろう．もし A 群と B 群に差があれば，$(+,+)$，$(-,-)$ の x, w の値が小さく，$(+,-)$，$(-,+)$ の y, z の値は大きくなり，A 群の値が B 群の値よりも $+$ の値が出やすければ $y>z$，逆であれば $y<z$ となるだろう．A 群と B 群の差の情報は y と z にあり，分布を求めるために標準化した次の検定統計量が，自由度1の χ^2 分布に従うことを用いて検定する．

$$\chi^2 = \frac{(y-z)^2}{y+z} \sim \chi_1^2$$

この検定を **McNemar（マクネマー）検定**[*5]という．

表8・4 A 法と B 法の差の検定

		B 法	
		$+$	$-$
A 法	$+$	74	8
	$-$	24	44

（人）

		B 群	
		$+$	$-$
A 群	$+$	x	y
	$-$	z	w

[*5] McNemar 検定で半整数補正を行うと検定統計量は，
$$\chi^2 = \frac{(|y-z|-0.5)^2}{y+z}$$
となる．

例題

表8・4 のデータで，検査法 A と検査法 B に差があるかどうか，有意水準5%で検定せよ．

解答

① 帰無仮説，対立仮説を立てる．
 H_0：検査法 A と検査法 B に差がない
 H_1：検査法 A と検査法 B に差がある（両側検定）
② 有意水準を定める．
 $\alpha = 0.05$ （5%）
③ $\chi^2 = \frac{(8-24)^2}{(8+24)} = 8.0$

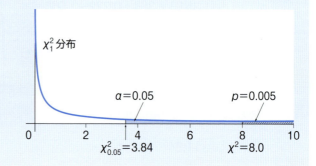

④ χ^2 分布表(付表 4)から
　自由度 $df=(2-1)\times(2-1)=1$
　有意水準 5%
の有意点 $\chi_\alpha^2 = \chi_{0.05}^2$ は
　$\chi_{0.05}^2 = 3.84$
なので
　$\chi^2 = 8.0 > 3.84$
より,有意水準 5%で帰無仮説は棄却される(p 値は $p=P(\chi^2>8.0)=0.005$).
検査法 A, B は有意水準 5%で差があると認められた.

質的変数データにおける対応のない 2 群の検定が χ^2 検定,対応のある 2 群の検定が McNemar 検定として理解される.

D その他の方法

1 超幾何分布を用いた方法

2×2 分割表(表 8・5)における独立性の検定は,**超幾何分布**を基にした方法で導く場合もあるため簡単に解説する.
帰無仮説,対立仮説は,それぞれ
　H_0:行と列は独立である
　H_1:行と列は独立でない(両側検定)
となる.

周辺度数 $N_{\cdot 1}$, $N_{\cdot 2}$, $N_{1\cdot}$, $N_{2\cdot}$ を固定したとき,各セルは 1 つの値を決めるとすべて決まる.たとえば N_{11} を決めると,$N_{12}=N_{1\cdot}-N_{11}$, $N_{21}=N_{\cdot 1}-N_{11}$, $N_{22}=n-N_{1\cdot}-N_{21}$ となる.

帰無仮説 H_0 のもとで,N_{11} が s である確率は,

$$P(N_{11}=s) = \frac{{}_{N_{\cdot 1}}C_s \cdot {}_{N_{\cdot 2}}C_{N_{1\cdot}-s}}{{}_n C_{N_{1\cdot}}}$$

となる.

ここで $b=$(0 と $N_{1\cdot}-N_{\cdot 2}$ の大きいほうの値),$c=$($N_{1\cdot}$ と $N_{\cdot 2}$ の小さいほうの値)とおくと s の変域は,$s=b, b+1, \cdots, c-1, c$ となる.
このとき,N_{11} の期待値 E は

$$E = \frac{N_{1\cdot} \times N_{\cdot 1}}{n}$$

分散 V_{11} は

$$V_{11} = \frac{N_{1\cdot} N_{2\cdot} N_{\cdot 1} N_{\cdot 2}}{n^2(n-1)}$$

と示されるので,検定統計量を

表 8・5　2×2 分割表

	＋	－	計
Ⅰ	N_{11}	N_{12}	$N_{1\cdot}$
Ⅱ	N_{21}	N_{22}	$N_{2\cdot}$
計	$N_{\cdot 1}$	$N_{\cdot 2}$	n

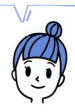

次のような例で考えるとわかりやすいよ.Ⅰを黒球,Ⅱを白球全体とし,白球 $N_{1\cdot}$ 個,黒球 $N_{2\cdot}$ 個入っている袋(全体で $N=N_{1\cdot}+N_{2\cdot}$)から $N_{\cdot 1}$ 個取り出すとき,それが白球 $N_{11}(=s)$ 個,黒球 $N_{21}(=N_{1\cdot}-s)$ である確率が $P(N_{11}=s)$ となるよ.

$$\chi^2 = \frac{(N_{11} - E_{11})^2}{V_{11}}$$

とおくと，近似的に χ_1^2 に従うので検定が可能となる（49 ページ参照）．

例題

79 ページの例題について，超幾何分布を用いて有意水準 5% で検定せよ．

解答

① 帰無仮説，対立仮説を立てる．

H_0：薬剤の種類と効果は関連がない．

H_1：薬剤の種類と効果は関連がある（両側検定）．

② 有意水準を定める．

$\alpha = 0.05$（5%）

③ 検定統計量 χ^2 にデータを代入する．

$N_{11} = 68$

効果 薬剤	効果 あり	効果 なし	計
新薬	68	22	90
偽薬	51	39	90
計	119	61	180

(人)

$$E_{11} = \frac{90 \times 119}{180} = 59.5$$

$$V_{11} = \frac{90 \times 90 \times 119 \times 61}{180 \times 180 \times 179} = 10.14$$

$$\chi^2 = \frac{(N_{11} - E_{11})^2}{V} = 7.125$$

④ 2×2 分割表なので χ^2 分布表（付表 4）から

自由度 $df = 2 - 1 = 1$

有意水準 5%

の有意点 $\chi_\alpha^2 = \chi_{0.05}^2$ を求めると，

$\chi_{0.05}^2 = 3.84$

$\chi^2 = 7.13 > 3.84$

より，帰無仮説は棄却される．すなわち，有意水準 5% で新薬は有効だといえる（p 値は $p = P(\chi^2 > 7.13) = 0.008$）．

---

② Fisher（フィッシャー）直接確率検定

期待度数が 5 以下のセルがある場合，**Fisher（フィッシャー）直接確率検定法**が用いられる（**表 8・6**）．

帰無仮説，対立仮説は

H_0：行と列は独立である

H_1：行と列は独立でない（両側検定）

である．有意水準を α とする．

表 8・6 Fisher 直接確率検定の 2×2 分割表

	+	−	計
I	N_{11}	N_{12}	$N_{1\cdot}$
II	N_{21}	N_{22}	$N_{2\cdot}$
計	$N_{\cdot 1}$	$N_{\cdot 2}$	n

83 ページ❶の超幾何分布を用いた方法で N_{11} の値が s である確率を表すと

$$P(N_{11}=s) = \frac{{}_{N_{1\cdot}}C_s \, {}_{N_{\cdot 2}}C_{N_{1\cdot}-s}}{{}_{n}C_{N_{1\cdot}}}$$

となる．ただし，

$s = b, b+1, \cdots, (c-1), c$
$b = (0 \text{ と } N_{1\cdot}-N_{\cdot 2} \text{ の大きいほうの値})$
$c = (N_{1\cdot} \text{ と } N_{\cdot 1} \text{ の小さいほうの値})$

図 8・2 より，

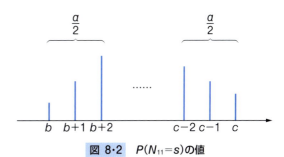

図 8・2 $P(N_{11}=s)$ の値

$$\begin{cases} P(N_{11} \leq a_1)^{*6} = \dfrac{\alpha}{2} \\ P(N_{11} \geq a_2) = \dfrac{\alpha}{2} \end{cases}$$

*6
$P(N_{11} \leq a_1) = P(N_{11}=b) + P(N_{11}=b+1) + \cdots$
$\cdots + P(N_{11}=a_1-1) + P(N_{11}=a_1)$
$P(N_{11} \geq a_2) = P(N_{11}=a_2) + P(N_{11}=a_2+1) + \cdots$
$\cdots + P(N_{11}=c-1) + P(N_{11}=c)$

に一番近い a_1, a_2 を求め[*7]，N_{11} の観察値 n_{11} と比較し

$n_{11} \leq a_1$ または $a_2 \leq n_{11} \Rightarrow H_0$ を棄却する．

p 値は

$$p = \sum P(N_{11}=s)$$

$P(N_{11}=n_{11})$ 以下の確率を与えるすべての s についての和

*7 より正確には
$P(N_{11} \leq a_1) < \dfrac{\alpha}{2}$
$P(N_{11} \geq a_2) > \dfrac{\alpha}{2}$
で，$\dfrac{\alpha}{2}$ に一番近い a_1, a_2

で与えられる．

着目するセルはどれでもよいが観察度数の一番小さいもしくは 1 番大きいセルに着目すると計算が楽である．

例題

79 ページの例題について，Fisher 直接確率検定を用いて有意水準 5% で検定せよ．

解答

① 帰無仮説，対立仮説を立てる．
　H_0：薬剤の種類と効果は関連がない．
　H_1：薬剤の種類と効果は関連がある（両側検定）．

② 有意水準を定める．
　$\alpha = 0.05$ （5%）

③ 検定統計量　$N_{11} = 68$（(1, 1) セルで考える）

$$P(N_{11}=s) = \frac{{}_{90}C_s \, {}_{90}C_{119-s}}{{}_{180}C_{119}}$$

$s = 29, 30, 31, \cdots, 90$

棄却限界値は $P(N_{11} \leq 52) = 0.013$, $P(N_{11} \leq 53) = 0.029$
$P(N_{11} \geq 66) = 0.029$, $P(N_{11} \geq 67) = 0.013$
より 52, 67．

*8 $p = \sum P(N_{11}=s)$
$P(N_{11}=s) \leq 0.00352$ となるすべての s についての和
$= P(N_{11}=29) + P(N_{11}=30) +$
$\cdots + P(N_{11}=51) + P(N_{11}=68) + \cdots + P(N_{11}=89) + P(N_{11}=90)$
$= \overbrace{0.00\cdots\cdots 0466}^{25\text{個}} + \overbrace{0.0\cdots\cdots 0853}^{23\text{個}}$
$+ \cdots + 0.00352 + 0.00352$
$+ \overbrace{0.0\cdots\cdots 0853}^{23\text{個}} + \overbrace{0.0\cdots\cdots 0466}^{25\text{個}}$
$= 0.0114$

$N_{11} \geq 67$ より帰無仮説は棄却される．すなわち有意水準5%で新薬は有効だといえる．

p 値は $P(N_{11}=68)=0.00352$ より $p=0.0114$[8].

$(p=0.0\cdots0466+\cdots+0.00352+0.00352+\cdots+0.0\cdots0466=0.0144)$

③ $R \times C$ 分割表

表 8·7 $R \times C$ 分割表

i \ j	1	2	$\cdots$	j	$\cdots$	C	計
1	N_{11}	N_{12}	$\cdots$	N_{1j}	$\cdots$	N_{1C}	$N_{1\cdot}$
2	N_{21}	N_{22}	$\cdots$	N_{2j}	$\cdots$	N_{2C}	$N_{2\cdot}$
$\vdots$	$\vdots$	$\vdots$		$\vdots$		$\vdots$	$\vdots$
i	N_{i1}	N_{i2}	$\cdots$	N_{ij}	$\cdots$	N_{iC}	$N_{i\cdot}$
$\vdots$	$\vdots$	$\vdots$		$\vdots$		$\vdots$	$\vdots$
R	N_{R1}	N_{R2}	$\cdots$	N_{Rj}		N_{RC}	$N_{R\cdot}$
計	$N_{\cdot1}$	$N_{\cdot2}$	$\cdots$	$N_{\cdot j}$	$\cdots$	$N_{\cdot C}$	N

$R \times C$ 分割表（**表 8·7**）の場合でも，2×2 分割表と同様に独立性の検定を行うことができる（**表 8·8**）．帰無仮説，対立仮説は，

$H_0 : p_1 = p_2 = \cdots = p_C$

$H_1 :$「H_0 ではない」

となる．

表 8·8 $R \times C$ 分割表の確率分布

	1	2	$\cdots$	j	$\cdots$	C	計
1	p_{11}	p_{12}	$\cdots$	p_{1j}	$\cdots$	p_{1C}	$p_{1\cdot}$
2	p_{21}	p_{22}	$\cdots$	p_{2j}	$\cdots$	p_{2C}	$p_{2\cdot}$
$\vdots$	$\vdots$	$\vdots$		$\vdots$		$\vdots$	$\vdots$
i	p_{i1}	p_{i2}	$\cdots$	p_{ij}	$\cdots$	p_{iC}	$p_{i\cdot}$
$\vdots$	$\vdots$	$\vdots$		$\vdots$		$\vdots$	$\vdots$
R	p_{R1}	p_{R2}	$\cdots$	p_{Rj}	$\cdots$	p_{RC}	$p_{R\cdot}$
計	$p_{\cdot1}$	$p_{\cdot2}$	$\cdots$	$p_{\cdot j}$	$\cdots$	$p_{\cdot C}$	1

帰無仮説 H_0 のもとで $O_{ij}=N_{ij}$，$E_{ij}=\dfrac{N_{i\cdot}N_{\cdot j}}{N}$ とし

$$\chi^2 = \sum_{i=1}^{R}\sum_{j=1}^{C}\frac{(O_{ij}-E_{ij})^2}{E_{ij}}$$

とおくと χ^2 は近似的に自由度 $(R-1)(C-1)$ の χ^2 分布 $\chi^2_{(R-1)(C-1)}$ に従うので検定することができる．

この方法は連続変数における一元配置法（12章）に対応している．水準間に差があったとしても，どの水準間に差があるのかはわからない．

8. 分割表の解析

④ 2群の割合の差の検定

Ⅰ群とⅡ群の割合を，それぞれp_1, p_2とするとき，両者が等しいかどうかを検定することを考える．帰無仮説，対立仮説はそれぞれ下記のようになる．

$H_0 : p_1 = p_2$

$H_1 : p_1 \neq p_2$（両側検定）

表 8·9　標本

	特性（+）	特性（−）	計
Ⅰ群	r_1	$n_1 - r_1$	n_1
Ⅱ群	r_2	$n_2 - r_2$	n_2

表 8·10　確率分布

	特性（+）	特性（−）	計
Ⅰ群	p_1	$1 - p_1$	1
Ⅱ群	p_2	$1 - p_2$	1

このとき標本と確率分布は**表8·9, 8·10**のようにおくことができる．

母割合p_1, p_2の推定量をそれぞれ$\hat{p}_1$, $\hat{p}_2$とおくと，$\hat{p}_1 = \dfrac{r_1}{n_1}$, $\hat{p}_2 = \dfrac{r_2}{n_2}$となり，$n_1$, n_2が大きいとき，それぞれ，正規分布$N\left(p_1, \dfrac{p_1(1-p_1)}{n_1}\right)$, $N\left(p_2, \dfrac{p_2(1-p_2)}{n_2}\right)$に近似できるので，そのとき$\hat{p}_1 - \hat{p}_2$は正規分布$N\left(p_1-p_2, \dfrac{p_1(1-p_1)}{n_1} + \dfrac{p_2(1-p_2)}{n_2}\right)$に従うと考えてよい．このことから，$\hat{p}_1 - \hat{p}_2$を標準化した統計量$Z$

$$\frac{(\hat{p}_1 - \hat{p}_2) - (p_1 - p_2)}{\sqrt{\dfrac{p_1(1-p_1)}{n_1} + \dfrac{p_2(1-p_2)}{n_2}}}$$

が近似的に標準正規分布$N(0, 1)$に従うことを用いて検定できる．

$$\frac{(\hat{p}_1 - \hat{p}_2) - (p_1 - p_2)}{\sqrt{\dfrac{p_1(1-p_1)}{n_1} + \dfrac{p_2(1-p_2)}{n_2}}} \sim N(0, 1)$$

帰無仮説H_0のもとで$\hat{p} = \dfrac{r_1 + r_2}{n_1 + n_2}$とすると，$\hat{p}$は正規分布$N\left(0, \hat{p}(1-\hat{p})\left(\dfrac{1}{n_1} + \dfrac{1}{n_2}\right)\right)$に従うと考えてよいため，すなわち，$Z$が近似的に標準正規分布$N(0, 1)$に従うことを用いて検定できる．

$$Z = \frac{\hat{p}_1 - \hat{p}_2}{\sqrt{\hat{p}(1-\hat{p})\left(\dfrac{1}{n_1} + \dfrac{1}{n_2}\right)}} \sim N(0, 1)$$

本章Ａでも解説したように，2群の割合の差の検定は独立性の検定でも検定でき，両者は理論的には同値である．結果が若干違うのは近似の精度などによるものである．

D. その他の方法　87

例題

79 ページの例題について，2 群の割合の差の検定を用いて，有意水準 5％で検定せよ．

解答

① 帰無仮説，対立仮説を立てる．
$H_0 : p_1 = p_2$
$H_1 : p_1 \neq p_2$（両側検定）

効果 薬剤	効果あり	効果なし	計
新薬	68	22	90
偽薬	51	39	90

(人)

② 有意水準を定める．
$\alpha = 0.05$ （5％）

③ 検定統計量 Z にデータを代入する．

$n_1 = n_2 = 90 \quad \hat{p}_1 = \dfrac{68}{90} = 0.756 \quad \hat{p}_2 = \dfrac{51}{90} = 0.567 \quad \hat{p} = \dfrac{68+51}{90+90} = \dfrac{119}{180} = 0.661$

$$Z = \dfrac{0.756 - 0.567}{\sqrt{0.661 \times (1-0.661) \times \left(\dfrac{1}{90} + \dfrac{1}{90}\right)}} = 2.677$$

④ 標準正規分布表（付表 3）より有意水準 5％の有意点 $Z_{\frac{\alpha}{2}} = Z_{0.025}$ は，
$Z_{0.025} = 1.96$

$Z > 1.96$ より帰無仮説は棄却される．すなわち有意水準 5％で，新薬は偽薬よりも有効だといえる（p 値は，$p = P(|Z| > 2.677) = 0.004$）．

5 Yates（イェーツ）の補正

観察度数 O は整数なので，O 以上 $O+1$ 未満という 1 の幅をもっていると考えることができる．

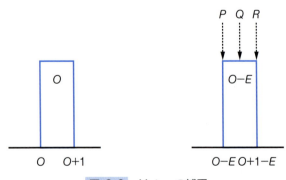

図 8·3　Yates の補正

$O-E$ を連続分布で近似させるとき，その代表値を $O-E$ から $O+1-E$ の間のどの値を用いるかについて選択肢がある（図 8·3）．たとえば左端の P, 右端の R, 真中の Q が考えられるが，真中の Q を通る

ような連続分布を考えるのが合理的である．このため，$O-E$ を右に 0.5 動かす補正を行う．これを Yates（イエーツ）の補正という．具体的には $|O-E|$ の代わりに $|O-E|-0.5$ を用いる[9]．

$$\chi^2 = \sum \frac{(|O-E|-0.5)^2}{E}$$

補正により χ^2 の値は減少するため有意になりにくくなる．このため，これを保守的な（より安全な）検定と考えて，積極的に用いて検定を行う考え方もある（補正した検定で有意になれば，補正しない検定でも有意になるため）．ただ，この補正による修正はあまり大きいものではなく，また補正した検定で有意にならず，補正しない検定で有意になるということは，そもそも p 値が有意水準に近い値であるため，実際上は p 値が有意水準に近いときの判断の注意の 1 つと考えてもよい．実際の検定は統計パッケージを用いて行うので，補正値も計算される点にも留意すべきである．本書では理解を容易にするため，補正しない方法を用いている．

[9] $f(x)$ のグラフを右（正方向）に a 平行移動するグラフは，$f(x-a)$ で与えられる．

D．その他の方法

9 区間推定

母数の特性値（平均，割合，分散）を標本の値から導出することを推定という．推定には点推定と区間推定がある．点推定の結果には程度の差こそあれ誤差を伴う．区間推定はある確率（信頼度 $1-\alpha$）をもって，推定を区間で示す方法である．$1-\alpha$ を信頼水準，信頼係数または信頼度という．ある信頼度で設定される区間を信頼区間といい，その上限および下限を信頼限界という．

○ 本章のねらい

▶ 推定の考え方について学ぶ．
▶ 推定で使用する用語を正しく理解する．
▶ 区間推定について学ぶ．

A 平均の区間推定

1 母平均の点推定

多くの場合，母平均は未知であるが標本平均 $\overline{X}$ によって推定することができる．

$$\overline{X} \longrightarrow \mu \quad （推定）$$

2 母平均の区間推定

正規分布に従うデータにおいて母分散が未知の場合には σ の代わりに標本標準偏差 S を用いた統計量

$$T = \frac{\overline{X} - \mu}{\frac{S}{\sqrt{n}}}$$

が，自由度 $df = n-1$ の t 分布に従うことを利用する．

母平均の区間推定は次のような手順で求めることができる．$t_{n-1}\left(\dfrac{\alpha}{2}\right)$ を自由度 $df = n-1$，t 分布における上側 $\left(100 \times \dfrac{\alpha}{2}\right)$ ％点とする（**図9・1**）と，T が $\pm t_{n-1}\left(\dfrac{\alpha}{2}\right)$ 内に入る確率は $1-\alpha$ となる．これを式で表すと

$$P\left(-t_{n-1}\left(\frac{\alpha}{2}\right) < \frac{\overline{X} - \mu}{S/\sqrt{n}} < t_{n-1}\left(\frac{\alpha}{2}\right)\right) = 1 - \alpha$$

つまり

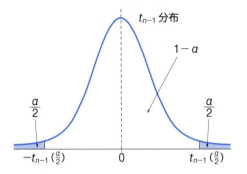

図 9・1 t_{n-1} 分布における上側 $\left(100\times\dfrac{\alpha}{2}\right)$%点と下側 $\left(100\times\dfrac{\alpha}{2}\right)$%点

$$P\left[\overline{X}-t_{n-1}\left(\dfrac{\alpha}{2}\right)\dfrac{S}{\sqrt{n}}<\mu<\overline{X}+t_{n-1}\left(\dfrac{\alpha}{2}\right)\dfrac{S}{\sqrt{n}}\right]=1-\alpha$$

したがって，信頼度 $1-\alpha$ における μ の信頼区間は

$$\left[\overline{X}-t_{n-1}\left(\dfrac{\alpha}{2}\right)\dfrac{S}{\sqrt{n}},\ \overline{X}+t_{n-1}\left(\dfrac{\alpha}{2}\right)\dfrac{S}{\sqrt{n}}\right]$$

となる．

例題

女性 20 人の血液($1\,\text{mm}^3$)中の赤血球数(万)を測ったところ，次のような結果を得た．一般女性の赤血球数(万)の平均値はどの範囲にあるか．信頼度 99% で推定せよ．

| 437 | 450 | 380 | 500 | 420 | 427 | 400 | 432 | 460 | 430 |
| 426 | 390 | 452 | 395 | 410 | 431 | 397 | 480 | 463 | 450 |

解答

観察値より標本平均 $\overline{X}$，標本標準偏差 S にデータを代入すると

$n=20,\quad \overline{X}=431.50$

$$S=\sqrt{\dfrac{\sum_{i=1}^{20}(X_i-\overline{X})^2}{n-1}}=\sqrt{\dfrac{18{,}521}{20-1}}=31.22$$

$1-\alpha=0.99$ （99%）

よって

$\alpha=0.01$

t 分布表(付表 5)において自由度 $df=n-1=20-1=19$ では

$$t_{n-1}\left(\dfrac{\alpha}{2}\right)=t_{19}\left(\dfrac{0.01}{2}\right)=2.861$$

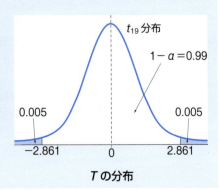

T の分布

したがって

$$\overline{X}-t_{n-1}\left(\frac{\alpha}{2}\right)\frac{S}{\sqrt{n}}<\mu<\overline{X}+t_{n-1}\left(\frac{\alpha}{2}\right)\frac{S}{\sqrt{n}}$$

にデータを代入すると

$$431.50-2.861\times\frac{31.22}{\sqrt{20}}<\mu<431.50+2.861\times\frac{31.22}{\sqrt{20}}$$

$$431.50-2.861\times\frac{31.22}{4.47}<\mu<431.50+2.861\times\frac{31.22}{4.47}$$

$$431.50-19.98<\mu<431.50+19.98$$

$$411.52<\mu<451.48$$

よって信頼度99%のμの信頼区間は$(411.5, 451.5)$となる.

B 平均の差の区間推定

1 母平均の差の点推定

2組の母平均 $\mu_1,\ \mu_2$ の差の点推定は2組の標本平均 $\overline{X}_1,\ \overline{X}_2$ の差によって推定される.

$$\overline{X}_1-\overline{X}_2\longrightarrow\mu_1-\mu_2\quad\text{(推定)}$$

2 母平均の差の区間推定（対応する2組の場合）

$\overline{X}_1$ と $\overline{X}_2$ の差 D を，新しい（確率）変数と考える．D の標本分散 S_D^2 は $S_D^2=\dfrac{\Sigma(D_i-\overline{D})^2}{n-1}$ であるから，標本標準偏差 S_D は

$$S_D=\sqrt{\frac{\Sigma(D_i-\overline{D})^2}{n-1}}$$

である．ここで

$$T=\frac{\overline{D}-(\mu_1-\mu_2)}{\dfrac{S_D}{\sqrt{n}}}$$

は，自由度 $df=n-1$ の t 分布に従うことがわかる．したがって T が $\pm t_{n-1}\left(\dfrac{\alpha}{2}\right)$ 内に入る確率は $1-\alpha$ となる．これを式で表すと

$$P\left(-t_{n-1}\left(\frac{\alpha}{2}\right)<\frac{\overline{D}-(\mu_1-\mu_2)}{S_D/\sqrt{n}}<t_{n-1}\left(\frac{\alpha}{2}\right)\right)=1-\alpha$$

となる．つまり

$$P\left[\overline{D}-t_{n-1}\left(\frac{\alpha}{2}\right)\frac{S_D}{\sqrt{n}}<\mu_1-\mu_2<\overline{D}+t_{n-1}\left(\frac{\alpha}{2}\right)\frac{S_D}{\sqrt{n}}\right]=1-\alpha$$

が成立する．よって，信頼度 $1-\alpha$ における $\mu_1-\mu_2$ の信頼区間は

$$\left[\overline{D}-t_{n-1}\left(\frac{\alpha}{2}\right)\frac{S_D}{\sqrt{n}},\ \overline{D}+t_{n-1}\left(\frac{\alpha}{2}\right)\frac{S_D}{\sqrt{n}}\right]$$

となる．

例題

10 匹の実験動物を 5 週間にわたり，それぞれ特別な食餌で飼育し，体重を測定したところ，次のような結果を得た．実験前と実験後の体重の差はどの範囲にあるか．信頼度 95% で推定せよ．

番号	1	2	3	4	5	6	7	8	9	10
実験前(g)	33	30	34	44	28	37	32	35	34	32
実験後(g)	31	28	37	40	27	32	28	39	31	33

解答

観察値から右のような表が得られる．

$\overline{X}_1=33.9$　$\overline{X}_2=32.6$

$\overline{D}=1.3$　$\Sigma(D-\overline{D})^2=84.10$

$S_D=\sqrt{\dfrac{\Sigma(D-\overline{D})^2}{n-1}}=\sqrt{\dfrac{84.10}{10-1}}$

$=\sqrt{9.344}=3.06$

$\sqrt{n}=\sqrt{10}=3.16$

$1-\alpha=0.95$　(95%)

よって，$\alpha=0.05$　(5%)

t 分布表（付表 5）（自由度 $df=n-1=10-1=9$）において

$$t_{n-1}\left(\frac{\alpha}{2}\right)=t_9\left(\frac{0.05}{2}\right)=2.262$$

したがって

$$\overline{D}-t_{n-1}\left(\frac{\alpha}{2}\right)\frac{S_D}{\sqrt{n}}<\mu_1-\mu_2<\overline{D}+t_{n-1}\left(\frac{\alpha}{2}\right)\frac{S_D}{\sqrt{n}}$$

にデータを代入すると

$$1.3-2.262\times\frac{3.06}{3.16}<\mu_1-\mu_2<1.3+2.262\times\frac{3.06}{3.16}$$

$$-0.89<\mu_1-\mu_2<3.49$$

よって信頼度 95% の $\mu_1-\mu_2$ の信頼区間は $(-0.89, 3.49)$ となる．

番号	実験前 X_1	実験後 X_2	$X_1-X_2=D$	$(D-\overline{D})^2$
1	33	31	2	0.49
2	30	28	2	0.49
3	34	37	-3	18.49
4	44	40	4	7.29
5	28	27	1	0.09
6	37	32	5	13.69
7	32	28	4	7.29
8	35	39	-4	28.09
9	34	31	3	2.89
10	32	33	-1	5.29
計	339	326	13	84.10
平均	$\overline{X}_1=33.9$	$\overline{X}_2=32.6$	$\overline{D}=1.3$	

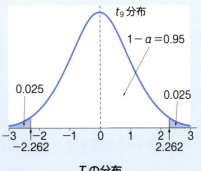

T の分布

C 分散の区間推定

1 母分散の点推定

母分散は未知である場合が多い．母分散は標本分散 S^2 によって推定する．

$$S^2 = \frac{\sum_{i=1}^{n}(X_i - \overline{X})^2}{n-1} \longrightarrow \sigma^2 \quad (\text{推定})$$

2 母分散の区間推定

$\dfrac{\sum_{i=1}^{n}(X_i - \overline{X})^2}{\sigma^2}$ は，自由度 $df = n-1$ の χ^2 分布に従うことがわかっている．したがって

$$P\left[\chi^2_{n-1}\left(1-\frac{\alpha}{2}\right) < \frac{\sum_{i=1}^{n}(X_i - \overline{X})^2}{\sigma^2} < \chi^2_{n-1}\left(\frac{\alpha}{2}\right)\right] = 1-\alpha$$

ただし $\chi^2_{n-1}(\alpha)$ は，自由度 $n-1$ の χ^2 分布の上側 $(100 \times \alpha)$%点である（図 9・2）．

上式を書き直せば

$$P\left[\frac{\sum_{i=1}^{n}(X_i - \overline{X})^2}{\chi^2_{n-1}\left(\frac{\alpha}{2}\right)} < \sigma^2 < \frac{\sum_{i=1}^{n}(X_i - \overline{X})^2}{\chi^2_{n-1}\left(1-\frac{\alpha}{2}\right)}\right] = 1-\alpha$$

よって，信頼度 $1-\alpha$ の σ^2 の信頼区間は

$$\left[\frac{\sum_{i=1}^{n}(X_i - \overline{X})^2}{\chi^2_{n-1}\left(\frac{\alpha}{2}\right)} , \frac{\sum_{i=1}^{n}(X_i - \overline{X})^2}{\chi^2_{n-1}\left(1-\frac{\alpha}{2}\right)}\right]$$

となる．

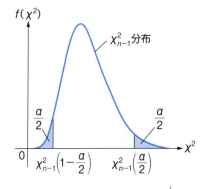

図 9・2 χ^2_{n-1} 分布における上側 $\left(100 \times \dfrac{\alpha}{2}\right)$%点と下側 $\left(100 \times \dfrac{\alpha}{2}\right)$%点

例題

ある集団における 21 人の最高血圧値（mmHg）を測定したところ，次のような結果を得た．この集団における最高血圧値の分散はどの範囲にあるか．信頼度 95% で推定せよ．

134	128	108	124	124	128	132	102	160	136	128
130	114	124	154	114	126	132	136	130	122	

解答

観察値より

$n=21$, $\overline{X}=127.9$

$\sum_{i=1}^{21}(X_i-\overline{X})^2=3,460.52$

$1-\alpha=0.95$ （95%）

よって

$\alpha=0.05$ （5%）

χ^2 分布表（付表 4）において自由度 $df=n-1=21-1=20$

$\chi^2_{20}\left(1-\dfrac{0.05}{2}\right)=9.59$

$\chi^2_{20}\left(\dfrac{0.05}{2}\right)=34.17$

したがって

$$\dfrac{\sum_{i=1}^{n}(X_i-\overline{X})^2}{\chi^2_{n-1}\left(\dfrac{\alpha}{2}\right)}<\sigma^2<\dfrac{\sum_{i=1}^{n}(X_i-\overline{X})^2}{\chi^2_{n-1}\left(1-\dfrac{\alpha}{2}\right)}$$

にデータを代入すると

$\dfrac{3,460.52}{34.17}<\sigma^2<\dfrac{3,460.52}{9.59}$

$101.27<\sigma^2<360.85$

よって信頼度 95% の σ^2 の信頼区間は $(101.27, 360.85)$ となる．

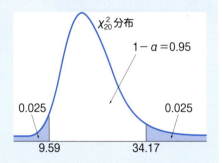

D 割合[*1]の区間推定

[*1] 母割合という用語は一般的でないので割合を用いることとする．

1 割合の点推定

標本割合は割合の点推定となる．

$\hat{p} \longrightarrow p$ （推定）

2 割合の区間推定

n が大きいとき，標本割合 $\hat{p}$ の分布は近似的に正規分布 $N\left(p, \dfrac{pq}{n}\right)$ に従う（$q=1-p$）ので，$\hat{p}$ を標準化した統計量

$$\dfrac{\hat{p}-p}{\sqrt{\dfrac{pq}{n}}}$$

は平均 0，分散 1 の標準正規分布に近似的に従う．また分母を推定量で置き換えた $\dfrac{\hat{p}-p}{\sqrt{\dfrac{\hat{p}\hat{q}}{n}}}$ も標準正規分布に近似的に従う（$\hat{p}+\hat{q}=1$）．

したがって

$$P\left(-Z_{\frac{\alpha}{2}} < \dfrac{\hat{p}-p}{\sqrt{\dfrac{\hat{p}\hat{q}}{n}}} < Z_{\frac{\alpha}{2}}\right)^{*2} = 1-\alpha$$

ただし，$1-\alpha$ は信頼度である．よって上式を書き直せば

$$P\left(\hat{p}-Z_{\frac{\alpha}{2}}\sqrt{\dfrac{\hat{p}\hat{q}}{n}} < p < \hat{p}+Z_{\frac{\alpha}{2}}\sqrt{\dfrac{\hat{p}\hat{q}}{n}}\right) = 1-\alpha$$

よって信頼度 $1-\alpha$ の p の信頼区間は

$$\left(\hat{p}-Z_{\frac{\alpha}{2}}\sqrt{\dfrac{\hat{p}\hat{q}}{n}},\ \hat{p}+Z_{\frac{\alpha}{2}}\sqrt{\dfrac{\hat{p}\hat{q}}{n}}\right)$$

となる．

*2 Z_α は，標準正規分布の上側（$100\times\alpha$）％点と呼ばれる（下図）．

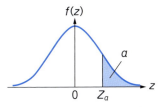

標準正規分布の上側（$100\times\alpha$）％点

例題

ある疾患患者の 100 人中 37 人が亡くなった．信頼度 95%でこの疾患の致死割合 p を区間推定せよ．

解答

標本割合 $\hat{p}$ にデータを代入すると

$n=100$

$\hat{p}=\dfrac{37}{100}=0.37$

$\hat{q}=1-\hat{p}=1-0.37=0.63$

である．ところで

$1-\alpha=0.95$ （95%）

よって

$\alpha=0.05$

標準正規分布表（付表 3）より 5%の有意点を求めると

$Z_{\frac{\alpha}{2}}=Z_{\frac{0.05}{2}}=1.96$

したがって

$$\hat{p}-Z_{\frac{\alpha}{2}}\sqrt{\dfrac{\hat{p}\hat{q}}{n}} < p < \hat{p}+Z_{\frac{\alpha}{2}}\sqrt{\dfrac{\hat{p}\hat{q}}{n}}$$

にデータを代入すると

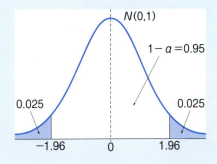

D．割合の区間推定

$$0.37-1.96\sqrt{\frac{0.37\times0.63}{100}}<p<0.37+1.96\sqrt{\frac{0.37\times0.63}{100}}$$

$$0.28<p<0.46$$

よって信頼度 0.95 の p の信頼区間は (0.28, 0.46) となる.

E オッズ比とその区間推定

独立性の検定と同様に, 標本上と母集団上で 2×2 分割表を考える(**表 9・1, 9・2**).

表 9・1 2×2 分割表

	+	−	計
I	a	b	$a+b$
II	c	d	$c+d$
計	$a+c$	$b+d$	$a+b+c+d$

標本オッズ比　$\mathrm{OR}=\dfrac{ad}{bc}$

表 9・2 確率分布

	+	−	計
I	p_{11}	p_{12}	$p_{1\cdot}(=p_{11}+p_{12})$
II	p_{21}	p_{22}	$p_{2\cdot}(=p_{21}+p_{22})$
計	$p_{\cdot1}(=p_{11}+p_{21})$	$p_{\cdot2}(=p_{12}+p_{22})$	1

母オッズ比　$\Psi=\dfrac{p_{11}p_{22}}{p_{12}p_{21}}$

このとき, $\dfrac{ad}{bc}$ または $\dfrac{p_{11}p_{22}}{p_{12}p_{21}}$ をオッズ比といい, 関連性の指標となる標本で考えると標本オッズ比 OR, 母集団で考えると母オッズ比 Ψ となるが, あまり区別されることなくオッズ比として用いられている.

簡単のために標本で考えると,

$\mathrm{OR}=1$ は $\dfrac{ad}{bc}=1$

すなわち, $a:b=c:d$ が成立することと同値である.

$\mathrm{OR}>1$ とは, $\dfrac{a}{b}>\dfrac{c}{d}$

すなわち, I 群の+のほうが II 群の+より頻出する割合が高いことと同値となる.

① 母オッズ比の点推定

標本オッズ比は母オッズ比の点推定となる.

$$\mathrm{OR}\to\Psi$$

② 母オッズ比の区間推定

n が大きいとき, 標本オッズ比の対数の分布は, 近似的に次の正規分

布に従うので,

$$\log \text{OR} \sim N(\log \Psi, V) \quad \text{ただし}, \quad V \fallingdotseq \frac{1}{a}+\frac{1}{b}+\frac{1}{c}+\frac{1}{d}$$

これを用いて母オッズ比 Ψ の信頼区間を求めることができる.すなわち,Ψ の信頼度 $1-\alpha$ の信頼区間の下限と上限をそれぞれ Ψ_L, Ψ_U とすると,$\dfrac{\log \text{OR} - \log \Psi}{\sqrt{V}}$ が $N(0, 1)$ に従うことから

$$\log \Psi_L = \log \text{OR} - Z_{\frac{\alpha}{2}}\sqrt{V}$$
$$\log \Psi_U = \log \text{OR} + Z_{\frac{\alpha}{2}}\sqrt{V} \quad (\text{図 9.3})$$

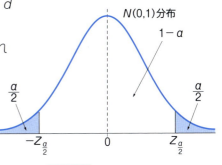

図 9・3 標準正規分布

このことから

$$\Psi_L = \text{OR} \times e^{-Z_{\frac{\alpha}{2}}\sqrt{\frac{1}{a}+\frac{1}{b}+\frac{1}{c}+\frac{1}{d}}}$$
$$\Psi_U = \text{OR} \times e^{Z_{\frac{\alpha}{2}}\sqrt{\frac{1}{a}+\frac{1}{b}+\frac{1}{c}+\frac{1}{d}}}$$

となる.

例題

新しく開発された薬剤が効くかどうか偽薬を使って調べたところ右のような結果を得た.このときオッズ比の 95%信頼区間を求めよ.

薬剤\効果	効果あり	効果なし
新薬	68	22
偽薬	51	39

(人)

解答

$\text{OR} = \dfrac{68 \times 39}{51 \times 22} = 2.36$ となる.
オッズ比の信頼限界 Ψ_L, Ψ_U は

$$\Psi_L = 2.36\, e^{-1.96\sqrt{\frac{1}{68}+\frac{1}{22}+\frac{1}{51}+\frac{1}{39}}} = 1.25$$
$$\Psi_U = 2.36\, e^{1.96\sqrt{\frac{1}{68}+\frac{1}{22}+\frac{1}{51}+\frac{1}{39}}} = 4.47$$

となる.
よってオッズ比 Ψ の 95%信頼区間は $(1.25, 4.47)$ となる.

発展学習

統計的仮説検定と区間推定の同値性

統計的仮説検定と区間推定は同じことを違う側面からみている.たとえば母平均の検定 $H_0: \mu = \mu_0$, $H_1: \mu \neq \mu_0$ を考える.標本を $X_1, \cdots, X_n$,母平均,母分散をそれぞれ μ, σ^2,標本平均と標本分散を $\bar{X}$, S^2 とする.このとき検定は,① $H_0: \mu = \mu_0$, $H_1: \mu \neq \mu_0$,② 有意

水準α, ③検定統計量 $T=\dfrac{\overline{X}-\mu_0}{S/\sqrt{n}}$ (母分散未知)にデータを代入し,これが t_{n-1} 分布に従うことから p 値を計算し(あるいは有意点 $T_{\frac{\alpha}{2}}$ を求め), ④p 値$<\alpha$(あるいは $|T|>T_{\frac{\alpha}{2}}$)ならば H_0 を棄却する(両側検定),となる.

$$H_0: \mu=\mu_0 \text{を棄却} \Leftrightarrow |T|>T_{\frac{\alpha}{2}}$$

一方 μ の信頼水準 $1-\alpha$ の信頼区間は,$T=\dfrac{\overline{X}-\mu}{S/\sqrt{n}}$ が t_{n-1} 分布に従い,$|T|<T_{\frac{\alpha}{2}}$ となる確率が $1-\alpha$ であることから $|T|<T_{\frac{\alpha}{2}}$ を変形し $\dfrac{|\overline{X}-\mu|}{S/\sqrt{n}}<T_{\frac{\alpha}{2}}$,すなわち $\overline{X}-T_{\frac{\alpha}{2}}\dfrac{S}{\sqrt{n}}<\mu<\overline{X}+T_{\frac{\alpha}{2}}\dfrac{S}{\sqrt{n}}$ から $\left(\overline{X}-T_{\frac{\alpha}{2}}\dfrac{S}{\sqrt{n}}, \overline{X}+T_{\frac{\alpha}{2}}\dfrac{S}{\sqrt{n}}\right)$ を求める,となる.

$$\mu \text{の信頼度} 1-\alpha \text{の信頼区間} \Leftrightarrow |T|\leq T_{\frac{\alpha}{2}}$$

ここで $|T|>T_{\frac{\alpha}{2}}$ ならば H_0 を棄却することと,$|T|<T_{\frac{\alpha}{2}}$ ならば H_0 を採択することは同値である.

さて帰無仮説,対立仮説がそれぞれ $H_0: \mu=\mu_0$, $H_1: \mu\neq\mu_0$ である検定を考えると,$|T|<T_{\frac{\alpha}{2}}$ は $\overline{X}-T_{\frac{\alpha}{2}}\dfrac{S}{\sqrt{n}}<\mu_0<\overline{X}+T_{\frac{\alpha}{2}}\dfrac{S}{\sqrt{n}}$ となり,μ の信頼区間 $\left(\overline{X}-T_{\frac{\alpha}{2}}\dfrac{S}{\sqrt{n}}, \overline{X}+T_{\frac{\alpha}{2}}\dfrac{S}{\sqrt{n}}\right)$ の中に μ_0 が含まれていることを表している.つまり,仮説検定 $H_0: \mu=\mu_0$, $H_1: \mu\neq\mu_0$ と,μ の信頼区間 $\left(\overline{X}-T_{\frac{\alpha}{2}}\dfrac{S}{\sqrt{n}}, \overline{X}+T_{\frac{\alpha}{2}}\dfrac{S}{\sqrt{n}}\right)$ の中に μ_0 が含まれていれば $H_0: \mu=\mu_0$ を採択し,μ_0 が含まれていなければ,$H_0: \mu=\mu_0$ を棄却することは同値となる.

$$\mu_0 \text{が信頼区間に含まれていない} \Leftrightarrow |T|>T_{\frac{\alpha}{2}}$$
$$\Leftrightarrow H_0: \mu=\mu_0 \text{を棄却}$$

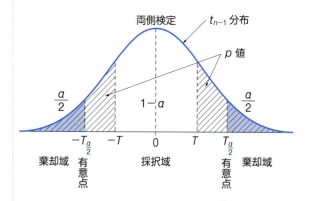

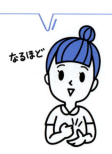

仮説検定と区間推定は同じことを違う側面からみていたんだね!

10 相関係数の検定と区間推定

A Pearson（ピアソン）相関係数の検定と区間推定

母相関係数をρとし，Pearson（ピアソン）相関係数をrとする．rは標本相関係数でありrが大であるからといってρも大であるかどうかはわからない．これを明らかにするにはPearson相関係数の検定[*1]を行う．

標本の大きさが十分大きければ[*2]（$n \geq 10$），Pearson相関係数を変換した$w = \frac{1}{2} \log \frac{1+r}{1-r}$が近似的に平均$\mu_w = \frac{1}{2} \log \frac{1+\rho}{1-\rho}$，標準偏差$\sigma_w = \frac{1}{\sqrt{n-3}}$の正規分布に従うことを用いて検定する．$r$から$w$の値を求めるには変換表（付表7）を使うこともできる．ここで$H_0: \rho = 0$，$H_1: \rho \neq 0$（両側検定）は$\rho = 0$が$\mu_w = 0$に対応するから，$H_0: \mu_w = 0$，$H_1: \mu_w \neq 0$の検定を行えばよい．

帰無仮説H_0のもとで，検定統計量$Z = \frac{w - \mu_w}{\sigma_w}$は近似的に標準正規分布に従うことを用いて検定が行える（**図10・1**）．

本章のねらい

▶ Pearson（ピアソン）相関係数やSpearman（スピアマン）順位相関係数について，それらの検定と区間推定について学ぶ．

[*1] この検定は，X_i, Y_iともに正規分布に従っているもとで考えられている．

[*2] $n < 10$のときは$H_0: \rho = 0$のもとで統計量$\frac{r\sqrt{n-2}}{\sqrt{1-r^2}}$が自由度$df = n-2$の$t$分布に従うことを用いて検定する．

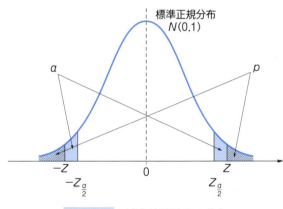

図10・1 検定統計量Zの分布

例題

ある集団から無作為に抽出した 20 人の身長 X と体重 Y について調べたところ次のような結果を得た．有意水準 1% で身長と体重に関連があるかどうかを検定せよ．

番号	1	2	3	4	5	6	7	8	9	10	11	12	13	14	15	16	17	18	19	20
身長 X(cm)	164	173	159	163	173	168	178	169	168	162	161	166	176	172	166	163	172	174	170	163
体重 Y(kg)	63	57	48	53	68	64	73	60	59	50	55	58	66	64	52	60	60	62	56	56

解答

帰無仮説，対立仮説を立てる．

　$H_0 : \rho = 0$ （$\mu_W = 0$）

　$H_1 : \rho \neq 0$ （$\mu_W \neq 0$）

この 20 人の身長と体重の Pearson 相関係数 r は $r = 0.77$ であった（第 4 章参照）．付表 7 を用いて w を求めると $w = 1.020$ となる．したがって，

$$Z = \frac{w - \mu_w}{1/\sqrt{n-3}} = \frac{1.020 - 0}{1/\sqrt{20-3}} = 1.020 \times \sqrt{17} = 4.206$$

標準正規分布表（付表 3）において有意水準 1% の両側検定の有意点 $Z_{\frac{\alpha}{2}} = Z_{0.005}$ を求めると

$$Z_{0.005} = \pm 2.576$$

ところで $|Z| = 4.206 > 2.576$ より，帰無仮説 $H_0 : \rho = 0$ は棄却される．すなわち身長と体重は有意水準 1% で有意な関連が認められる（p 値は $p = P(|Z| > 4.206) = 0.00003$）．

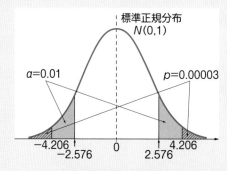

検定統計量 Z の分布

次に有意水準 1% で帰無仮説 $H_0 : \rho = 0.7$，対立仮説 $H_1 : \rho \neq 0.7$（両側検定）を考えてみよう．帰無仮説が，$\rho = 0.7$ に対して $\mu_w = \frac{1}{2} \log \frac{1+0.7}{1-0.7} = 0.867$．検定統計量 Z にデータを代入すると

$$Z = \frac{w - \mu_w}{1/\sqrt{n-3}} = \frac{1.020 - 0.867}{1/\sqrt{20-3}} = 0.153 \times \sqrt{17} = 0.631$$

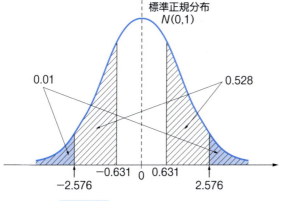

図 10・2 検定統計量 Z の分布

ところで，標準正規分布における有意水準 1%の両側検定における有意点 $Z_{\frac{\alpha}{2}}=Z_{0.005}$ は，$Z_{0.005}=\pm 2.576$ である（**図 10・2**）．$|Z|$ より有意水準 1%で帰無仮説 $H_0: \rho=0.7$ は棄却されない（採択される）．

母相関係数 ρ の区間推定は次のように行う．$\frac{w-\mu_w}{\sigma_w}$ は近似的に標準正規分布をするので

$$P\left(-Z_{\frac{\alpha}{2}} < \frac{w-\mu_w}{\sigma_w} < Z_{\frac{\alpha}{2}}\right) = 1-\alpha$$

である．ただし，$1-\alpha$ は信頼度である．上式を書き直すと

$$P\left(w-Z_{\frac{\alpha}{2}}\sigma_w < \mu_w < w+Z_{\frac{\alpha}{2}}\sigma_w\right) = 1-\alpha$$

したがって μ_w の信頼度 $1-\alpha$ の信頼区間は

$$\left(w-Z_{\frac{\alpha}{2}}\sigma_w,\ w+Z_{\frac{\alpha}{2}}\sigma_w\right)$$

である．

$\mu_w = \frac{1}{2}\log\frac{1+\rho}{1-\rho}$，$\left(\rho = \frac{e^{2\mu_w}-1}{e^{2\mu_w}+1}\right)$ を用いて μ_w から ρ への変換により，ρ の信頼度 $1-\alpha$ の信頼区間は

$$\left(\frac{e^{2a}-1}{e^{2a}+1},\ \frac{e^{2b}-1}{e^{2b}+1}\right)$$

ただし，$a = w-Z_{\frac{\alpha}{2}}\sigma_w$，$b = w+Z_{\frac{\alpha}{2}}\sigma_w$ となる．

先の身長と体重の母相関係数（ρ）を信頼度 99%で推定することを考える．$1-\alpha=0.99$（99%）なので，

$\alpha=0.01$

$Z_{\frac{\alpha}{2}}=Z_{0.005}=2.576$

$w=1.020$

$\sigma_w=\frac{1}{\sqrt{n-3}}=\frac{1}{\sqrt{20-3}}=\frac{1}{\sqrt{17}}≒0.243$

よって

$$w - Z_{\frac{\alpha}{2}}\sigma_w = 1.020 - 2.576 \times 0.243 = 1.020 - 0.626 = 0.394$$

$$w + Z_{\frac{\alpha}{2}}\sigma_w = 1.020 + 2.576 \times 0.243 = 1.020 + 0.626 = 1.646$$

したがって，信頼度 99% の μ_w の信頼区間は $0.394 < \mu_w < 1.646$．μ_w から ρ に変換すると $0.37 < \rho < 0.93$．したがって身長と体重の母相関係数 ρ は信頼度 99% で $0.37 < \rho < 0.93$ にある．

B Spearman(スピアマン)順位相関係数の検定

Pearson(ピアソン)相関係数に関する検定は母集団について正規性を仮定しているので，正規分布でない場合は順位相関係数に関する検定を用いる．順位相関係数は X_i, Y_i をそれぞれ順位(ランク)[*3] R_i, S_i に置き換えて次式で表される．

[*3] 小さい順に並べ換えたときの順位．$X_1, \cdots, X_n$ を小さい順に並べ換えたとき，X_i は小さいほうから数えて s 番目であるとき，X_i の順位(ランク)は s である．

$$r_S = \frac{\sum_{i=1}^{n}(R_i - \bar{R})(S_i - \bar{S})}{\sqrt{\sum_{i=1}^{n}(R_i - \bar{R})^2 \sum_{i=1}^{n}(S_i - \bar{S})^2}} = 1 - \frac{6\sum_{i=1}^{n}(R_i - S_i)^2}{n^3 - n}$$

Spearman(スピアマン)順位相関係数の検定は付表 8 を用いる($n \leqq$ 30)．検定の帰無仮説 H_0 は 2 組の変数には従属性がない，対立仮説 H_1 は 2 組の変数には従属性がある，となる．n が大ならば，

$$T = \frac{\sqrt{n-2}\, r_S}{\sqrt{1 - r_S^2}}$$

が自由度 $n-2$ の t 分布に近似できることを用いて検定できる．

例題

X と Y についての臨床検査の結果を順位づけたところ次のような結果を得た．X と Y の間には有意な関連が認められるか．有意水準 1% で検定せよ．

番号	1	2	3	4	5	6	7	8	9	10	11	12
X	6	8	5	10	9	11	1	4	2	7	12	3
Y	4	5	6	11	12	9	2	7	3	8	10	1

解答

① 帰無仮説，対立仮説を立てる．

H_0：X と Y には従属性がない[*4]

H_1：X と Y には従属性がある(両側検定)

② 有意水準を定める．

[*4] この検定は，ノンパラメトリックと呼ばれる手法であり，従属性があるかないかの検定である．

10. 相関係数の検定と区間推定

$\alpha = 0.01$ （1％）
③ 検定統計量にデータを代入する．
　まず，Spearman 順位相関係数 r_S を求める．

$$r_S = 1 - \frac{6\sum_{i=1}^{n}(R_i - S_i)^2}{n^3 - n}$$

ところで
　　$n = 12$

$$\sum_{i=1}^{12}(R_i - S_i)^2 = (6-4)^2 + (8-5)^2 + (5-6)^2 +$$
$$(10-11)^2 + (9-12)^2 +$$
$$(11-9)^2 + (1-2)^2 +$$
$$(4-7)^2 + (2-3)^2 + (7-8)^2 +$$
$$(12-10)^2 + (3-1)^2$$
$$= 48$$

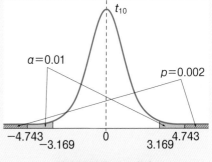

検定統計量 T の分布

よって

$$r_S = 1 - \frac{6 \times 48}{12^3 - 12} = 1 - \frac{288}{1716} = 1 - 0.168 = 0.832$$

$$T = \frac{\sqrt{n-2}\, r_S}{\sqrt{1 - r_S^2}} = \frac{\sqrt{10} \cdot 0.832}{\sqrt{1 - 0.832^2}} = 4.743$$

t 分布表（付表5），自由度 $n-2=10$ より有意水準1％の両側検定の有意点 $Z_{\frac{\alpha}{2}} = Z_{0.005}$ を求めると

　　$T_{0.005} = \pm 3.169$
　　$|T| = 4.743 > 3.169$

したがって帰無仮説は棄却される．すなわち X と Y には従属性がある（p 値は $p = P(|T| > 4.743) = 0.002$）．

もし分布表を用いるならば，付表8から $n=12$，有意水準1％（片側）の棄却限界値は $r_S = 0.780$ であり，求めた $r_S = 0.832$ はそれよりも大きい．したがって，「X と Y には従属性がないという帰無仮説は有意水準1％で棄却され，正の従属性が認められる」となる．

B．Spearman（スピアマン）順位相関係数の検定

11 回帰分析

A 単変量解析と多変量解析

医学研究で得られるデータは，多くの変量（特性，項目）などからなるのが一般的で，これらは多変量データと呼ばれる．このようなデータを取り扱う場合，1変量ごとに解析すること（単変量解析）も必要であるが，変量間の関連性をすべて同時に考慮しながら解析することが重要になる場合もある．多変量解析（multivariate analysis）は[*1]，これらの多変量（多因子）の関係をすべて同時に考慮しながら，各因子相互間の関係などを解析する統計的手法の総称である．本章では多変量解析の中でもっとも広く用いられる方法の1つである回帰分析について学習する．

B 線形回帰分析とロジスティック（logistic）回帰分析

回帰分析は，ある変数の変動が他の変数の変動によってどの程度説明されるかを分析する手法であり，説明する側の変数（説明変数または独立変数という）を $X_1, \cdots, X_s$，説明される側の変数（目的変数または従属変数という）を Y とすると，

$$Y = f(X_1, \cdots, X_s) + \varepsilon \qquad (\varepsilon は誤差項)$$

と表されるモデルを用いた分析である．ここで説明変数 $X_1, \cdots, X_s$ に対して，Y が線形，すなわち，

$$Y = \beta_0 + \beta_1 X_1 + \cdots + \beta_s X_s$$

であるとき線形回帰分析という．一方，Y がロジスティック関数，すなわち，

$$Y = \frac{e^{\beta_0 + \beta_1 X_1 + \cdots + \beta_s X_s}}{1 + e^{\beta_0 + \beta_1 X_1 + \cdots + \beta_s X_s}} \quad \Leftrightarrow \quad \log\left(\frac{Y}{1-Y}\right) = \beta_0 + \beta_1 X_1 + \cdots + \beta_s X_s$$

であるときロジスティック回帰分析という．

○ 本章のねらい

▶回帰の概念について学ぶ．
▶2組の変数（変量）に直線関係が想定されるとき，その直線の導出の方法，および推定・検定について学ぶ．
▶単変量解析と多変量解析の違いを理解する．
▶ロジスティック（logistic）回帰と線形回帰の違いを学ぶ．

*1 多変量解析とは，変数を多く扱う解析の総称であるが，回帰分析においては，説明変数が多変数の場合の多変量解析（multiple regression），目的変数が多変数の場合の多変量解析（multivariate regression）の2通りの意味で用いられている点に注意する．

C 線形回帰分析

1 回帰直線

2組の変数 X と Y の関連が強く，$Y=\beta_0+\beta_1 X$ という直線的な関係が想定されるとき，このような直線を**回帰直線**という．母集団上で考えられた回帰直線を**母回帰直線**，標本上で考えられた回帰直線を**標本回帰直線**という．y **切片**，**傾き**を**回帰係数**といい，母数のときはギリシア文字 β_0, β_1 を，統計量のときはアルファベット b_0, b_1 を用いることにする．β_0, β_1 は**母回帰係数**であり，b_0, b_1 は**標本回帰係数**である．数学的には標本上で

$$Y_i = b_0 + b_1 X_i + \varepsilon_i$$
$$(i = 1, \cdots, n)$$

となるモデルを考える．ここで ε_i ($i=1, \cdots, n$) は互いに独立に，平均 0，分散 σ^2 の分布に従う．

$Y_i = b_0 + b_1 X_i$ は，X_i を用いて Y_i を予測する式であるので，予測した値を Y_i の**予測値**といい，$\hat{Y}_i (= b_0 + b_1 X_i)$ と書く．Y_i と $\hat{Y}_i$ の差を**残差**といい $e_i (= Y_i - (b_0 + b_1 X_i))$ で表す（**図 11・1**）．

> 回帰，重回帰を考えるとき，従属変数は確率変数，説明変数は確率変動しない普通の変数を考えるので，本来は X_i を x_i と小文字で書くべきところだけど，この本では慣例に従って大文字で書くことにするよ．

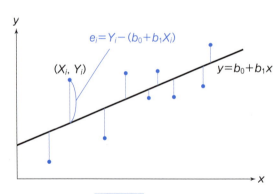

図 11・1 残差 e_i

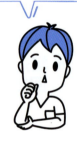

標本回帰係数は次のように求めることができる．

n 個の観察値 (X_i, Y_i) が**図 11・1**のように得られたとき，各観察値から直線 $y = b_0 + b_1 x$ までの y 軸に平行な距離（残差）の平方の和が最小になるように b_0, b_1 を決定する．この方法を**最小2乗法**という．このとき，距離（残差）の平方和 D は次のようになる．

$$D = \sum_{i=1}^{n} e_i^2 = \sum_{i=1}^{n} (Y_i - \hat{Y}_i)^2 = \sum_{i=1}^{n} [Y_i - (b_0 + b_1 X_i)]^2$$

D を最小にするように b_0, b_1 を決めるには，b_0^2, b_1^2 の係数が正なので，この式を b_0, b_1 について偏微分[*1]して 0 とおけばよい[*2]

[*1] x, y の関数 $f(x, y)$ において，仮に y は定数と考え，x だけの関数とみて，これを微分することを $f(x, y)$ を x について偏微分するという．たとえば，$z = f(x, y) = ax^2 + 2bxy + cy^2$ を x について偏微分すると
$$\frac{\partial z}{\partial x} = 2ax + 2by$$ となる．

[*2] このことから，β_0, β_1 (b_0, b_1) を母（標本）偏回帰係数ということもある．

$\left(\dfrac{\partial D}{\partial b_0}=0,\ \dfrac{\partial D}{\partial b_1}=0\right)$. これは 1 変数の 2 次式の最大，最小を求めるときに微分して求める方法に対応している．

すなわち

$$D=\sum_{i=1}^{n}[Y_i-(b_0+b_1X_i)]^2$$

$$=\sum_{i=1}^{n}(Y_i{}^2-2b_0Y_i-2b_1X_iY_i+b_0{}^2+2b_0b_1X_i+b_1{}^2X_i{}^2)$$

$$=\sum_{i=1}^{n}Y_i{}^2-2b_0\sum_{i=1}^{n}Y_i-2b_1\sum_{i=1}^{n}X_iY_i+nb_0{}^2+2b_0b_1\sum_{i=1}^{n}X_i+b_1{}^2\sum_{i=1}^{n}X_i{}^2$$

$\dfrac{\partial D}{\partial b_0}=0$ より

$$-2\sum_{i=1}^{n}Y_i+2nb_0+2b_1\sum_{i=1}^{n}X_i=0$$

$$b_0+b_1\overline{X}=\overline{Y}$$
$$b_0=\overline{Y}-b_1\overline{X}\ \cdots\cdots\ ①$$

$\dfrac{\partial D}{\partial b_1}=0$ より

$$-2\sum_{i=1}^{n}X_iY_i+2b_0\sum_{i=1}^{n}X_i+2b_1\sum_{i=1}^{n}X_i{}^2=0$$

$$b_0\overline{X}+b_1\frac{1}{n}\sum_{i=1}^{n}X_i{}^2=\frac{1}{n}\sum_{i=1}^{n}X_iY_i\ \cdots\cdots\ ②$$

①を②に代入して

$$(\overline{Y}-b_1\overline{X})\overline{X}+b_1\left(\frac{1}{n}\sum_{i=1}^{n}X_i{}^2\right)=\frac{1}{n}\sum_{i=1}^{n}X_iY_i$$

$$b_1\left(\frac{1}{n}\sum_{i=1}^{n}X_i{}^2-\overline{X}^2\right)=\frac{1}{n}\sum_{i=1}^{n}X_iY_i-\overline{X}\,\overline{Y}$$

ここで

$$S_{XX}=\sum_{i=1}^{n}(X_i-\overline{X})^2=\sum_{i=1}^{n}X_i{}^2-n\overline{X}^2$$

$$S_{XY}=\sum_{i=1}^{n}(X_i-\overline{X})(Y_i-\overline{Y})=\sum_{i=1}^{n}X_iY_i-n\overline{X}\,\overline{Y}$$

$$S_{YY}=\sum_{i=1}^{n}(Y_i-\overline{Y})^2=\sum_{i=1}^{n}Y_i{}^2-n\overline{Y}^2$$

とおくと

$$\begin{cases} b_1=\dfrac{S_{XY}}{S_{XX}} \\[2mm] b_0=\overline{Y}-\dfrac{S_{XY}}{S_{XX}}\overline{X} \end{cases}\ \cdots\cdots\ ③$$

となる．

C．線形回帰分析

D の最小値 D_0 は

$$D_0 = \sum_{i=1}^{n} \left[Y_i - \left\{ \left(\overline{Y} - \frac{S_{XY}}{S_{XX}} \overline{X} \right) + \frac{S_{XY}}{S_{XX}} X_i \right\} \right]^2$$

$$= \sum_{i=1}^{n} \left((Y_i - \overline{Y}) - \frac{S_{XY}}{S_{XX}} (X_i - \overline{X}) \right)^2$$

$$= \sum_{i=1}^{n} (Y_i - \overline{Y})^2 - 2 \frac{S_{XY}}{S_{XX}} \sum_{i=1}^{n} (X_i - \overline{X})(Y_i - \overline{Y}) + \left(\frac{S_{XY}}{S_{XX}} \right)^2 \sum_{i=1}^{n} (X_i - \overline{X})^2$$

$$= S_{YY} - \frac{2 S_{XY}{}^2}{S_{XX}} + \frac{S_{XY}{}^2}{S_{XX}}$$

$$= S_{YY} - \frac{S_{XY}{}^2}{S_{XX}}$$

$$= S_{YY}(1 - r^2)$$

ただし，r は標本相関係数で

$$r = \frac{S_{XY}}{\sqrt{S_{XX} S_{YY}}}$$

である．

$$\mathrm{RSS} = \sum_{i=1}^{n} (Y_i - \widehat{Y}_i)^2 \qquad \cdots\cdots\cdots ④$$
$$\widehat{Y}_i = b_0 + b_1 X_i$$

③を④に代入して

$$\mathrm{RSS} = S_{YY}(1 - r^2)$$

とも書ける．RSS は残差平方和と呼ばれている．

例題

20 歳から 50 歳までの最高血圧値を調べたところ，次のような結果を得た．年齢と最高血圧値との間にどのような傾向がみられるか．回帰直線を求めよ．

番　号	1	2	3	4	5	6	7	8	9	10	11	12	13	14	15	16
年　齢（歳）	48	35	43	28	20	55	40	30	41	50	60	33	38	58	25	47
最高血圧値(mmHg)	134	130	130	124	112	134	134	118	124	136	138	124	128	146	122	128

解答

標本から次のような表が得られる．標本回帰直線を求める式は次のとおりである．
$\overline{X}, \overline{Y}, S_{XX}, S_{XY}$ にデータを代入すると

$$\overline{X} = \frac{651}{16} = 40.69$$

$$\overline{Y} = \frac{2{,}062}{16} = 128.9$$

番号	年齢(歳)(X_i)	最高血圧値(mmHg)(Y_i)	X_i^2	X_iY_i
1	48	134	2,304	6,432
2	35	130	1,225	4,550
3	43	130	1,849	5,590
4	28	124	784	3,472
5	20	112	400	2,240
6	55	134	3,025	7,370
7	40	134	1,600	5,360
8	30	118	900	3,540
9	41	124	1,681	5,084
10	50	136	2,500	6,800
11	60	138	3,600	8,280
12	33	124	1,089	4,092
13	38	128	1,444	4,864
14	58	146	3,364	8,468
15	25	122	625	3,050
16	47	128	2,209	6,016
計	$\sum_{i=1}^{16} X_i = 651$	$\sum_{i=1}^{16} Y_i = 2,062$	$\sum_{i=1}^{16} X_i^2 = 28,599$	$\sum_{i=1}^{16} X_iY_i = 85,208$

$$S_{XX} = \sum_{i=1}^{16}(X_i - \overline{X})^2 = 2,111$$

$$S_{XY} = \sum_{i=1}^{16}(X_i - \overline{X})(Y_i - \overline{Y}) = 1,310$$

$$\therefore b_1 = \frac{S_{XY}}{S_{XX}} = \frac{1,310}{2,111} = 0.62$$

$$b_0 = \overline{Y} - b_1\overline{X} = 128.9 - 0.62 \times 40.69 = 103.67$$

したがって，求める標本回帰直線は

$$y = 103.67 + 0.62x$$

となる．

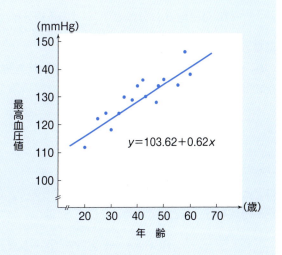

　多くの場合，計算や理解が容易であることから，回帰式として1次式を用いるが，回帰が直線的でない場合には高次多項式や指数関数を用いることができる．また，独立変数を2組以上使った重回帰式もある．変数間に直線的な関係がみられると考えられるときのみ回帰直線を使用すべきであり，また回帰直線は必要以上延長して解釈してはならない．

2 回帰係数の区間推定と検定

母回帰直線 $y = \beta_0 + \beta_1 x$ の回帰係数 β_0, β_1 に関し，区間推定と仮説検定を考えてみよう．ここでは，$\varepsilon_i \sim N(0, \sigma^2)$ を仮定する．

$$Y_i = b_0 + b_1 X_i + \varepsilon_i \quad (i = 1, \cdots, n)$$

において，β_0, β_1 の推定量 b_0, b_1 はそれぞれ

$$b_0 = \bar{Y} - \frac{S_{XY}}{S_{XX}} \bar{X}$$

$$b_1 = \frac{S_{XY}}{S_{XX}}$$

であり，$\varepsilon_i\ (i = 1, \cdots, n)$ に関するいくつかの仮定のもとでは，

b_0 は平均 β_0, 分散 $\sigma^2 \left(\dfrac{\sum_{i=1}^{n} X_i^2}{n S_{XX}} \right)$ の正規分布

b_1 は平均 β_1, 分散 $\sigma^2 \left(\dfrac{1}{S_{XX}} \right)$ の正規分布

に従うことがわかっている．

b_0, b_1 を標準化した統計量で未知の分散 σ^2 を推定量 S^2 に置き換えた統計量

$$\frac{b_0 - \beta_0}{S \sqrt{\dfrac{\sum_{i=1}^{n} X_i^2}{n S_{XX}}}}, \quad \frac{b_1 - \beta_1}{\dfrac{S}{\sqrt{S_{XX}}}}$$

は，ともに自由度 $df = n - 2$ の t 分布に従うので，これを用いて検定や区間推定を行うことができる．ここで S^2 は

$$S^2 = \frac{1}{n-2} \mathrm{RSS} = \frac{1}{n-2} \sum [Y_i - (b_0 + b_1 X_i)]^2$$

であり，標本回帰直線のまわりのデータのばらつきの程度を表している．

まず，帰無仮説 $H_0: \beta_1 = 0$, 対立仮説 $H_1: \beta_1 \neq 0$ を検定してみよう．この検定は，説明変数 X と目的変数 Y に関連があるかどうかの検定である[*3]．

① 帰無仮説，対立仮説を立てる．
 $H_0: \beta_1 = 0$（X と Y に関連がない）
 $H_1: \beta_1 \neq 0$（X と Y に関連がある）（両側検定）
② 有意水準を定める
 $\alpha = 0.05$ （5%）
③ 帰無仮説 H_0 のもとで統計量

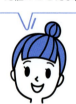

自由度は，標本の大きさ n から未知の母回帰係数 β_0, β_1 の数 2 を引いた値のことだよ．

*3 この検定 $H_0: \beta = 0$ は，101ページの Pearson 相関係数の検定 $H_0: \rho = 0$ と同値である．

表 11・1 年齢と最高血圧値および残差平方和(RSS)

番号	年齢(歳)(X_i)	最高血圧値(mmHg)(Y_i)	最高血圧値(mmHg)の予測値($\hat{Y}_i$)	$(Y_i - \hat{Y}_i)$	$(Y_i - \hat{Y}_i)^2$
1	48	134	133.38	0.62	0.38
2	35	130	125.32	4.68	21.90
3	43	130	130.28	−0.28	0.08
4	28	124	120.98	3.02	9.12
5	20	112	116.02	−4.02	16.16
6	55	134	137.72	−3.72	13.84
7	40	134	128.42	5.58	31.14
8	30	118	122.22	−4.22	17.81
9	41	124	129.04	−5.04	25.40
10	50	136	134.62	1.38	1.90
11	60	138	140.82	−2.82	7.95
12	33	124	124.08	−0.08	0.01
13	38	128	127.18	0.82	0.67
14	58	146	139.58	6.42	41.22
15	25	122	119.12	2.88	8.29
16	47	128	132.76	−4.76	22.66
計					RSS=218.53

$$t = \frac{b_1}{\frac{S}{\sqrt{S_{xx}}}}$$

は，自由度 $df=n-2$ の t 分布に従うことを用いる．

先の年齢と最高血圧値に関連があるかどうかの検定することを考える．

標本から**表 11・1** が得られる．

$S^2 = 15.6$

$S = 3.95$

検定統計量 T にデータを代入する．

$$\frac{S}{\sqrt{S_{xx}}} = \frac{3.95}{45.95} = 0.08596$$

より

$$T = \frac{0.62}{0.08597} = 7.212$$

④ t 分布表(付表 5)より，

自由度 16−2=14

有意水準 5%

の両側検定に対する有意点 $T_{\frac{\alpha}{2}} = T_{0.025}$ は，

$T_{0.025} = \pm 2.145$

$|T| = 7.212 > 2.145$ 　(図 11・2)

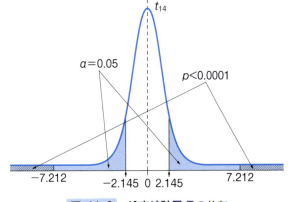

図 11・2　検定統計量 T の分布

より帰無仮説は棄却される．すなわち有意水準 5% で β_1 は 0 でないと

C．線形回帰分析

いえる．年齢は最高血圧値の平均に関連する因子の1つであると考えられる（p値は$p = P(|T| > 7.212) = 0.00000448$）．

次に，β_1の信頼度95%の信頼区間を考えてみよう．

t分布表から$df = n - 2 = 16 - 2 = 14$，$\alpha = 0.05$の$t_{14}\left(\dfrac{0.05}{2}\right)$の値は

$$t_{14}\left(\frac{0.05}{2}\right) = 2.145$$

$$-2.145 < \frac{b_1 - \beta_1}{S}\sqrt{S_{xx}} < 2.145$$

となる確率は0.95である．つまり

$$b_1 - 2.145\frac{S}{\sqrt{S_{xx}}} < \beta_1 < b_1 + 2.145\frac{S}{\sqrt{S_{xx}}}$$

ところで，$b_1 = 0.62$，$S = 3.95$，また

$$\sqrt{S_{xx}} = \sqrt{2{,}111} = 45.95$$

である．データを代入すると

$$0.62 - 2.145 \times \frac{3.95}{45.95} < \beta_1 < 0.62 + 2.145 \times \frac{3.95}{45.95}$$

よってβ_1の信頼度95%の信頼区間は，

$$0.44 < \beta_1 < 0.80$$

となる．

3 重回帰分析

前節では$Y = \beta_0 + \beta_1 X + \varepsilon$　（$\varepsilon \sim N(0, \sigma^2)$）というモデルを考え，$\beta_0$，$\beta_1$の推定および検定について学んだ．これに対し，目的変数Yを多くの説明変数$X_1, \cdots, X_s$で説明しようとすることがよくある．この場合次のようなモデルを考える．

$$Y = \beta_0 + \beta_1 X_1 + \cdots + \beta_s X_s + \varepsilon \qquad (\varepsilon \sim N(0, \sigma^2))$$

このモデルを用いた解析は，重回帰分析と呼ばれる．回帰直線と同様にギリシア文字$\beta_0, \beta_1, \cdots, \beta_s$は母回帰係数を表し，アルファベット$b_0, b_1, \cdots, b_s$は標本回帰係数を表す．

表11·2の標本を得たとする（$n \geq s$）．

Y_iの予測値を$\hat{Y}_i = b_0 + b_1 X_{i1} + \cdots + b_s X_{is}$とすると，回帰係数の推定量$b_0, b_1, \cdots, b_s$は残差平方和$\sum_{i=1}^{n}(Y_i - \hat{Y}_i)^2$を最小にする方法で求められる（最小2乗法）．$b_0, b_1, \cdots, b_s$の具体的な値は複雑なのでここでは省略する．実際に値を求めるときは，計算機の統計パッケージなどを利用する．

表 11·2 s個の説明変数と1個の目的変数からなる大きさnの標本

Y	X_1	X_2	$\cdots$	X_s
Y_1	X_{11}	X_{12}	$\cdots$	X_{1s}
Y_2	X_{21}	X_{22}	$\cdots$	X_{2s}
$\vdots$	$\vdots$	$\vdots$	$\vdots$	$\vdots$
Y_i	X_{i1}	X_{i2}	$\cdots$	X_{is}
$\vdots$	$\vdots$	$\vdots$	$\vdots$	$\vdots$
Y_n	X_{n1}	X_{n2}	$\cdots$	X_{ns}

統計パッケージでは，一般にまず次のような分散分析表（**表11·3**）が出力される．

表 11·3　分散分析表

変動因	偏差平方和（変動）	自由度	平均偏差平方和	F 比	p 値
回帰による変動 （回帰モデル）	$SS_R = \sum_{i=1}^{n} (\hat{Y}_i - \bar{Y})^2$	s	$\dfrac{SS_R}{p} (=S_R^2)$	$\dfrac{S_R^2}{S^2} (=F)$	p
残差による変動 （残差）	$RSS = \sum_{i=1}^{n} (Y_i - \hat{Y}_i)^2$	$n-s-1$	$\dfrac{RSS}{n-p-1} (=S^2)$		
全変動 （総変動）	$\sum_{i=1}^{n} (Y_i - \bar{Y})^2$	$n-1$			

ここで p 値は，自由度対 $(s, n-s-1)$ の F 分布において F 比の値 F よりも大である確率である．

帰無仮説，対立仮説はそれぞれ

H_0：回帰モデルには意味がない（$\beta_1 = \beta_2 = \cdots = \beta_s = 0$）

H_1：H_0 でない

である．H_0 が棄却されないとき回帰モデルには意味がない．すなわち，説明変数 $X_1, \cdots, X_s$ が変化しても Y_i に影響を与えないので，違うモデルを考えたほうがよいことになる．

回帰モデルの当てはまりのよさを示す指標として，（標本）重相関係数 R がある．R は変量 Y_i とその予測値 $\hat{Y}_i$ の相関係数である．

$$R = \frac{\sum_{i=1}^{n} (Y_i - \bar{Y})(\hat{Y}_i - \bar{\hat{Y}})}{\sqrt{\sum_{i=1}^{n} (Y_i - \bar{Y})^2 \sum_{i=1}^{n} (\hat{Y}_i - \bar{\hat{Y}})^2}}$$

ただし，$\bar{\hat{Y}} = \dfrac{1}{n} \sum_{i=1}^{n} \hat{Y}_i$ である．（標本）重相関係数の2乗である R^2 を決定係数，寄与率という．

また，統計パッケージでは次の**表11·4**も出力される．

ここで，$T_0, \cdots, T_s$ は単回帰分析同様すべて自由度 $n-s-1$ の t 分布に従うことがわかっているので $\pm T_i$ の外側の確率（両側検定）が p 値となる（$i=0, \cdots, s$）．

帰無仮説 H_{0i}，対立仮説 H_{1i} はそれぞれ

H_{0i}：$\beta_i = 0$

H_{1i}：$\beta_i \neq 0$ 　（$i=0, \cdots, s$）

である．この検定で棄却されない帰無仮説があるとき，その仮説に対応する母数は0と考えたほうがよいので，その説明変数は目的変数を説明できないと考える．

C．線形回帰分析　115

表 11·4　母数の推定量

母数	推定量	標準誤差	H_0：母数 $=0$ に対する t 値	p 値
β_0	b_0	S_0	$\dfrac{b_0}{S_0}(=T_0)$	p_0
β_1	b_1	S_1	$\dfrac{b_1}{S_1}(=T_1)$	p_1
$\vdots$	$\vdots$	$\vdots$	$\vdots$	$\vdots$
β_s	b_s	S_s	$\dfrac{b_s}{S_s}(=T_s)$	p_s

例題

　悪性黒色腫（メラノーマ）による死亡率は太陽光線への曝露に原因があるのではないかという視点から，米国の各州における悪性黒色腫死亡率（人／（1,000 万人×年））と緯度（度），経度（度），人口（100 万人），その州が海に面しているか（面している＝1，面していない＝0）というデータを得た．

　線形回帰分析（重回帰分析）を用いて得られた結果（分散分析表，母数の推定）から何がわかるか？

米国各州	死亡率 (1,000万人 あたり)	緯度 (度)	経度 (度)	人口 (100万人 あたり)	海に面 してい るか？*	米国各州	死亡率 (1,000万人 あたり)	緯度 (度)	経度 (度)	人口 (100万人 あたり)	海に面 してい るか？*
Alabama	219	33.0	87.0	3.5	1	Nebraska	122	41.5	99.5	1.5	0
Arizona	160	34.5	112.0	1.6	0	Nevada	191	39.0	117.0	0.4	0
Arkansas	170	35.0	92.5	2.0	0	New Hampshire	129	43.8	71.5	0.7	1
California	182	37.5	119.5	18.6	1	New Jersey	159	40.2	74.5	6.8	1
Colorado	149	39.0	105.5	2.0	0	New Mexico	141	35.0	106.0	1.0	0
Connecticut	159	41.8	72.8	2.8	1	New York	152	43.0	75.5	18.1	1
Delaware	200	39.0	75.5	0.5	1	North Carolina	199	35.5	79.5	4.9	1
Washington, D.C.	177	39.0	77.0	0.8	0	North Dakota	115	47.5	100.5	0.7	0
Florida	197	28.0	82.0	5.8	1	Ohio	131	40.2	82.8	10.2	0
Georgia	214	33.0	83.5	4.4	1	Oklahoma	182	35.5	97.2	2.5	0
Idaho	116	44.5	114.0	0.7	0	Oregon	136	44.0	120.5	1.9	1
Illinois	124	40.0	89.5	10.6	0	Pennsylvania	132	40.8	77.8	11.5	0
Indiana	128	40.2	86.2	4.9	0	Rhode Island	137	41.8	71.5	0.9	1
Iowa	128	42.2	93.8	2.8	0	South Carolina	178	33.8	81.0	2.5	1
Kansas	166	38.5	98.5	2.2	0	South Dakota	86	44.8	100.0	0.7	0
Kentucky	147	37.8	85.0	3.2	0	Tennessee	186	36.0	86.2	3.8	0
Louisiana	190	31.2	91.8	3.5	1	Texas	229	31.5	98.0	10.6	1
Maine	117	45.2	69.0	1.0	1	Utah	142	39.5	111.5	1.0	0
Maryland	162	39.0	76.5	3.5	1	Vermont	153	44.0	72.5	0.4	0
Massachusetts	143	42.2	71.8	5.4	1	Virginia	166	37.5	78.5	4.5	1
Michigan	117	43.5	84.5	8.2	0	Washington	117	47.5	121.0	3.0	1
Minnesota	116	46.0	94.5	3.6	0	West Virginia	136	38.8	80.8	1.8	0
Mississippi	207	32.8	90.0	2.3	1	Wisconsin	110	44.5	90.2	4.1	0
Missouri	131	38.5	92.0	4.5	0	Wyoming	134	43.0	107.5	0.3	0
Montana	109	47.0	110.5	0.7	0						

＊：1＝ 面している，0＝ 面していない

（Fisher, L. D., et al：Biostatistics：A Methodology for the Health Sciences, John Wiley & Sons, 1993 より引用）

分散分析表

変動因	自由度	平方和	平均偏差平方和	F比	p値
回帰モデル	4	41,437	10,359	37.36	<0.0001
残　差	44	12,200	277.3		
総変動	48	53,637			

母数の推定

変数	自由度	回帰係数推定量	SE	t値	p値
切片	1	350.54	27.73	12.64	<0.0001
緯度	1	−5.51	0.54	−10.26	<0.0001
経度	1	0.12	0.18	0.69	0.4959
人口	1	−0.17	0.59	−0.28	0.7795
海に面している	1	22.00	5.33	4.13	0.0002

解答

　線形回帰分析（重回帰分析）は $Y=\beta_0+\beta_1X_1+\cdots+\beta_sX_s$ というモデルを用いて X_1 から X_s の Y への関連性を検討する手法である．X_i が Y に関連があるかどうかは，$\beta_i=0$ を検討することによってわかり，もし $H_0：\beta_i=0$ が棄却されれば関連があると考えることができる．

　まず，この線形回帰モデルはモデルとして有効であることが分散分析表よりわかる（$p<0.0001$）．次に，緯度（$p<0.0001$）とその州が海に面しているかどうか（$p=0.0002$）の2組の変数が有意に関連し（有意水準5%），経度（$p=0.4959$）およびその州の人口（$p=0.7795$）は有意に関連しているとはいえないということがわかる．すなわち，その州の緯度が1度高く（低く）なれば死亡率が1,000万人あたり5.51（人/年）低く（高く）なり，海に面していると，死亡率が1,000万人あたり22.00（人/年）高くなる傾向にあることが認められた．

　変数 x_i が質的変数のときに回帰分析の説明変数としたい場合がある（$i=1, \cdots, p$）．たとえば変数 X_i が3種のラベル（C_1, C_2, C_3）で表される場合，あるラベル（たとえば C_1）を基準として，その他のラベルについて，

$$X_i=C_1\Rightarrow\quad X_{i1}=0\quad X_{i2}=0$$
$$X_i=C_2\Rightarrow\quad X_{i1}=1\quad X_{i2}=0$$
$$X_i=C_3\Rightarrow\quad X_{i1}=0\quad X_{i2}=1$$

となる新しい変数の組（X_{i1}, X_{i2}）を定義する．

　回帰モデル $Y=\beta_0+\beta_1X_1+\beta_2X_2+\cdots+\beta_pX_p$ において，たとえば変数 X_1 が3種のラベル（C_1, C_2, C_3）で表される場合，上記のように新しい変数の組（X_{11}, X_{12}）を定義し，回帰モデル $Y=\beta_0+(\beta_{11}X_{11}+\beta_{12}X_{12})+\beta_2X_2+\cdots+\beta_pX_p$ を用いて解析するとよい．

　このモデルにおける（X_{11}, X_{12}）の係数（β_{11}, β_{12}）について，基準ラベル C_1 に対する C_2 の関連性に関する情報が β_{11} にあり，基準ラベル C_1 に対する C_3 の関連性に関する情報が β_{12} に組み込まれている．

C．線形回帰分析

任意の回帰モデルでこの考え方を適用できる．ここでラベルをもつ変数を回帰モデルに組み込む場合，新しく作成する変数の組の数は，ラベルの数よりも1小さくなっている点に注意する．上記のように変数 X_1 が3種のラベル（C_1, C_2, C_3）で表される場合，新しく定義される変数の組（X_{11}, X_{12}）は2種類になる．

D ロジスティック（logistic）回帰分析

1 ロジスティック回帰分析

医学生の喫煙経験に，本人の年齢，性別，父親の喫煙状況，母親の喫煙状況が関連するかどうかを調べるために，ある大学の医学生574人への調査からデータを得た．各変数は，医学生の喫煙経験（ある，なし），年齢（18, 19, …, 37），性別（男性，女性），父親の喫煙状況（喫煙している，していない），母親の喫煙状況（喫煙している，していない）である．この場合どのように考えたらよいだろうか？

各変数を次のようにおく．

Y：医学生本人の喫煙経験	$Y=1$：ある，$Y=0$：なし
X_1：年齢	
X_2：性別	$X_2=1$：男性，$X_2=0$：女性
X_3：父親の喫煙状況	$X_3=1$：喫煙している，$X_3=0$：喫煙していない
X_4：母親の喫煙状況	$X_4=1$：喫煙している，$X_4=0$：喫煙していない

本人の喫煙経験に関連する要因を探索するため，まず線形回帰分析を適用してみよう．回帰モデルは標本上では，

$$Y=b_0+b_1X_1+\cdots+b_sX_s$$

母集団上では

$$p=\beta_0+\beta_1X_1+\cdots+\beta_sX_s$$

となる．ここで p は医学生本人に喫煙経験のある確率（$p=P(Y=1)$）であり，左辺は $0<p<1$ となる．この式をよくみると右辺は $-\infty<$右辺$<\infty$ となりうるので，式そのものが成立しない不合理さを含んでいる．この問題を解決するためには $-\infty<$左辺$<\infty$ とする必要があり，次のような変換（ロジット変換）を考える．

$$p \longrightarrow \log\frac{p}{1-p}$$

$$(0<p<1) \longrightarrow \left(-\infty<\log\frac{p}{1-p}<\infty\right)$$

118　11．回帰分析

確率 p のロジット変換に対する線形回帰分析を**ロジスティック回帰分析**という.

$$\log\left(\frac{p}{1-p}\right) = \beta_0 + \beta_1 X_1 + \cdots + \beta_s X_s$$

$$p = \frac{e^{\beta_0 + \beta_1 X_1 + \cdots + \beta_s X_s}}{1 + e^{\beta_0 + \beta_1 X_1 + \cdots + \beta_s X_s}} = \frac{1}{1 + e^{-(\beta_0 + \beta_1 X_1 + \cdots + \beta_s X_s)}}$$

② パラメータの推定と検定

線形回帰分析の場合,パラメータは最小2乗法で推定されたが,ロジスティック回帰分析などの統計手法では,最尤法が用いられる.**最尤法**は,標本が与えられたもとでその存在確率を最大にするようにパラメータを定める方法で,このように求められた推定量を最尤推定量(maximum likelihood estimator:MLE)という.

ロジスティック回帰モデルでは,$P(Y=1)=p$,$P(Y=0)=1-p$ となる確率は

$$p = \frac{e^{\beta_0 + \beta_1 X_1 + \cdots + \beta_s X_s}}{1 + e^{\beta_0 + \beta_1 X_1 + \cdots + \beta_s X_s}} \qquad 1-p = \frac{1}{1 + e^{\beta_0 + \beta_1 X_1 + \cdots + \beta_s X_s}}$$

であった.n 個体からなる標本において $Y=1$ なる人が d 人いたとしたら,$Y=0$ なる人は $n-d$ 人なので,この標本が得られる確率 Q は,

$$Q = {}_nC_d\left(\frac{e^{\beta_0 + \beta_1 X_1 + \cdots + \beta_s X_s}}{1 + e^{\beta_0 + \beta_1 X_1 + \cdots + \beta_s X_s}}\right)^d\left(\frac{1}{1 + e^{\beta_0 + \beta_1 X_1 + \cdots + \beta_s X_s}}\right)^{n-d}$$

となる.最尤法は Q を最大にするような β_0, β_1, $\cdots$, β_s を推定量にする方法である.この計算はコンピュータを用いて行うことになる.このようにして求められた β_0, β_1, $\cdots$, β_s は,標本が与えられたときに最も尤もらしい(確率が一番大きい)ということで妥当だと考えられている.

さて,β_0, β_1, $\cdots$, β_s が推定されると,これらの推定量 $\hat{\beta}_0$, $\hat{\beta}_1$, $\cdots$, $\hat{\beta}_s$ が近似的に正規分布に従うので,その標準誤差 $SE_{\hat{\beta}_i}$ で標準化し,その2乗が χ_1^2 分布(自由度1のカイ2乗分布)に従うことが示されることから,$H_0 : \beta_i = 0$,$H_1 : \beta_i \neq 0 (i=1, \cdots, s)$ を検定することができる.これは **Wald(ワルド)検定** と呼ばれている.すなわち,下記のように表される.

$$\chi^2 = \left(\frac{\hat{\beta}_i}{SE_{\hat{\beta}_i}}\right)^2 \sim \chi_1^2$$

③ 回帰係数の統計的解釈

ロジスティック回帰分析の結果,説明変数 X_1 において回帰係数 b_1 が推定されたとする.説明変数が $X_1=1$,$X_1=0$ の2つの値で表され $X_1=1$ のときの $Y_1=1$ となる確率を P_1,$X_1=0$ のとき $Y_1=1$ となる確率

を P_0 とすると，

ロジスティック回帰モデル $\log\dfrac{p}{1-p}=b_0+b_1X_1+\cdots+b_sX_s$ より

$$\log\frac{P_1}{1-P_1}-\log\frac{P_0}{1-P_0}=b_1\times1$$

すなわち

$$\frac{P_1(1-P_0)}{(1-P_1)P_0}=e^{b_1}$$

となる．

これは e^{b_1} が $X_1=0$ に対する $X_1=1$ のオッズ比であることを表している．

また，このオッズ比 e^{b_1} は，$X_2, X_3, \cdots, X_s$ の値を変えないもとで，X_1 の値が 1 変化したとき得られるオッズ比なので，$X_2, X_3, \cdots, X_s$ の変数で調整したときの X_1 のオッズ比（調整オッズ比）という．

例題

医学生の喫煙経験への関連要因を探索するために 574 人からデータを得た．このデータに対しロジスティック回帰分析を行ったところ，次のような結果を得た．この結果を解説せよ（表中の 0, 1 の数字は 118 ページを参照）．

番号	年齢	性別	本人の喫煙経験	父親の喫煙状況	母親の喫煙状況	番号	年齢	性別	本人の喫煙経験	父親の喫煙状況	母親の喫煙状況
1	21	1	0	1	0	24	20	1	0	1	0
2	20	1	1	0	0	25	19	1	0	0	0
3	20	1	1	0	0	26	20	1	0	0	0
4	19	0	0	1	1	27	19	1	0	1	0
5	20	1	1	0	0	28	20	1	0	0	1
6	19	0	0	1	0	29	20	1	1	1	1
7	20	1	1	1	1	30	21	1	1	0	0
8	37	1	0	1	0	31	20	0	0	0	0
9	21	0	0	1	1	32	20	1	1	1	0
10	19	1	0	0	0	33	19	1	1	1	0
11	23	1	1	1	0	34	20	1	0	1	1
12	19	0	1	0	0	35	20	0	0	0	0
13	19	1	1	1	1	36	20	0	1	1	0
14	19	1	0	1	0	37	20	0	0	0	0
15	21	1	1	1	0	38	20	1	0	1	0
16	20	1	0	1	0	39	21	1	1	0	0
17	21	1	0	1	0	40	20	1	1	1	0
18	20	1	0	0	0	⋮	⋮	⋮	⋮	⋮	⋮
19	20	0	0	1	1	571	23	1	0	0	0
20	20	1	1	1	1	572	24	1	0	1	0
21	19	1	0	1	0	573	24	0	0	1	0
22	19	1	1	0	0	574	25	1	0	0	0
23	20	1	0	0	0						

11. 回帰分析

変　数	係数	標準誤差	X^2	p 値	オッズ比
定　数	−3.424	0.923	13.758	0.0002	0.033
年　齢	0.077	0.041	3.514	0.0609	1.081
性　別	1.097	0.22	24.894	<0.0001	2.995
父親の喫煙状況	0.386	0.192	4.048	0.0442	1.472
母親の喫煙状況	0.115	0.324	0.126	0.7229	1.122

解答

　ロジスティック回帰分析は $\log\left(\dfrac{p}{1-p}\right) = \beta_0 + \beta_1 X_1 + \cdots + \beta_s X_s$ という統計的モデルを用いて，X_1 から X_s の p への関連性を検討する手法である．X_i が p に関連があるかどうかは，X_i の係数（$\beta_i = 0$）を検討することによってわかり，もし $H_0 : \beta_i = 0$ が棄却されれば関連があると考えることができる．

　定数（$p = 0.0002$），性別（$p < 0.0001$）と父親の喫煙状況（$p = 0.0442$）が有意に関連（有意水準5%）していることがわかる．

　すなわち，このモデルでは定数が必須であり，男子学生の女子学生に対する喫煙経験オッズ比が3.00倍であり，父親の喫煙状況の非喫煙状況に対するオッズ比が1.47倍である傾向が有意に認められた（有意水準5%）．

D．ロジスティック（logistic）回帰分析

12 分散分析

A 一元配置法と分散分析

実験あるいは観察（測定）の結果は，一般に一定でなく変動する．結果に影響を及ぼす要因は温度や湿度，投与量などいろいろ考えられるが，この他にも偶然に生じる誤差も考えられる．

観察値の変動の原因を分析するには，それぞれの要因がどのように観察値に寄与しているかを知る必要がある．これらについて分析する方法を分散分析法という．1組の要因だけを考え，その状態をいろいろ変えて比較する方法を一元配置法という．2組の要因について考える場合は二元配置法という．3組以上の要因についても考えることができるが，本章ではとくに一元配置法と二元配置法を取り扱うことにする．このように実験の際，いくつかの要因を考慮して配置する方法を実験配置法という．分散分析は実験配置法と表裏一体をなすものであり，これらをまとめて実験計画法という．分散分析では要因は因子ともいう．

今，1つの薬剤の投与量の要因 A だけを取り上げ，この要因が m 個の水準（m 個のグループ）に分けられている場合について，各水準が観察（測定）結果に影響を与えているかどうかを検定することを考える（一元配置法）．

帰無仮説，対立仮説は，

H_0：水準は観察（測定）結果に影響を与えない（$\mu_1 = \mu_2 = \cdots = \mu_m$）

H_1：水準は観察（測定）結果のどこかに影響を与える（H_0 でない）

である．

ここで，$\mu_1, \cdots, \mu_m$ は各水準の期待値（各水準の母平均）である．

データが**表 12・1** のように，j 水準（グループ）に n_j 個体ずつ（$j=1, \cdots, m$）グループ分けされ，全体で m グループ，n 個体（$n=n_1+\cdots+n_m$）得られたとする．

このデータの全体変動は，グループ間変動（級間変動，要因による変動）と，グループ内変動（級内変動，誤差による変動）を含むので，**表 12・2** のようにあるいは**図 12・1** のように分解することができる．

全体変動（Sum of Squares Total：SS_T）は，データ（X_{ij}）から総標本平均（$\bar{X}$）を引いた偏差（$X_{ij}-\bar{X}$）の平方和で表される．

○本章のねらい

▶分散分析の考え方を学ぶ．

▶一元配置，二元配置の違いとその検定を学ぶ．

▶多重比較が必要な理由と，その方法を学ぶ．

表 12·1　m 組の標本

番号	グループ1 (水準1)	グループ2 (水準2)	⋯	グループj (水準j)	⋯	グループm (水準m)
1	X_{11}	X_{12}	⋯	X_{1j}	⋯	X_{1m}
2	X_{21}	X_{22}	⋯	X_{2j}	⋯	X_{2m}
⋮	⋮	⋮	⋮	⋮	⋮	⋮
i	X_{i1}	X_{i2}	⋯	X_{ij}	⋯	X_{im}
⋮	⋮	⋮	⋮	⋮	⋮	⋮
n_j	X_{n_11}	X_{n_22}	⋯	X_{n_jj}	⋯	X_{n_mm}
グループ内平均	$\overline{X}_{\cdot 1}$	$\overline{X}_{\cdot 2}$	⋯	$\overline{X}_{\cdot j}$	⋯	$\overline{X}_{\cdot m}$

表 12·2　変　動

番号	グループ1	グループ2	⋯	グループj	⋯	グループm
a．全体変動						
1	$(X_{11}-\overline{X})^2$	$(X_{12}-\overline{X})^2$	⋯	$(X_{1j}-\overline{X})^2$	⋯	$(X_{1m}-\overline{X})^2$
2	$(X_{21}-\overline{X})^2$	$(X_{22}-\overline{X})^2$	⋯	$(X_{2j}-\overline{X})^2$	⋯	$(X_{2m}-\overline{X})^2$
⋮	⋮	⋮	⋮	⋮	⋮	⋮
i	$(X_{i1}-\overline{X})^2$	$(X_{i2}-\overline{X})^2$	⋯	$(X_{ij}-\overline{X})^2$	⋯	$(X_{im}-\overline{X})^2$
⋮	⋮	⋮	⋮	⋮	⋮	⋮
n_j	$(X_{n_11}-\overline{X})^2$	$(X_{n_22}-\overline{X})^2$	⋯	$(X_{n_jj}-\overline{X})^2$	⋯	$(X_{n_mm}-\overline{X})^2$
b．グループ間(要因による)変動						
1	$(\overline{X}_{\cdot 1}-\overline{X})^2$	$(\overline{X}_{\cdot 2}-\overline{X})^2$	⋯	$(\overline{X}_{\cdot j}-\overline{X})^2$	⋯	$(\overline{X}_{\cdot m}-\overline{X})^2$
2	$(\overline{X}_{\cdot 1}-\overline{X})^2$	$(\overline{X}_{\cdot 2}-\overline{X})^2$	⋯	$(\overline{X}_{\cdot j}-\overline{X})^2$	⋯	$(\overline{X}_{\cdot m}-\overline{X})^2$
⋮	⋮	⋮	⋮	⋮	⋮	⋮
i	$(\overline{X}_{\cdot 1}-\overline{X})^2$	$(\overline{X}_{\cdot 2}-\overline{X})^2$	⋯	$(\overline{X}_{\cdot j}-\overline{X})^2$	⋯	$(\overline{X}_{\cdot m}-\overline{X})^2$
⋮	⋮	⋮	⋮	⋮	⋮	⋮
n_j	$(\overline{X}_{\cdot 1}-\overline{X})^2$	$(\overline{X}_{\cdot 2}-\overline{X})^2$	⋯	$(\overline{X}_{\cdot j}-\overline{X})^2$	⋯	$(\overline{X}_{\cdot m}-\overline{X})^2$
c．グループ内(誤差による)変動						
1	$(X_{11}-\overline{X}_{\cdot 1})^2$	$(X_{12}-\overline{X}_{\cdot 2})^2$	⋯	$(X_{1j}-\overline{X}_{\cdot j})^2$	⋯	$(X_{1m}-\overline{X}_{\cdot m})^2$
2	$(X_{21}-\overline{X}_{\cdot 1})^2$	$(X_{22}-\overline{X}_{\cdot 2})^2$	⋯	$(X_{2j}-\overline{X}_{\cdot j})^2$	⋯	$(X_{2m}-\overline{X}_{\cdot m})^2$
⋮	⋮	⋮	⋮	⋮	⋮	⋮
i	$(X_{i1}-\overline{X}_{\cdot 1})^2$	$(X_{i2}-\overline{X}_{\cdot 2})^2$	⋯	$(X_{ij}-\overline{X}_{\cdot j})^2$	⋯	$(X_{im}-\overline{X}_{\cdot m})^2$
⋮	⋮	⋮	⋮	⋮	⋮	⋮
n_j	$(X_{n_11}-\overline{X}_{\cdot 1})^2$	$(X_{n_22}-\overline{X}_{\cdot 2})^2$	⋯	$(X_{n_jj}-\overline{X}_{\cdot j})^2$	⋯	$(X_{n_mm}-\overline{X}_{\cdot m})^2$

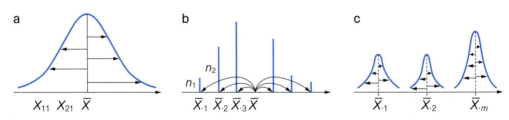

図 12·1　全体変動(a)，グループ間変動(b)，グループ内変動(c)

$$SS_T = \sum_{j=1}^{m}\sum_{i=1}^{n_j}(X_{ij}-\overline{X})^2 {}^{*1}$$

自由度は $df_T = (n_1 + \cdots + n_m) - 1 = n - 1$ である．総標本平均($\overline{X}$)は，全グループ n 個のデータにおける標本平均である．

*1　$\sum_{j=1}^{m}\sum_{i=1}^{n} X_{ij}$ は X_{ij} を成分とする $n\times m$ 型行列のすべての成分の和を表す．たとえば
$\begin{bmatrix} 3 & 5 & 2 & 3 \\ 1 & 9 & 4 & 9 \\ 7 & 4 & 1 & 6 \end{bmatrix}$ で，
$\sum_{j=1}^{4}\sum_{i=1}^{3} X_{ij} = (3+1+7) + (5+9+4) + (2+4+1) + (3+9+6) = 54$

グループ間変動（要因による変動）SS_Bは，各グループをグループ内平均で代表し，その値から総標本平均を引いた偏差$(\overline{X}_{\cdot j}-\overline{X})$の平方和で表される．$j$グループの個体数は$n_j$なので，グループ間変動（<u>S</u>um of <u>S</u>quares <u>B</u>etween：SS_B）は，

$$SS_B=\sum_{j=1}^{m}\sum_{i=1}^{n_j}(\overline{X}_{\cdot j}-\overline{X})^2=\sum_{j=1}^{m}n_j(\overline{X}_{\cdot j}-\overline{X})^2$$

で表される．自由度は$df_B=m-1$である．jグループ内平均$\overline{X}_{\cdot j}$は，jグループに属するn_j個の観察量における標本平均である．

グループ内変動（誤差による変動）$SS_W(SS_E)$は，各グループにおける偏差$(X_{ij}-\overline{X}_{\cdot j})$の平方和$\sum_{i=1}^{n_j}(X_{ij}-\overline{X}_{\cdot j})^2$の和で表される．したがって，グループ内変動（<u>S</u>um of <u>S</u>quares <u>W</u>ithin：SS_W）は

$$SS_W=\sum_{j=1}^{m}\sum_{i=1}^{n_j}(X_{ij}-\overline{X}_{\cdot j})^2$$

で表される．自由度は$n-m$である[*2]．

このとき，

$$\underset{SS_T}{\substack{\text{全体変動}}}=\left[\begin{array}{c}\text{グループ間変動}\\\text{（要因による変動）}\\SS_B\end{array}\right]+\left[\begin{array}{c}\text{グループ内変動}\\\text{（誤差による変動）}\\SS_W\end{array}\right]$$

が成り立つ[*3]．

この関係からグループ間変動が大で，グループ内変動が小ならば，全体変動はグループ間変動で説明されることがわかる．

逆にグループ間変動が小で，グループ内変動が大ならば，全体変動はグループ間変動で説明できない．これはそれぞれ**図12・2**最右図と最左図に対応している．

偏差平方和を自由度で割ったものは，平均偏差平方和と呼ばれる．

グループ間変動が，グループ内変動に比べて非常に大ならば，**図12・2**の最右図の状況が起こっている．すなわち,各水準によって観察（測定）結果が異なっている（H_0が棄却される）と考えられる．

統計量を，

$$F=\cfrac{\substack{\text{グループ間（要因）の}\\\text{平均偏差平方和}}}{\substack{\text{グループ内（誤差）の}\\\text{平均偏差平方和}}}=\cfrac{\dfrac{\text{グループ間（要因）変動}}{m-1}}{\dfrac{\text{グループ内（誤差）変動}}{n-m}}$$

とすると，Fは自由度対$(m-1, n-m)$のF分布（**図12・3**）に従うので，この検定統計量に観察値を当てはめた値Fと，有意点（上側$(100\times\alpha)$%点）とを比較することによって，H_0の検定を行うことができる（有意水準α）．これらの統計量の値をまとめた表を分散分析表という（**表12・3**）．

もし，帰無仮説H_0が棄却されれば，少なくともどこか2組の水準には差があるといえるが，どの2水準に差があるかは不明である．

[*2]　SS_T, SS_B, SS_Wの自由度について：

$$SS_T=\sum_{j=1}^{m}\sum_{i=1}^{n_j}(X_{ij}-\overline{X})^2$$

$$SS_B=\sum_{j=1}^{m}\sum_{i=1}^{n_j}(\overline{X}_{\cdot j}-\overline{X})^2$$

$$SS_W=\sum_{j=1}^{m}\sum_{i=1}^{n_j}(X_{ij}-\overline{X}_{\cdot j})^2$$

である．

$\overline{X}=\dfrac{1}{n}\sum_{j=1}^{m}\sum_{i=1}^{n_j}X_{ij}$なので

$\sum_{j=1}^{m}\sum_{i=1}^{n_j}(X_{ij}-\overline{X})=0$であり，

$X_{ij}-\overline{X}$の本質的な変数の数（自由度）は$n-1$である．

$\overline{X}_{\cdot j}=\dfrac{1}{n_j}\sum_{i=1}^{n_j}X_{ij}$　$(j=1, \cdots, m)$

なので，

$n_j\sum_{j=1}^{m}(\overline{X}_{\cdot j}-\overline{X})$

$=\sum_{j=1}^{m}(\sum_{i=1}^{n_j}X_{ij}-n_j\overline{X})$

$=\sum_{j=1}^{m}\sum_{i=1}^{n_j}X_{ij}-n\overline{X}=0$

となり$\overline{X}_{\cdot j}-\overline{X}$の本質的な変数の数（自由度）は$m-1$である．

$X_{ij}-\overline{X}_{\cdot j}$については，

$\sum_{i=1}^{n_j}(X_{ij}-\overline{X}_{\cdot j})=0$　$(j=1, \cdots, m)$

なので自由度は$n-m$となる．

[*3]
$SS_T=\sum_{j=1}^{m}\sum_{i=1}^{n_j}(X_{ij}-\overline{X})^2$

$=\sum_{j=1}^{m}\sum_{i=1}^{n_j}[(X_{\cdot j}-\overline{X})+$

$(X_{ij}-\overline{X}_{\cdot j})]^2$

$=SS_B+SS_W+$

$\underset{A}{\underline{2\sum_{j=1}^{m}\sum_{i=1}^{n_j}(X_{\cdot j}-\overline{X})(X_{ij}-\overline{X}_{\cdot j})}}$

ここで

$A=\sum_{j=1}^{m}(X_{\cdot j}-\overline{X})[\sum_{i=1}^{n_j}(X_{ij}-X_{\cdot j})]$

$=\sum_{j=1}^{m}(X_{\cdot j}-\overline{X})\times 0=0$

自由度もこの式と同じように$df_T=df_B+df_W$が成立する．

A．一元配置法と分散分析

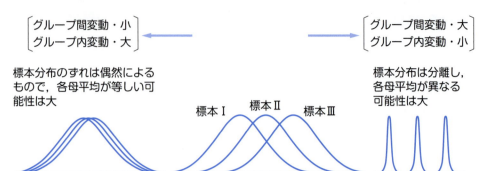

図 12・2　母平均とグループ間変動，グループ内変動の関係

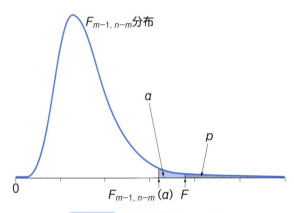

図 12・3　検定統計量 F の分布

表 12・3　分散分析表

変動因	偏差平方和（変動）	自由度	平均偏差平方和	F
グループ間（要因による）変動	$\sum_{j=1}^{m} n_j(\overline{X}_{\cdot j}-\overline{X})^2 (=SS_B)$	$m-1$	$S_B{}^2 = \dfrac{SS_B}{m-1}$	$F=\dfrac{S_B{}^2}{S_W{}^2}$
グループ内（誤差による）変動	$\sum_{j=1}^{m}\sum_{i=1}^{n_j}(X_{ij}-\overline{X}_{\cdot j})^2 (=SS_W)$	$n-m$	$S_W{}^2 = \dfrac{SS_W}{n-m}$	
全体変動	$\sum_{j=1}^{m}\sum_{i=1}^{n_j}(X_{ij}-\overline{X})^2 (=SS_T)$	$n-1$		

一元配置法を定式化すると

　　観察値 X_{ij} ＝水準 j の期待値（母平均 μ_j）＋誤差 ε_{ij}
　　　　（$i=1, \cdots, n_j$，$j=1, \cdots, m$）

と書ける．水準 j の期待値（$=\mu_j$）において，水準の効果を強調するために $\mu_j = \mu + \alpha_j$ と書くこともある．この場合 μ を総母平均，α_j を水準 j の主効果という．

　　観察値 X_{ij} ＝総母平均 μ ＋水準 j の主効果 α_j ＋誤差 ε_{ij}

ここで考える方法は，ε_{ij}（誤差）が正規分布に従っている，各グループ内の分散がそれぞれ等しい，などの仮定をおいていることに注意を要する．

例題

投与量を4水準に分けて4つのグループに実験を行ったところ，右のような結果を得た．投与量は実験の結果に影響を及ぼしているといえるか．有意水準5%で検定せよ．

番号	グループ1	グループ2	グループ3	グループ4
1	33.2	33.8	39.5	38.5
2	33.4	36.7	34.8	39.4
3	30.7	38.2	29.4	38.1
4	32.1	36.4	38.6	40.8
5	28.9	33.1	40.3	33.3
6	34.1	32.1	36.2	36.9
7	32.6	37.3	37.1	36.7
8	31.8	34.6	37.7	34.6
9	35.5	28.1	33.1	37.2
10	32.3	33.5	37.9	39.1

解答

データより分散分析表をつくると次のようになる．

変動因	偏差平方和（変動）	自由度	平均偏差平方和	F
グループ間（要因による）変動	148.75	3	49.58	7.08
グループ内（誤差による）変動	251.86	36	7.00	
全体変動	400.61	39		

① 帰無仮説，対立仮説を立てる．

H_0：投与した量は実験の結果に影響を及ぼさない（$\mu_1=\mu_2=\mu_3=\mu_4$）

H_1：投与した量は実験の結果に影響を及ぼす（H_0でない）（両側検定）

となる．

② 有意水準を定める．

$\alpha=0.05$ （5%）

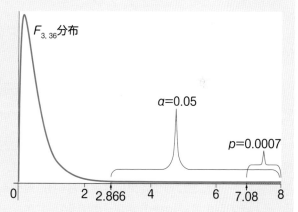

③ 検定統計量Fにデータを代入すると分散分析表より

$$F=\frac{49.58}{7.00}=7.08$$

F分布表（付表6）から自由度対$(df_1, df_2)=(3, 36)$，有意水準5%の有意点（上側5%点）の$F_\alpha=F_{0.05}$の値を求めると

$F_{0.05}=2.866$

ところで

$F=7.08>2.866$

したがって，帰無仮説は棄却される（p 値は $p=P(F>7.08)=0.0007$）．すなわち，有意水準 5％で，投与量は実験の結果に影響を及ぼすといえる．

B 二元配置法

二元配置法では，要因 A の水準が m 個，要因 B の水準が n 個で，$m \times n$ 個のサブブロックに対し，繰り返しの観察数を l 個とすると，前述の一元配置法と同様に

全体変動 $\mathrm{SS_T}=\displaystyle\sum_{i=1}^{m}\sum_{j=1}^{n}\sum_{k=1}^{l}(X_{ijk}-\overline{X})^2$

要因 A の偏差平方和 $\mathrm{SS}_A=\displaystyle\sum_{i=1}^{m}\sum_{j=1}^{n}\sum_{k=1}^{l}(\overline{X}_{i\cdot\cdot}-\overline{X})^2=\sum_{i=1}^{m}(\overline{X}_{i\cdot\cdot}-\overline{X})^2\times nl$

要因 B の偏差平方和 $\mathrm{SS}_B=\displaystyle\sum_{i=1}^{m}\sum_{j=1}^{n}\sum_{k=1}^{l}(\overline{X}_{\cdot j\cdot}-\overline{X})^2=\sum_{j=1}^{n}(\overline{X}_{\cdot j\cdot}-\overline{X})^2\times ml$

要因 A と B の交互作用の偏差平方和 SS_{AB}

$$=\sum_{i=1}^{m}\sum_{j=1}^{n}\sum_{k=1}^{l}(\overline{X}_{ij\cdot}-\overline{X}_{i\cdot\cdot}-\overline{X}_{\cdot j\cdot}+\overline{X})^2$$

$$=\sum_{i=1}^{m}\sum_{j=1}^{n}(\overline{X}_{ij\cdot}-\overline{X}_{i\cdot\cdot}-\overline{X}_{\cdot j\cdot}+\overline{X})^2\times l$$

誤差の偏差平方和 $\mathrm{SS_E}=\displaystyle\sum_{i=1}^{m}\sum_{j=1}^{n}\sum_{k=1}^{l}(X_{ijk}-\overline{X}_{ij\cdot})^2$

について全体変動 $\mathrm{SS_T}=\mathrm{SS}_A+\mathrm{SS}_B+\mathrm{SS}_{AB}+\mathrm{SS_E}$ および自由度 $(df_\mathrm{T}=df_A+df_B+df_{AB}+df_\mathrm{E})$ が成立する．

ただし $\overline{X}_{ij}=\dfrac{1}{l}\displaystyle\sum_{k=1}^{l}X_{ijk}$，$\overline{X}_{i\cdot\cdot}=\dfrac{1}{nl}\displaystyle\sum_{j=1}^{n}\sum_{k=1}^{l}X_{ijk}$，$\overline{X}_{\cdot j\cdot}=\dfrac{1}{ml}\displaystyle\sum_{i=1}^{m}\sum_{k=1}^{l}X_{ijk}$，$\overline{X}=\dfrac{1}{mnl}\displaystyle\sum_{i=1}^{m}\sum_{j=1}^{n}\sum_{k=1}^{l}X_{ijk}$ である．分散分析表は**表 12·4** のようになる．

$F_A=S_A^2/S^2$ は，H_A：「要因 A の各水準 1，$\cdots$，m における主効果には差がない」に対する検定統計量であり，$F_B=S_B^2/S^2$ は，H_B：「要因 B の各水準 1，$\cdots$，n における主効果には差がない」に対する検定統計量である．それぞれ自由度対 $(m-1, mnl-mn)$，$(n-1, mnl-mn)$ の F 分布に

表 12·4 分散分析表

変動数	偏差平方和	自由度	平均偏差平方和	F
要因 A 変動	$\displaystyle\sum_{i=1}^{m}(\overline{X}_{i\cdot\cdot}-\overline{X})^2\times nl(=\mathrm{SS}_A)$	$m-1$	$\dfrac{\mathrm{SS}_A}{m-1}(=S_A^2)$	$\dfrac{S_A^2}{S^2}$
要因 B 変動	$\displaystyle\sum_{j=1}^{n}(\overline{X}_{\cdot j\cdot}-\overline{X})^2\times ml(=\mathrm{SS}_B)$	$n-1$	$\dfrac{\mathrm{SS}_B}{n-1}(=S_B^2)$	$\dfrac{S_B^2}{S^2}$
交互作用変動	$\displaystyle\sum_{i=1}^{m}\sum_{j=1}^{n}(\overline{X}_{ij\cdot}-\overline{X}_{i\cdot\cdot}-\overline{X}_{\cdot j\cdot}+\overline{X})^2\times l$ $(=\mathrm{SS}_{AB})$	$(m-1)(n-1)$	$\dfrac{\mathrm{SS}_{AB}}{(m-1)(n-1)}(=S_{AB}^2)$	$\dfrac{S_{AB}^2}{S^2}$
誤差変動	$\displaystyle\sum_{i=1}^{m}\sum_{j=1}^{n}\sum_{k=1}^{l}(X_{ijk}-\overline{X}_{ij\cdot})^2(=\mathrm{SS})$	$mnl-mn$	$\dfrac{\mathrm{SS}}{mnl-mn}(=S^2)$	

従うことを用いて検定を行うことができる．また，$F_{AB} = S_{AB}^2 / S^2$ は，H_{AB}：「要因 A と要因 B の間に交互作用が存在しない」に対する検定統計量であり，F_{AB} が自由度対 $((m-1)(n-1), mnl-mn)$ の F 分布に従うことを用いて検定を行うことができる．この仮説が棄却されないならば，要因 A と要因 B には交互作用が存在しないと考えることができる．

交互作用は，**要因 A と要因 B が合わさることによってさらに生じる効果**のことである．もし 2 組の要因が合わさったときの効果が，要因 A と要因 B のみで説明されるならば，交互作用は存在しないと考え，2 組の要因だけでは説明できないならば交互作用が存在すると考える．これは交互作用を図示すると線分が平行になるかどうかで視覚的に表すことができる（次の例題参照）．

要因 A, B がともに誤差を除いて母数のとき母数モデル，総平均を除いてすべて変量のとき変量モデル，両者が含まれている場合を混合モデルという．本書では母数モデルについてのみ述べた．

混合モデル（要因の一方が変量モデル）の場合や各サブブロックの繰り返し回数が異なる場合などは，別に考慮する必要がある．

例題

ある疾患に対して薬剤を 4 種 (X, Y, Z, W)，投与量 2 水準（低，高）のもとで，その効果を調べたところ右のような結果を得た．薬剤の種類，投与量は結果に影響を及ぼしているか，また交互作用が認められるかどうか有意水準 5% で検定せよ．

投与量 \ 薬剤の種類	X	Y	Z	W
低	11.0	9.4	12.5	13.2
	9.6	9.6	11.5	13.2
	10.8	9.6	10.5	13.5
高	10.5	10.5	10.5	15.0
	11.5	10.5	11.8	14.6
	12.0	10.8	11.5	14.0

解答

データより次の分散分析表が得られる．

変 動 因	偏差平方和	自由度	平均偏差平方和	F	p 値[4]
要因 A 変動（投与量）	3.227	1	3.227	8.760	0.0092
要因 B 変動（薬の種類）	49.503	3	16.501	44.799	<0.0001
交互作用変動	1.970	3	0.657	1.783	0.1909
誤差変動	5.893	16	0.368		
全体変動	60.593	23			

[4] p 値の "<0.0001" は非常に値が小さい場合に，少なくとも $p < 0.0001$ であるという意味で用いられる．

要因 A を薬剤の種類，要因 B を投与量とすると，帰無仮説，対立仮説はそれぞれ

H_{A0}：薬剤の種類は効果に影響を及ぼさない $(\mu_X = \mu_Y = \mu_Z = \mu_W)$

H_{A1}：薬剤の種類は効果に影響を及ぼす（H_{A0} でない）

H_{B0}：投与量は効果に影響を及ぼさない $(\mu_低 = \mu_高)$

H_{B1}：投与量は効果に影響を及ぼす（H_{B0} でない）

H_{AB0}：交互作用が存在しない
H_{AB1}：交互作用が存在する（H_{AB0} でない）

有意水準を 5% とすると，分散分析表より薬剤の種類（$p=0.0092$）と投与量（$p<0.0001$）は有意に効果に影響を及ぼすことが認められた．交互作用は有意ではなかった（$p=0.1909$）．交互作用が有意でないことは線分がほぼ平行になっていることに対応している．

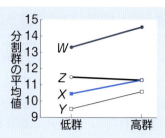

C 多重比較

本章 A, B では，3 水準以上の平均値の比較として，一元配置法，二元配置法を学習した．これらの帰無仮説，対立仮説は，それぞれ

H_0：すべての水準の平均値は等しい
H_1：すべての水準の平均値は等しいといえない（H_0 でない）

であった．これらの検定で帰無仮説が棄却されたとしても，どこかに差があることはわかっても，それがどの水準間なのか，また他にも差がある水準の対があるのかについては，このままでははっきりしない．今まで学習した知識を基にし，比較したい任意の 2 水準間で「2 群の比較」を実施し，これを比較したい組の数だけ繰り返すと，どの 2 水準間に差があるかわかりそうであるが，この方法は妥当ではない．この問題に対応するために多重比較という方法が考えられる．本節では「2 群の比較の繰り返し」が妥当でないことを学習し，多重比較の原理およびその方法について学ぶ．

1 検定の多重性

m 個の水準（群）があるとき，交互に差異があるか検定することを考える．比較する値は平均値などとして，任意の 2 水準について「2 群の比較」である，たとえば t 検定を実施するとする．

$m=3$ とし，水準 1，水準 2，水準 3 について，（水準 1-水準 2），（水準 2-水準 3），（水準 3-水準 1）について 3 回検定すれば，どの水準間に差があるかわかりそうである．しかし，統計的仮説検定は万能な方法ではなく，常に「誤り」の確率が存在することを思い出してほしい．たとえば有意水準 $\alpha=0.05$（5%）の検定では，「帰無仮説が正しいもとで，誤ってこれを棄却する確率（第一種の誤り）」は 5% であり，たとえ帰無仮説が棄却されたとしても 5% は誤っている可能性があった．逆にいえば「棄却されたという結果を信頼できる確率」が $1-\alpha=0.95$（95%）である

ということになる．検定を3回同時に行い，その結果をすべて信頼できる確率は，単純に計算すれば$(1-\alpha)^3=0.95^3=0.8574$（85.7%）となり，結果に対する信頼性が減少する［第一種の誤りの確率は$1-(1-\alpha)^3=1-0.95^3=0.1426$（14.3%）］．このように検定を繰り返すことにより，結果の信頼性が減少することは「検定の多重性」の問題と呼ばれている．われわれが求めているのは（水準1-水準2），（水準2-水準3），（水準3-水準1）について3回検定し，その結果を解釈する段階で「信頼性が$1-\alpha$」となることである）．この場合のαは，「いずれかの比較において，少なくとも1回の検定の帰無仮説が誤って棄却される確率」となる．

このように比較の数を考慮し，すべての比較後に「信頼性が$1-\alpha$」となるように調整した検定の仕方を**多重比較**といい，水準（群）間の比較の状況やデータの形に応じて多くの方法が開発されている．

❷ 水準（群）間の比較の状況

水準（群）間の比較として(1)すべての水準間の比較，(2)対照群（基準群）との比較，(3)対比の比較，(4)単純な比較，などの状況が考えられ，必要に応じて使い分けられている．

(1) すべての水準間の比較とは，「水準間」におけるすべての2水準（群）間で差を検討する比較でm個の水準（群）があるときに，$_mC_2=\dfrac{m(m-1)}{2}$通りの比較が必要になる．

(2) 対照群（基準群）との比較とは，たとえば新薬の用法をm種類設定し（$A_1, \cdots, A_m$），それを標準薬Sと比較するような場合に実施され，m個の水準（群）があるときにm通りの比較が必要になる．

(3) 対比の比較とは，水準間の任意の比較を下記の式で与えられる「対比」で表現し，表現できる比較をまとめて1回で検定する方法である．対比は，m個の水準（群）の母数（たとえば平均）を，それぞれ$\mu_1, \cdots, \mu_m$とするとき，

$$\sum_{k=1}^{m} c_k\mu_k = c_1\mu_1 + \cdots + c_m\mu_m = 0 \quad \left(\sum_{k=1}^{m} c_k = c_1 + \cdots + c_m = 0\right)$$

と書ける．

たとえば，水準1と水準2の比較であれば$c_1=1$，$c_2=-1$，$c_3=\cdots=c_m=0$，水準2と水準3の比較であれば$c_2=1$，$c_3=-1$，$c_4=\cdots=c_m=c_1=0$となる．比較の回数は無限回に対応する．

(4) 単純な比較とは，水準間の比較の回数Mが多くなると第一種の誤りの確率が高くなるのだから，全体の有意水準をαとするために，1回あたりの検定の有意水準を$\dfrac{\alpha}{M}$とおく方法である．

C．多重比較

③ 多重比較の方法

簡単のために一元配置法で考える．データ X_{ij} $(i=1, \cdots, m, \ j=1, \cdots, n_i)$ を**表 12·5** のように表したとする．

表 12·5 データの形

水準(群)	1	$\cdots$	$\cdots$	m	
サイズ	n_1	$\cdots$	$\cdots$	n_m	$N=n_1+\cdots+n_m$
データ	X_{11} $\vdots$ X_{1n_1}	$\cdots$	$\cdots$	X_{m1} $\vdots$ X_{mn_m}	
計	T_1	$\cdots$	$\cdots$	T_m	$T=\sum\limits_{i=1}^{m}T_i$
平均	$\overline{X}_1$	$\cdots$	$\cdots$	$\overline{X}_m$	
分散	V_1	$\cdots$	$\cdots$	V_m	

全平均 $\quad \overline{X}=\dfrac{T}{N}$

水準 i における標本平均 $\overline{X}_i=\dfrac{T_i}{n_i}$ $\quad(i=1, \cdots, m)$

水準 i における標本分散 $V_i=\dfrac{1}{n_i-1}\sum\limits_{k=1}^{n_i}(X_{ik}-\overline{X}_i)^2$ $\quad(i=1, \cdots, m)$

また，データ X_{ij} は正規分布に従うと仮定する $[X_{ij} \sim N(\mu_i, \ \sigma^2)]$．

1 すべての水準間の比較 [Tukey(テューキー)の多重比較]

少し複雑であるが，この場合の帰無仮説と対立仮説を考えてみよう．m 個の水準(群) $A_1, \cdots, A_m$ [母数(たとえば平均)を $\mu_1, \cdots, \mu_m$ とする] において，水準 i と水準 j の比較における帰無仮説，対立仮説をそれぞれ H_{0ij}, H_{1ij} $(i, j=1, \cdots, m)$ とおくと，m 個の水準(群)を用いて，

$H_{0ij}: \mu_i=\mu_j$

$H_{1ij}: \mu_i \neq \mu_j$

と書ける．すべての 2 水準(群)間の比較になるので ${}_mC_2=\dfrac{m(m-1)}{2}$ 通りの比較が必要となる．

有意水準を α と設定すれば，この意味は，❶ で述べたように「${}_mC_2$ 組の H_{0ij} のうち少なくとも 1 組が誤って棄却される確率」に対応する．

さて，(i, j) の水準(群)間比較の検定統計量は t 検定に似て，下記のように表される．

$$T_{ij}=\frac{\overline{X}_i-\overline{X}_j}{\sqrt{V_E\left(\dfrac{1}{n_i}+\dfrac{1}{n_j}\right)}} \quad (i, j=1, \cdots, m)$$

ここで，V_E は，$V_E=\sum\limits_{i=1}^{m}\dfrac{(n_i-1)V_i}{\phi_E}$ であり，ϕ_E は自由度で $\phi_E=n_1$

$+\cdots+n_m-m$ である.

棄却限界値 q_α は，検定統計量 Q を用いて，

$$Q = \max_{1 \leq ij \leq m} \sqrt{2}|T_{ij}| = \max_{1 \leq ij \leq m} \sqrt{2} \frac{|\bar{X}_i - \bar{X}_j|}{\sqrt{V_E\left(\frac{1}{n_i} + \frac{1}{n_j}\right)}}$$

Q がステューデント化された範囲の分布(**図12・4**)に従うことから，付表11より (m, ϕ_E, α) に依存して定まる $q(m, \phi_E, \alpha)$ を求め，$|T_{ij}|$ の棄却限界値が $q_\alpha = \dfrac{q(m, \phi_E, \alpha)}{\sqrt{2}}$ として求まる．この棄却限界値 q_α を共通に用いて，(i, j) の比較を行い $|T_{ij}| > q_\alpha$ ならば H_{0ij} を棄却する．

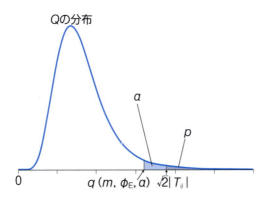

図 12・4 ステューデント化された範囲 Q の分布

多重比較のための工夫は，棄却限界値 q_α を，$|T_{ij}|$ の最大値を基にした分布から求めている点で，比較の水準の組 (i, j) に依存しない定数として定まっている点である．すなわち q_α は **$|T_{ij}|$ の最大値**が棄却される点なので，$|T_{ij}|$ について，もし q_α を越えるものがあれば，その帰無仮説 H_{0ij} は棄却できる(すべての $|T_{ij}|$ はそれらの最大値よりは小さいかまたは等しいため)．

また Q の分布を考えると，「$Q > \sqrt{2} q_\alpha$」と「$\max\limits_{1 \leq ij \leq m}|T_{ij}| > q_\alpha$ となる確率が α となる」は同値となる．これはまた下記と同値となる．

$\Leftrightarrow \max\limits_{1 \leq ij \leq m}|T_{ij}| \leq q_\alpha$ となる確率が $1-\alpha$

$\Leftrightarrow$ すべての (i, j) の組み合わせにおいて，$|T_{ij}| \leq q_\alpha$ となる確率が $1-\alpha$

$\Leftrightarrow$ ある(少なくとも1組の)(i, j) について，$|T_{ij}| > q_\alpha$ となる確率が α

となり，$_mC_2$ 通りの比較のいくつかの組 (i, j) で H_{0ij} が棄却される場合でも，$_mC_2$ 通りのすべての比較に対する有意水準が α で保持されている．このように，この検定は多重性を考慮していることがわかる．この検定は，**Tukey(テューキー)の多重比較**[*5] と呼ばれている．

[*5] すべての水準のサンプルサイズが等しいとき Tukey の多重比較，水準間でサンプルサイズがアンバランスな場合は Tukey-Kramer(テューキー-クレーマー)の多重比較として知られているが，本書ではともに Tukey の多重比較としてまとめて扱うことにする．

例題

　127ページ例題において，どの水準間に差があるか，Tukeyの多重比較により有意水準5%で検定せよ．

解答

比較群間	平均値の差	平均値の差の絶対値	検定統計量 $|T_{ij}|$	棄却限界値
1-2	−1.92	1.92	1.624	2.693
1-3	−4.00	4.00	3.384	2.693
1-4	−5.00	5.00	4.230	2.693
2-3	−2.08	2.08	1.760	2.693
2-4	−3.08	3.08	2.606	2.693
3-4	−1.00	1.00	0.846	2.693

① 帰無仮説，対立仮説を立てる．

　$H_{0ij} : \mu_i = \mu_j$

　$H_{1ij} : \mu_i \neq \mu_j$（両側検定）

② 有意水準を定める．

　　$\alpha = 0.05$　（5%）

③ 検定統計量にデータを代入する．

　　$V_1 = 3.30$　　　$V_2 = 8.85$　　　$V_3 = 10.73$　　　$V_4 = 5.06$　　　$V_E = 6.99$

　　$\phi_E = 10 + 10 + 10 + 10 - 4 = 36$．

　付表11より棄却限界値 $q_\alpha = q_{0.05}$ は下記のようになる．

　　$q(4, 36, 0.05) = 3.809$

　　$q_{0.05} = \dfrac{q(4, 36, 0.05)}{\sqrt{2}} = 2.693$

④ よって，有意水準5%でグループ(1, 3)間および(1, 4)間に差があるといえる．

2 対照群（基準群）との比較［Dunnett（ダネット）の多重比較］

　m 個の水準（群）$A_1, \cdots, A_m$ において，対照群（基準群）を A_1 とし，対照群である水準1と水準 j（$j = 2, \cdots, m$）の比較を実施することを考える．この場合の帰無仮説，対立仮説はそれぞれ H_{01j}, H_{11j}（$j = 2, \cdots, m$）を用いて，

　$H_{01j} : \mu_1 = \mu_j$

　$H_{11j} : \mu_1 \neq \mu_j$

と書ける．対照群である水準1と水準 j との比較になるので $m-1$ 通りの比較となる．有意水準を α と設定すれば，この意味は，「$m-1$ 組の H_{01j} のうち少なくとも1組が誤って棄却される確率」に対応する．

　さて，この比較における検定統計量は下記のように与えられる．

12. 分散分析

$$T_{1j} = \frac{\overline{X}_1 - \overline{X}_j}{\sqrt{V_E\left(\dfrac{1}{n_1} + \dfrac{1}{n_j}\right)}} \quad (j = 2, \cdots, m)$$

ここで，V_E は，$V_E = \displaystyle\sum_{i=1}^{m} \frac{(n_i - 1)V_i}{\phi_E}$ であり，ϕ_E は自由度で $\phi_E = n_1 + \cdots$

$+ n_m - m$ である．

以下，簡単のために，$n_2 = n_3 = \cdots = n_m = n$ とする．

棄却限界値は，水準 1 と水準 j のサイズ和に対する水準 j のサイズ割

合 $\rho = \dfrac{n}{n_1 + n}$ を用いて付表 12 より $(m, \phi_E, \rho, \alpha)$ に依存して定まる c

$(m, \phi_E, \rho, \alpha)$ を求め，この棄却限界値 $c(m, \phi_E, \rho, \alpha)$ を共通に用いて，
$(1, j)$ の比較を行い $|T_{1j}| > c(m, \phi_E, \rho, \alpha)$ ならば H_{01j} を棄却する．この
検定は，**Dunnett（ダネット）の多重比較**と呼ばれている．

例題

127 ページ例題において，水準 1 とその他の水準間に差があるか，Dunnett の多重比較により有意水準 5% で検定せよ．

解答

比較群間	平均値の差	平均値の差の絶対値	検定統計量 $|T_{1j}|$	棄却限界値
1-2	−1.92	1.92	1.624	2.452
1-3	−4.00	4.00	3.384	2.452
1-4	−5.00	5.00	4.230	2.452

① 帰無仮説，対立仮説を立てる．

H_{0ij}：$\mu_i = \mu_j$

H_{1ij}：$\mu_i \neq \mu_j$（両側検定）

② 有意水準を定める．

$\alpha = 0.05$ （5%）

③ 付表 12 より棄却限界値は下記のようになる．

$$\rho = \frac{10}{10 + 10} = 0.5, \quad \phi_E = 36$$

すべての比較で，両側検定の場合 $\rho = 0.5$ の付表 12 より，

$$c(4, 36, 0.5, 0.05) = 2.452$$

④ よって，有意水準 5% でグループ $(1, 3)$ 間および $(1, 4)$ 間に差があるといえる．

3 対比の比較［Scheffe（シェッフェ）の多重比較］

帰無仮説と対立仮説は次のようになる．

C．多重比較　135

$$H_0 : \sum_{k=1}^{m} c_k \mu_k = c_1 \mu_1 + \cdots + c_m \mu_m = 0$$

$$H_1 : \sum_{k=1}^{m} c_k \mu_k = c_1 \mu_1 + \cdots + c_m \mu_m \neq 0$$

たとえば $c_1 = 1$, $c_2 = -1$, $c_3 = \cdots = c_m = 0$ とおけば，水準1と水準2の比較になり，$c_2 = 1$, $c_3 = -1$, $c_4 = \cdots = c_m = c_1 = 0$ とおけば，水準2と水準3の比較になる．ここで，$\sum_{k=1}^{m} c_k \mu_k$ は対比，定数 c_k は対比係数と呼ばれている．対比の比較においては，上記の帰無仮説を考えることにより，

$$\sum_{k=1}^{m} c_k \mu_k = c_1 \mu_1 + \cdots + c_m \mu_m = 0 \quad \left(\sum_{k=1}^{m} c_k = c_1 + \cdots + c_m = 0 \right)$$

を満たす，無限回の比較を行うことができる．

さて，この比較における検定統計量は下記のように与えられる．

$$F = \frac{\left(\sum_{k=1}^{m} c_k \bar{X}_k \right)^2 / \phi_A}{V_E \sum_{k=1}^{m} \dfrac{c_k^2}{n_k}}$$

ここで，ϕ_A は $\phi_A = m - 1$，V_E は $V_E = \sum_{i=1}^{m} \dfrac{(n_i - 1) V_i}{\phi_E}$ であり，ϕ_E は自由度で $\phi_E = n_1 + \cdots + n_m - m$ である．

F は，自由度対 (ϕ_A, ϕ_E) の F 分布に従うので，(ϕ_A, ϕ_E, α) に依存して定まる F 分布の棄却限界値 $F(\phi_A, \phi_E, \alpha)$ を用いて，$F > F(\phi_A, \phi_E, \alpha)$ ならば H_0 を棄却する．この検定は，Scheffe（シェッフェ）の多重比較と呼ばれている．

ここで注意すべきことは，この検定の棄却限界値 $F(\phi_A, \phi_E, \alpha)$ は対比係数 c_k に依存しない．すなわちどのような $c_1, \cdots, c_m$ を用いても棄却限界値 $F(\phi_A, \phi_E, \alpha)$ は一定である．言い換えれば，一回の検定で棄却限界値が定まり，あとはその棄却限界値を基に判断しているだけである．

（例題）

127ページ例題において，どの水準間に差があるか，Scheffe の多重比較により有意水準 5% で検定せよ．

（解答）

比較群間	対比 (c_1, c_2, c_3, c_4)	検定統計量 F	棄却限界値
1-2	$(1, -1, 0, 0)$	0.29	2.634
1-3	$(1, 0, -1, 0)$	1.27	2.634
1-4	$(1, 0, 0, -1)$	1.99	2.634
2-3	$(0, 1, -1, 0)$	0.34	2.634
2-4	$(0, 1, 0, -1)$	0.75	2.634
3-4	$(0, 0, 1, -1)$	0.08	2.634

12. 分散分析

① 帰無仮説，対立仮説を立てる．
$H_0: c_1\mu_1 + c_2\mu_2 + c_3\mu_3 + c_4\mu_4 = 0$
$H_1: c_1\mu_1 + c_2\mu_2 + c_3\mu_3 + c_4\mu_4 \neq 0$（両側検定）
② 有意水準を定める．
$\alpha = 0.05$（5%）
③ 検定統計量は自由度対$(4, 36)$のF分布に従うので，棄却限界値$F(4, 36, 0.05)$は上側5%点より下記のようになる．

$F(4, 36, 0.05) = 2.634$

④ よって，どの2水準間にも差があるといえない（有意水準5%）．

4 単純な比較［Bonferroni（ボンフェローニ）の多重比較］

図12·5のような3つの事象E_1, E_2, E_3を考える．
それぞれの事象$E_k (k=1, \cdots, 3)$の生じる確率を$P(E_k)$とおくと，

$P(E_1 \cup E_2 \cup E_3) \leq P(E_1) + P(E_2) + P(E_3)$

が成立する（等号はE_1, E_2, E_3がいずれも重ならないとき）．事象がM個あるときも同様に

$P(E_1 \cup \cdots \cup E_M) \leq P(E_1) + \cdots + P(E_M)$

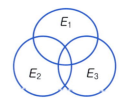

図12·5 事象E_1, E_2, E_3

これは**Bonferroni（ボンフェローニ）の不等式**と呼ばれている．
M回の比較全体における有意水準をαと設定すれば，αは，「M回の比較のうち少なくとも1回が誤って棄却される確率」に対応するので，

$P\begin{bmatrix}少なくとも1回の比\\較において帰無仮説\\が誤って棄却される\end{bmatrix} \leq P\begin{bmatrix}比較1において\\帰無仮説が誤っ\\て棄却される\end{bmatrix} + \cdots + P\begin{bmatrix}比較Mにおいて\\帰無仮説が誤っ\\て棄却される\end{bmatrix}$

となり，左辺全体をα以下にするためには，右辺のそれぞれの項の確率を$\dfrac{\alpha}{M}$以下とすると十分である．すなわち，それぞれの比較における有意水準を$\dfrac{\alpha}{M}$とすれば十分である．このような考え方の多重比較は**Bonferroni（ボンフェローニ）の多重比較**と呼ばれている．

> **例題**
>
> 127ページ例題において，どの水準間に差があるか，Bonferroniの多重比較により有意水準5%で検定せよ．

解答

Bonferroni の多重比較(ここでは t 検定を用いる)

比較群間	平均値の差	検定統計量 T_{ij}	棄却限界値
1-2	−1.92	−1.739	±2.963
1-3	−4.00	−3.377	±2.963
1-4	−5.00	−5.467	±2.963
2-3	−2.08	−1.485	±2.963
2-4	−3.08	−2.608	±2.963
3-4	−1.00	−0.796	±2.963

① 帰無仮説,対立仮説を立てる.

   $H_{0ij} : \mu_i = \mu_j$

   $H_{1ij} : \mu_i \neq \mu_j$(両側検定)

② 有意水準を定める.

   $\alpha = 0.05$ (5%)

③ 検定統計量 $T_{ij} = \dfrac{\bar{X}_i - \bar{X}_j}{S_{ij}\sqrt{\dfrac{1}{n_i}+\dfrac{1}{n_j}}} \sim t_{18}$ にデータを代入する.

   $S_{12}^2 = 6.098$ $S_{13}^2 = 7.016$ $S_{14}^2 = 4.183$
   $S_{23}^2 = 9.809$ $S_{24}^2 = 6.976$ $S_{34}^2 = 7.894$

   棄却限界値は自由度 18 の t 分布に従うので,上側 0.417% 点 (0.05/6/2=0.00417)は下記のようになる.

   $T_{0.00417} = 2.963$ *6

④ よって,有意水準 5% でグループ(1, 3)間および(1, 4)間に差があるといえる.

*6 上側 0.417% 点は付表には載っていない.0.5% 点の 2.878 と 0.05% 点の 3.922 の間にあり,0.5% 点に近い値となる.この値は,計算機を用いて t_{18} 分布から直接導出しているが,数表を用いる場合,保守的な値として内挿した値 3.071 を用いて検討することができる.

$2.878 + \dfrac{0.05 - 0.00417}{0.005 - 0.0005} \times (3.922 - 2.878)$

$= 3.071$

■〜■ からわかるように,一般に,比較の数が多くなればなるほど,同じ差でも有意になりにくくなることがいえる.

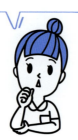

例題はちゃんと解けたかな？

12. 分散分析

13 生存時間解析

A 生存時間解析の基礎

生存時間の解析のための統計手法を述べる．ここで「生存時間」という用語を用いたが，この用語は，基準となる時刻からある事象（イベント）が発生するまでの時間という意味で用いる．ここである事象（イベント）とは，「死亡した」，「ある治療効果が認められた」，「疾患が発症した」など，ある結果（アウトカム）が起きたことをいう．医学研究では生存時間データが頻出し，この独特のデータのために固有の統計手法が数多く開発されてきた．本章では，生存確率関数（累積生存率）の分布やその標準誤差の推定，平均生存時間やメジアン生存時間の推定，2群の生存確率関数の差の検定，生存時間解析における多変量解析（Cox（コックス）回帰分析）など，基本的な手法について学習する[*1]．

1 生存時間データ

たとえば図13・1のような，5人の肺がん患者の生存時間を調べることを考える．調査は某年4月に始まり，同年12月に終了する．患者は入院時に登録された後，1ヵ月ごとに調査を受ける．

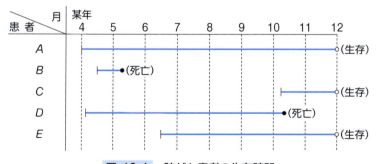

図 13・1　肺がん患者の生存時間

患者Aはほとんど調査開始と同時に登録され，調査終了時点においても生存している．そのため，現在いえることは登録以後の生存時間は，8ヵ月以上であるということである．このように，生存時間は観測値よ

> ○ 本章のねらい
> ▶生存時間データの特徴を理解する．
> ▶生存時間データの解析手法を学ぶ．

[*1] 本章で扱う手法は，分布形を仮定しないので基本的にはノンパラメトリックな手法である．Cox（コックス）回帰分析はパラメトリックな部分もあるため，セミパラメトリック手法といわれている．

り大であるがそれを特定できない観測値を**打ち切り観測値**（censored observation）という．打ち切り観測値は，調査期間内において，転居などの移動によって追跡できなくなった場合にも生ずる．

患者 B は，調査開始後比較的早い段階で登録され調査期間内に死亡している．患者 C は，調査終了間もないころに登録され調査終了時点において生存，患者 E も同様である．打ち切り観測値は，A, C, E である．

このように，未来に向けて患者を把握していく調査を追跡（フォローアップ）調査という．追跡調査には次のような特徴がある．まず各患者の調査開始日が特定される．また各患者の調査終了日が，死亡か打ち切りによって特定される．

生存時間の解析では打ち切り観測値は正確な死亡時刻を与えない，追跡期間は患者によって異なるなどの理由から，特別な解析の方法が必要となる．

図 13・1 のように得られるデータを**図 13・2** の形に直して考える．

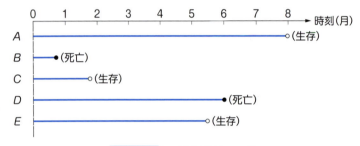

図 13・2 調査開始後の月数

時刻 t における生存確率を $S(t)$ とする．生存時間は，生存確率関数 $S(t)$ をもとに解析される．$S(t)$ は調査開始時（$t=0$）においては 1（全員生存）であるが，患者の死亡に伴い次第に減少し 0 に近づいていく．生存確率関数（survival probability function）は累積生存率（cumulative survival rate），生存確率曲線，（累積）生存率曲線とも呼ばれ，省略して単に生存率として用いられることも多い．本書では直観的に理解しやすいことと用語の混乱を避けるために，$S(t)$ を生存確率関数と呼ぶ．

B 生存確率関数の推定

生存確率関数の推定量を導くために前節の例を単純化してみよう．調査を 3 ヵ月間（某年 4 月～6 月）に限定し，$t=1$ における生存確率 $S(1)$（1 ヵ月以上生存する確率），$t=2$ における生存確率 $S(2)$（2 ヵ月以上生存する確率）を求める．簡単のため死亡は調査の直前に起こったとする．ここでは調査中途の打ち切り観測値は存在しないと仮定する．

調査開始時某年 4 月に 100 人が登録され，5 月には 40 人，6 月には

14人生存した．また，5月に100人がさらに登録され，6月にはその中の35人が生存した．

上の状況を図13・2のように表すと次のようになる（図13・3）．

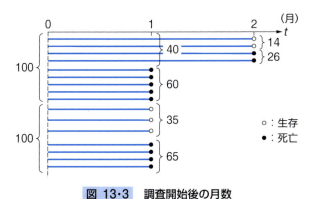

図 13・3　調査開始後の月数

1ヵ月以上生存する確率 $S(1)$ は

$$S(1)=\frac{40+35}{100+100}=\frac{75}{200}=0.375$$

2ヵ月以上生存する確率 $S(2)$ は確率の乗法定理（36ページ）より

$$S(2)=P[2ヵ月以上生存する|1ヵ月以上生存する]\times P[1ヵ月以上生存する]$$

である．右辺の第1項は1ヵ月以上生存したことがわかっている人の中で2ヵ月以上生存する確率であり

$$P[2ヵ月以上生存する|1ヵ月以上生存する]=\frac{14}{40}=0.35$$

よって

$$S(2)=0.35\times 0.375=0.131$$

となる[*2]．

このような考え方で導かれる生存確率の推定量 $S(t)$ は，Kaplan-Meier（カプラン・マイヤー）推定量，あるいは積極限推定量という．

n 個体の生存時間を，$t_1 \leq t_2 \leq \cdots \leq t_n$ とする．t_i には死亡時刻と打ち切り時刻が含まれているので，これを区別するために，死亡時刻のみを小さい順に並べて，それを $t_{(1)} \leq t_{(2)} \leq \cdots \leq t_{(r)}$ とおく（$r \leq n$）．時刻 $t_{(i)}$ の直前の生存個体数を n_i とし，時刻 $t_{(i)}$ に d_i 個体死亡したとし，時刻 $t_{(i)}$ と時刻 $t_{(i+1)}$ の間に打ち切り個体数が c_i 個体観測されたとする．このときデータは表13・1のように書ける．

このとき時刻 $t_{(i)}$ における死亡確率（その事象の発生確率）q_i は，

$$q_i=\frac{d_i}{n_i}$$

となり，時刻 $t_{(i)}$ における生存確率（その事象が発生しない確率）p_i は，

[*2] 2ヵ月以上生存する確率 $S(2)$ について，$t=0$ のとき生存している人が200人で，$t=2$ のとき生存している人が14人だから，$S(2)=\frac{14}{200}$ とするのは誤りである．なぜなら，5月に調査に参加した人は1ヵ月しか調査されておらず，1ヵ月後に生存している35人中にも2ヵ月以上生存する人がいる可能性があるからである．

表 13・1　データの内訳

時　　刻	$t_{(0)}=0$	$t_{(1)}$	$t_{(2)}$	$\cdots$	$t_{(i)}$	$t_{(i+1)}$	$\cdots$	$t_{(r)}$
時刻 $t_{(i)}$ における死亡個体数	d_0	d_1	d_2	$\cdots$	d_i	d_{i+1}	$\cdots$	d_r
時刻 $t_{(i)}$ 直前での生存個体数	$n_0=n$	n_1	n_2	$\cdots$	n_i	n_{i+1}	$\cdots$	n_r
時刻 $t_{(i)}$ から時刻 $t_{(i+1)}$ の間の打ち切り個体数	c_0	c_1	c_2	$\cdots$	c_i	c_{i+1}	$\cdots$	

$$p_i = 1 - q_i = \frac{n_i - d_i}{n_i}$$

となる.

この p_i は，時刻 $t_{(i-1)}$ で生存している人が時刻 $t_{(i)}$ においても生存しているという条件付き確率なので，

$$p_i = P[t_{(i)} \text{ 以上生存する} | t_{(i-1)} \text{ 以上生存する}] \quad (i=1, 2, \cdots, r)$$

と書くことができる．生存確率関数の Kaplan-Meier 推定量 $S(t)$ は，$t_{(i)} \leq t < t_{(i+1)}$[*3]のときまで生存している確率として（$i=0, 1, 2, \cdots, r$），

$$S(t) = p_0 \times p_1 \times \cdots \times p_i$$
$$= \frac{n_0 - d_0}{n_0} \times \frac{n_1 - d_1}{n_1} \times \cdots \times \frac{n_i - d_i}{n_i}$$

となる[*4]（図 13・4）．

*3　記号の約束として，$t_{(0)}=0$, $t_{(r+1)}=\infty$ とする．

*4　生存確率関数も母集団と標本で分けて考える必要がある．母集団で考えたとき（母）生存確率関数 $S(t)$，標本で考えたとき標本生存確率関数として $\widehat{S(t)}$ と，使い分ける．しかしながら，本章は概念的にやや高度なので，標記による難解さを避けるために，両者を同じ標記で用いる．余裕のある読者は（母）生存確率関数 $S(t)$，その分散 $\sigma^2_{S(t)}$（標本生存確率関数 $\widehat{S(t)}$：Kaplan-Meier 推定量）とその母分散の推定量 $\hat{\sigma}^2_{S(t)}$（Greenwood の公式）に留意してほしい．

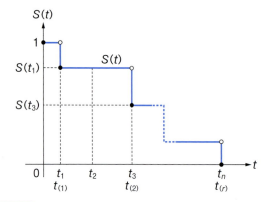

図 13・4　Kaplan-Meier（カプラン・マイヤー）推定量 $S(t)$

Kaplan-Meier 推定量は $t=0$ のとき $S(0)=1$ で t が増加するに従って死亡時刻を与える点でのみ減少する階段状のグラフである．t_n が死亡時刻を与えるときのみ $S(t)=0$（$t_n \leq t$）となる．そうでないときは $S(t)>0$（$t_n<t$）である．

また，時刻 $t_{(i)} \leq t < t_{(i+1)}$（$i=0, \cdots, r$）における $S(t)$ の標準偏差 $\sigma_{S(t)}$ は

$$\sigma_{S(t)} = S(t) \sqrt{\frac{d_0}{n_0(n_0-d_0)} + \frac{d_1}{n_1(n_1-d_1)} + \cdots + \frac{d_i}{n_i(n_i-d_i)}}$$

として与えられる（Greenwood（グリーンウッド）の公式）．

これを用いて $t_{(i)} \leq t < t_{(i+1)}$ における $S(t)$ の信頼度 $1-\alpha$ の信頼区間

は，任意の時刻 t で $S(t)$ が正規分布することから，

$$\left(S(t) - Z_{\frac{\alpha}{2}} \sigma_{S(t)}, \ S(t) + Z_{\frac{\alpha}{2}} \sigma_{S(t)}\right)$$

として与えられる．ただし，信頼限界は 0 以上 1 以下の値とする．

例題

肺がん患者 8 人の生存時間が右のように観測された．ただし「*」は打ち切り観測値を表す．このとき生存確率の Kaplan-Meier 推定量 $S(t)$ とその標準偏差 $\sigma_{S(t)}$ と 95% 信頼区間を求めよ．

11　21*　33　37　40*
57*　59　63　　　　（日）

解答

8 人の生存時間を **図 13·2** のように表すと右図を得る．

これから次表を得ることができる．

$0 \leqq t < 11$ のとき，$p_0 = \dfrac{8-0}{8} = 1$

ゆえに $S(t) = p_0 = 1$

$11 \leqq t < 33$ のとき，$p_1 = \dfrac{8-1}{8} = \dfrac{7}{8} = 0.875$

ゆえに $S(t) = p_0 \times p_1 = 0.875$

$33 \leqq t < 37$ のとき，$p_2 = \dfrac{6-1}{6} = \dfrac{5}{6} = \dfrac{5}{6} = 0.833$

ゆえに $S(t) = p_0 \times p_1 \times p_2 = 0.729$

$37 \leqq t < 59$ のとき，$p_3 = \dfrac{5-1}{5} = \dfrac{4}{5} = 0.8$

ゆえに $S(t) = p_0 \times p_1 \times p_2 \times p_3 = 0.583$

$59 \leqq t < 63$ のとき，$p_4 = \dfrac{2-1}{2} = \dfrac{1}{2} = 0.5$

時　　　刻	$t_{(0)}$	$t_{(1)}$	$t_{(2)}$	$t_{(3)}$	$t_{(4)}$	$t_{(5)}$
	0	11	33	37	59	63
時刻 $t_{(j)}$ における死亡個体数	0	1	1	1	1	1
時刻 $t_{(j)}$ の直前での生存個体数	8	8	6	5	2	1
時刻 $t_{(j)}$ から時刻 $t_{(j+1)}$ の間の打ち切り個体数		0	1	0	2	0

B．生存確率関数の推定　　143

ゆえに $S(t)=p_0 \times p_1 \times p_2 \times p_3 \times p_4 = 0.292$

$63 \leqq t$ のとき，$p_5 = \dfrac{1-1}{1} = 0$

ゆえに $S(t)=p_0 \times p_1 \times p_2 \times p_3 \times p_4 \times p_5 = 0$

$S(t)$ のグラフは右図のようになる．

標準偏差 $\sigma_{S(t)}$ は

$0 \leqq t < 11$ のとき，

$$\sigma_{S(t)} = 1 \times \sqrt{\dfrac{0}{8(8-0)}} = 0$$

$11 \leqq t < 33$ のとき，

$$\sigma_{S(t)} = 0.875 \times \sqrt{\dfrac{0}{8(8-0)} + \dfrac{1}{8(8-1)}} = 0.117$$

$33 \leqq t < 37$ のとき，

$$\sigma_{S(t)} = 0.729 \times \sqrt{\dfrac{0}{8(8-0)} + \dfrac{1}{8(8-1)} + \dfrac{1}{6(6-1)}} = 0.165$$

$37 \leqq t < 59$ のとき，

$$\sigma_{S(t)} = 0.583\sqrt{\dfrac{0}{8(8-0)} + \dfrac{1}{8(8-1)} + \dfrac{1}{6(6-1)} + \dfrac{1}{5(5-0)}} = 0.186$$

$59 \leqq t < 63$ のとき，

$$\sigma_{S(t)} = 0.292 \times \sqrt{\dfrac{0}{8(8-0)} + \dfrac{1}{8(8-1)} + \dfrac{1}{6(6-1)} + \dfrac{1}{5(5-0)} + \dfrac{1}{2(2-0)}}$$
$$= 0.226$$

$63 \leqq t$ のとき，$\sigma_{S(t)} = 0$

となる．

よって，各時刻の 95%信頼区間は標準正規分布における両側 5%の有意点（±1.96）を用いて，たとえば $11 \leqq t < 33$ のときは，$0.875 + 1.96 \times 0.117 = 1.104 > 1$ より上側は 1.000，下側は $0.875 - 1.96 \times 0.117 = 0.646$，ゆえに$(0.646, 1)$ となる．

このように

$0 \leqq t < 11$ のとき	$S(t) = 1$ について$(1, 1)$
$11 \leqq t < 33$ のとき	$S(t) = 0.875$ について$(0.646, 1)$
$33 \leqq t < 37$ のとき	$S(t) = 0.729$ について$(0.406, 1)$
$37 \leqq t < 59$ のとき	$S(t) = 0.583$ について$(0.220, 0.947)$
$59 \leqq t < 63$ のとき	$S(t) = 0.292$ について$(0, 0.735)$
$63 \leqq t$ のとき	$S(t) = 0$ について$(0, 0)$

を得る．

$S(t)$ およびその信頼区間の上側，下側をそれぞれ結ぶと，次のように図示される．

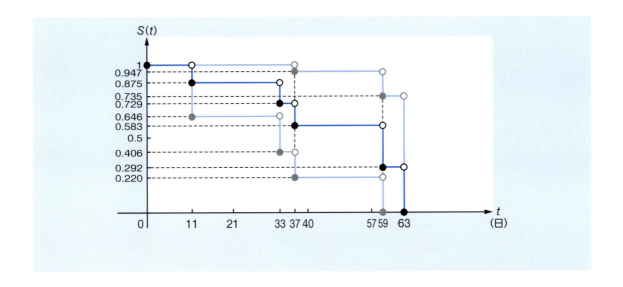

ところで生存時間解析において平均生存時間 $\hat{\mu}$ は**図13・4**の $S(t)$ の下側で t 軸との間の面積として与えられる.

すなわち
$$\hat{\mu}=1 \times t_{(1)}+S(t_{(1)})(t_{(2)}-t_{(1)})+S(t_{(2)})(t_{(3)}-t_{(2)})+\cdots$$
$$+S(t_{(r-1)})(t_{(r)}-t_{(r-1)})$$

もし t_n が死亡時刻のときは $t_{(r)}=t_r$ となるが,t_n が打ち切り観測値のときは,$t_{(r)}<t_r$ となり $\hat{\mu}$ は小さい値として偏ることに注意する.
t_n が死亡時刻のとき,$\hat{\mu}$ の標準誤差 $\mathrm{SE}_{\hat{\mu}}$ は次式で与えられる.

$$\mathrm{SE}_{\hat{\mu}}=\sqrt{\frac{d_1 a_1^2}{n_1(n_1-d_1)}+\frac{d_2 a_2^2}{n_2(n_2-d_2)}+\cdots+\frac{d_r a_r^2}{n_r(n_r-d_r)}}$$

ここで
$$a_i=S(t_{(i)})(t_{(i+1)}-t_{(i)})+S(t_{(i+1)})(t_{(i+2)}-t_{(i+1)})+\cdots$$
$$+S(t_{(r-1)})(t_{(r)}-t_{(r-1)})$$

である.

メジアン生存時間は $S(t)=0.5$ となる時刻 t_m であり,生存確率の Kaplan-Meier(カプラン・マイヤー)推定量 $S(t)$ と $S(t)=0.5$ の交点として与えられる.t_m の 95%信頼区間は $S(t)$ の信頼限界の上限を結んだ曲線および下限を結んだ曲線と $S(t)=0.5$ の交点として与えられる.

例題

前例題において平均生存時間 $\hat{\mu}$ とその95%信頼区間を求めよ.またメジアン生存時間とその95%信頼区間を求めよ.

解答

平均生存時間 $\hat{\mu}$ は

$\hat{\mu}$=1×11+0.875×(21−11)+0.875×(33−21)+0.729×(37−33)+0.583×(40−37)+
　　0.583×(57−40)+0.583×(59−57)+0.292×(63−59)
　　=47.16

よって平均生存時間は 47.2（日）である．
標準誤差については

a_1=0.875×(33−11)+0.729×(37−33)+0.583×(59−37)+0.292×(63−59)=36.16
a_2=0.729×(37−33)+0.583×(59−37)+0.292×(63−59)=16.91
a_3=0.583×(59−37)+0.292×(63−59)=14.00
a_4=0.292×(63−59)=1.168

よって　$SE_{\hat{\mu}} = \sqrt{\dfrac{1 \times a_1^2}{8(8-1)} + \dfrac{1 \times a_2^2}{6(6-1)} + \dfrac{1 \times a_3^2}{5(5-1)} + \dfrac{1 \times a_4^2}{2(2-1)}}$

$= \sqrt{\dfrac{36.16^2}{8 \times 7} + \dfrac{16.91^2}{6 \times 5} + \dfrac{14.00^2}{5 \times 4} + \dfrac{1.168^2}{2 \times 1}}$

=6.58

求める標準偏差は 6.6 である．よって平均生存時間 47.2（日）の 95％信頼区間は，47.16−1.96×6.6=34.3，47.16+1.96×6.6=60.1 より，(34.3, 60.1) となる．

これに対して，メジアン生存時間 t_m は先の例題より $t_m=59$ となり，その 95％信頼区間は (33, 63) となる．

C　2 群の生存確率関数の差の検定

前節で生存確率関数を Kaplan-Meier 推定量を用いて推定することができた．では，2 群において各群の生存確率関数を比較検定するにはどうしたらよいだろうか？

表 13·2　2 群の死亡時刻の 2×2 分割表

死亡時刻 $t_{(i)}$	$t_{(i)}$ における死亡個体数	$t_{(i)}$ を超える生存個体数	$t_{(i)}$ 直前での生存個体数
1 群	d_{1i}	$n_{1i}-d_{1i}$	n_{1i}
2 群	d_{2i}	$n_{2i}-d_{2i}$	n_{2i}
計	d_i	n_i-d_i	n_i

死亡時刻を $t_{(i)}$（$i=1, \cdots, r$）とすると，すべての死亡時刻（打ち切り時刻を除く）で表 13·2 のような 2×2 分割表ができる．

ここで 4 つの周辺度数 d_i, n_i-d_i, n_{1i}, n_{2i} を固定すると，4 つのセルの値は，どこか 1 つのセルの値が決まればすべて決まるので (1, 1) セルの観測度数 $o_i=d_{1i}$ に着目する．

このとき，o_i の期待値 e_i と分散 v_i は，それぞれ

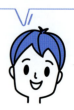

8 章D❶超幾何分布を用いた方法（83 ページ）の応用だよ．

$$e_i = \frac{d_i n_{1i}}{n_i}$$

$$v_i = \frac{n_{1i} n_{2i} d_i (n_i - d_i)}{n_i^2 (n_i - 1)}$$

となる.

2つの群に差があれば o_i と e_i は大きく異なり, 差がなければ $o_i \fallingdotseq e_i$ となる. このことから次の2つの検定統計量(ログランク検定統計量 χ_L^2, 一般化 Wilcoxon(ウィルコクスン)検定統計量 χ_W^2)がよく用いられる.

$$\chi_L^2 = \frac{\left(\sum_{i=1}^{r}(o_i - e_i)\right)^2}{\sum_{i=1}^{r} v_i} = \frac{[(o_1 - e_1) + \cdots + (o_r - e_r)]^2}{v_1 + \cdots + v_r} \sim \chi_1^2$$

$$\chi_W^2 = \frac{\left(\sum_{i=1}^{r} n_i (o_i - e_i)\right)^2}{\sum_{i=1}^{r} n_i^2 v_i} = \frac{[n_1(o_1 - e_1) + \cdots + n_r(o_r - e_r)]^2}{n_1^2 v_1 + \cdots + n_r^2 v_r} \sim \chi_1^2$$

ログランク検定に比べて一般化 Wilcoxon 検定は, 標本のサイズが大きい時点, すなわち原点に近いところの差を検出しやすいという特徴がある. 実際に解析するときにはどちらの検定法を用いてもかまわないが, 両方の検定を行い, その差について吟味することもできる.

例題

急性骨髄性白血病患者 33 人の診断後の生存日数と診断時の白血球の形態(+, −)が以下のように与えられた. このとき診断後の生存日数は診断時の白血球の形態(+, −)と関連があるかどうかを有意水準 5%で検定せよ. ただし「*」は打ち切り観測値を表す.

−	65	156	80*	134	16	54*	121	4	39	143	56	26	7*	1	1	5	65
+	65	17	7	16	15*	3	4	1*	3	8	4	3	30	4	21*	56	

解答

このデータを基におのおのの群について生存確率関数を表すと次のようになる.

① 帰無仮説, 対立仮説はそれぞれ,

H_0：両群の生存確率関数に差がない

H_1：両群の生存確率関数に差がある(両側検定)

となる.

1 群を白血球(−), 2 群を白血球(+)とする.

$t_{(i)}$	d_1 d_2 d_i	$n_{1i}-d_{1i}$ $n_{2i}-d_{2i}$ n_i-d_i	n_{1i} n_{2i} n_i	o_i	e_i	o_i-e_i	v_i	$n_i(o_i-e_i)$	$n_i^2 v_i$
1	2 0 2	15 16 31	17 16 33	2	1.030	0.970	0.484	32.000	527.000
3	0 3 3	15 12 27	15 15 30	0	1.500	−1.500	0.698	−45.000	628.448
4	1 3 4	14 9 23	15 12 27	1	2.222	−1.222	0.874	−33.000	636.923
5	1 0 1	13 9 22	14 9 23	1	0.609	0.391	0.238	9.000	126.000
7	0 1 1	13 8 21	13 9 22	0	0.591	−0.591	0.242	−13.000	117.000
8	0 1 1	12 7 19	12 8 20	0	0.600	−0.600	0.240	−12.000	96.000
16	1 1 2	11 5 16	12 6 18	1	1.333	−0.333	0.418	−6.000	135.529
17	0 1 1	11 4 15	11 5 16	0	0.688	−0.688	0.215	−11.000	55.000
26	1 0 1	10 3 13	11 3 14	1	0.786	0.214	0.168	3.000	33.000
30	0 1 1	10 2 12	10 3 13	0	0.769	−0.769	0.178	−10.000	30.000
39	1 0 1	9 2 11	10 2 12	1	0.833	0.167	0.139	2.000	20.000
56	1 1 2	7 1 8	8 2 10	1	1.600	−0.600	0.284	−6.000	28.444
65	2 1 3	5 0 5	7 1 8	2	2.625	−0.625	0.234	−5.000	15.000
121	1 0 1	3 0 3	4 0 4	1	1.000	0.000	0.000	0.000	0.000
134	1 0 1	2 0 2	3 0 3	1	1.000	0.000	0.000	0.000	0.000
143	1 0 1	1 0 1	2 0 2	1	1.000	0.000	0.000	0.000	0.000
156	1 0 1	0 0 0	1 0 1	1	1.000	0.000		0.000	
計				14	19.18624	−5.18624	4.412556	−95	2448.35

$\chi_L^2=6.095583$　　$\chi_W^2=3.686163$

13. 生存時間解析

② 有意水準を定める.

　　$\alpha = 0.05$ （5%）

データより前ページの表が書ける.
ログランク検定の検定統計量 χ_L^2 は,

$$\chi_L^2 = \frac{(-5.1862)^2}{4.4126} = 6.10$$

自由度 1 の χ^2 検定の限界値は付表 4 より 3.84. $\chi_L^2 > 3.84$ より帰無仮説を棄却できる（p 値は $p = P(\chi_L^2 > 6.10) = 0.0136$）.

一方, 一般化 Wilcoxon 検定の検定統計量 χ_W^2 は,

$$\chi_W^2 = \frac{(-95)^2}{2448.35} = 3.67$$

$\chi_W^2 < 3.84$ より帰無仮説を棄却できない（$p = P(\chi_W^2 > 3.67) = 0.0549$）.

以上から, ログランク検定では有意水準 5% で白血球（+）のほうが有意に生存時間が短いことが認められたが, 一般化 Wilcoxon 検定では有意な差は認められなかった.

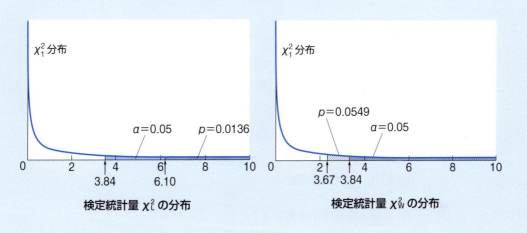

生存確率関数（Kaplan-Meier 推定量）

検定統計量 χ_L^2 の分布

検定統計量 χ_W^2 の分布

D　Cox（コックス）回帰分析

　生存時間解析において, Kaplan-Meier 推定量, 2 群の生存確率関数の差の検定においてログランク検定, 一般化 Wilcoxon 検定を学習した. 本節では, 生存時間解析における多変量解析という点から, **Cox（コックス）回帰分析**を学習する.

　一般の $X_1, \cdots, X_s$ に対する**生存確率関数**を $S_X(t)$, ある基準となる $X_1, \cdots, X_s$（たとえば $X_i = \bar{X}_i \; (i = 1, \cdots, s)$）における生存確率関数を $S_0(t)$ とする（図 13・5）. 比較される $S_0(t)$ は**ベースライン生存確率関数**と呼ばれている.

　一般に $X_1, \cdots, X_s$ の値が変わると, Kaplan-Meier 推定量の形まで変

わってしまう．これでは，たとえば X_i の効果を一様に評価することができなくなってしまう．そのため，次のような仮定をおく．すなわち，一般の生存確率関数 $S_X(t)$ とベースライン生存確率関数 $S_0(t)$ において，任意の t について，

$$S_X(t) = S_0(t)^c$$

が成立する（図 13·5）．これは，生存時間分布の形は $X_1, \cdots, X_s$ が変化しても変わらないという強い仮定である．

ここで，

$$c = e^{\beta_0 + \beta_1 X_1 + \cdots + \beta_s X_s}$$

とおくことによって，生存時間解析においても多変量解析が可能となる．この仮定を用いた回帰分析を Cox 回帰分析という．これはハザード関数で表すと比例関係になるので，**比例ハザードモデル**とも呼ばれている（補足参照）．

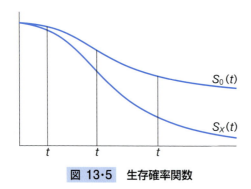

図 13·5 生存確率関数

各パラメータ $\beta_0, \cdots, \beta_s$ は最尤法を用いて推定する．Cox 回帰分析における最尤法の解説は本書のレベルを超えるので省略するが，現在のデータが得られたとき，その実現確率がパラメータ $\beta_0, \cdots, \beta_s$ に依存して決まるので，その確率を最大にするように $\beta_0, \cdots, \beta_s$ を推定する手法である．

β_i の推定量 b_i に対して，e^{b_i} はどの程度ベースライン生存確率関数の $S_0(t)$ よりも $S_X(t)$ が 0 に近い（遠い）かという指標であり，**ハザード比**と呼ばれている．

各パラメータの検定は推定された $b_0, \cdots, b_s$ が正規分布に近似的に従うことを用いて行うことができる（Wald（ワルド）検定）．

$$\chi^2 = \left(\frac{b_i}{\mathrm{SE}_{b_i}}\right)^2 \sim \chi_1^2$$

例題

急性骨髄性白血病患者 33 人の診断後の生存日数と白血球数，診断時の白血球の形態（＋，－）が右のように与えられた．このとき診断後の生存日数に白血球数と診断時の白血球の形態（＋，－）が関連しているかどうかを有意水準 5％で検定せよ．

−		+	
生存日数	白血球数	生存日数	白血球数
65	2,300	65	3,000
156	750	17	400
80*	4,300	7	1,500
134	2,600	16	9,000
16	6,000	15*	5,300
54*	10,500	3	10,000
121	10,000	4	19,000
4	17,000	1*	27,000
39	54,000	3	28,000
143	7,000	8	31,000
56	9,400	4	26,000
26	32,000	3	21,000
7*	35,000	30	79,000
1	100,000	4	100,000
1	100,000	21*	100,000
5	52,000	56	4,400
65	100,000		

解答

比例ハザードモデルのもとで Cox 回帰分析を行ったところ，次の結果を得た．

	係　数	標準誤差	χ^2 値	p 値	ハザード比（HR）
白血球の形態（＋／−）	1.004	0.451	4.952	0.0261	2.73
白血球数	0.000000009	0.00000538	2.847	0.0916	1.00

この結果から，白血球の形態（＋）は（−）に比べて有意に（$p=0.026$），生存時間が短い（HR＝2.73）が，白血球数は有意には関連していない（$p=0.092$）ことが認められた（有意水準 5％）．

D．Cox（コックス）回帰分析

補足

ハザード関数

生存確率関数は右下がりの分布となるが，その下がり具合が急であればあるほど，その時刻に死亡する危険度が高い．ある時刻の瞬間危険度をその生存確率に対する相対的な傾きとして考える．これを $h(t)$ で表して時刻 t のハザード関数という（「′」は微分を表す）．

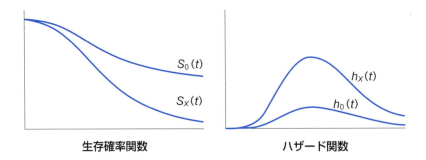

生存確率関数　　　　　　　　　ハザード関数

$$h(t) = \frac{-S'(t)}{S(t)}$$

生存確率関数 $S(t)$ とハザード関数を図示すると，上図のように $S(t)$ の傾きが急なところの $h(t)$ が高い値になる．

このとき，

$$S_x(t) = S_0(t)^c \iff h_x(t) = ch_0(t)$$

となる．ただし，$c = e^{\beta_0 + \beta_1 X_1 + \cdots + \beta_s X_s}$．

この式はハザード関数が比例関係にあるので，Cox 回帰分析の仮定を比例ハザード性の仮定ともいう．

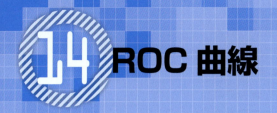

14 ROC 曲線

A 有病状態と検査結果

　ある疾患において症状が現れていない段階でその疾患かどうかを調べるスクリーニング検査など，検査では一般に，検査結果と真の状態としての疾患等の有無とどの程度合致しているかが検討される．

　検査の評価（妥当性の評価）について考える．一般に検査結果は，ある値よりも大きければ**陽性**(positive)としてその疾患への罹患を疑い，その値より小さければ**陰性**(negative)として疾患に罹患していないと考える．この陽性と陰性を分ける点は**カットオフ**(cutoff)**値**，**閾値**と呼ばれている（図 14・1）．

B 検査の指標

　一般には有病状態と検査結果は完全には一致しないので，有病状態を検査結果がどれだけ説明できるかが問題になる．この説明として，感度，特異度，陽性的中率，陰性的中率，陽性尤度比，陰性尤度比などの指標が用いられている（表 14・1）．

$$\text{感度(sensitivity)} = \frac{a}{a+b} \quad \text{真に疾患ありの中で検査陽性の割合}$$

$$\text{特異度(specificity)} = \frac{d}{c+d} \quad \text{真に疾患なしの中で検査陰性の割合}$$

$$\text{陽性的中率(PPV)} = \frac{a}{a+c} \quad \text{検査陽性の中で真に疾患ありの割合}$$

$$\text{陰性的中率(NPV)} = \frac{d}{b+d} \quad \text{検査陰性の中で真に疾患なしの割合}$$

$$\text{陽性尤度比(LR+)} = \frac{\text{真陽性の割合}}{\text{偽陽性の割合}} = \frac{\frac{a}{a+b}}{\frac{c}{c+d}} = \frac{\text{感度}}{1-\text{特異度}}$$

$$\text{陰性尤度比(LR-)} = \frac{\text{偽陰性の割合}}{\text{真陰性の割合}} = \frac{\frac{b}{a+b}}{\frac{d}{c+d}} = \frac{1-\text{感度}}{\text{特異度}}$$

　感度(sensitivity)は真に疾患のある人において検査陽性になる人の割

●本章のねらい

▶検査結果を理解するための手法として，感度，特異度，陽性的中率，陰性的中率，陽性尤度比，陰性尤度比および検査前後の差について学習する．

▶検査法の比較や最適なカットオフ値を求めるための手法である ROC 曲線について学習する．

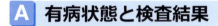

図 14・1　陽性，陰性とカットオフ値

表 14・1　真の状態と検査結果

有病状態＼検査	陽性	陰性	計
真に疾患あり	a	b	a+b
真に疾患なし	c	d	c+d
計	a+c	b+d	

合として定義され，「真に疾患のある人において，検査により疾患であることを特定できる確率（割合）」を表している．**特異度**(specifivity)は真に疾患のない人において検査陰性になる人の割合として定義され，「真に疾患のない人において検査により疾患がないことを特定できる確率（割合）」を表している．疾患のない人が検査陽性になる割合を偽陽性の割合，疾患のある人が検査陰性になる割合を偽陰性の割合という．偽陽性と偽陰性では，疾患を見逃しているという意味で，偽陰性のほうがより望ましくない．

$$\text{偽陽性の割合}(\text{False Positive}:\text{FP}) = \frac{c}{c+d}$$

$$\text{偽陰性の割合}(\text{False Negative}:\text{FN}) = \frac{b}{a+b}$$

これに対し，**陽性的中率**(Positive Predictive Value：PPV)は，検査陽性の人において真に疾患のある人の割合として定義され，「検査陽性の人が真に疾患をもっている確率」を表している．**陰性的中率**(Negative Predictive Value：NPV)は，検査陰性の人において真に疾患のない人の割合として定義され，「検査陰性の人が真に疾患をもっていない確率」を表している．

感度，特異度は，それぞれ「疾患のある人，ない人側からみた検査の鋭敏さの指標」，陽性的中率，陰性的中率は，それぞれ「検査結果からみた，疾患をもっている確からしさの指標」となっている．

感度が高ければ，疾患のある人において検査は鋭敏に陽性として反応し，特異度が高ければ疾患のない人において検査は鋭敏に陰性として反応する．陽性的中率が高ければ，検査陽性者が真に疾患をもっている確率が高く，陰性的中率が高ければ，検査陰性者は真に疾患をもっていない確率が高い．

陽性尤度比は真陽性の割合と偽陽性の割合の比として定義され，これは「検査陽性者において，真に疾患のある人とない人を，検査によってどのくらい（何倍）識別できるか」という指標になっている（この値が高ければ良い検査）．**陰性尤度比**は偽陰性の割合と真陰性の割合の比として定義され，これは「検査陰性者において，真に疾患のある人とない人を，検査によってどのくらい（何分の一に）識別できるか」という指標になっている（この値が低ければ良い検査）．

$p = \frac{a+b}{a+b+c+d}$ は，全員の中で疾患をもっている人の割合なので**有病割合（有病率）**となる．

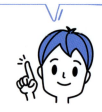

陽性的中率，陰性的中率はともに割合の指標だから，陽性的中割合，陰性的中割合としたいところだけど，ここでは通例にならって陽性的中率，陰性的中率の用語をそのまま用いることとするよ．

例題

　ある疾患 D に関し，検査 T を実施したところ右のような結果を得た．感度，特異度，陽性的中率，陰性的中率，陽性尤度比，陰性尤度比を求めよ．

有病状態＼検査結果	陽性（＋）	陰性（－）	計
真に疾患あり	950	50	1,000
真に疾患なし	450	8,550	9,000
計	1,400	8,600	10,000

解答

$$感度 = \frac{950}{950+50} = 0.95 \quad (95.0\%)$$

$$特異度 = \frac{8,550}{450+8,550} = 0.95 \quad (95.0\%)$$

$$陽性的中率 = \frac{950}{950+450} = 0.6785 \quad (67.9\%)$$

$$陰性的中率 = \frac{8,550}{50+8,550} = 0.9942 \quad (99.4\%)$$

$$陽性尤度比 = \frac{950/1,000}{450/9,000} = 18.99 \quad (19.0)$$

$$陰性尤度比 = \frac{50/1,000}{8550/9,000} = 0.053 \quad (0.05)$$

C　感度と特異度の関係

　さて，検査対象の個体差のために，同じ検査でも検査値は個体によって異なり，分布として考えることができる．真に疾患のある集団と真に疾患のない集団において，検査値の分布をそれぞれ図に表したものが**図14・2**である．あるカットオフ値 C より高い値は陽性と判断され，低い値は陰性として判断される．

　ここでカットオフ値 C を左に動かすと感度は高くなるが特異度は低くなる．C を右に動かすと特異度は高くなるが感度は低くなる（**図14・2**）．すなわち，カットオフ値を変えることによって，感度，特異度を同時に高くすることはできない（トレードオフの関係）．

D　高感度検査と高特異度検査

　「感度が高い」とは「疾患のある人を見逃さない（疾患のある人を見逃す確率が小さい）」ことであり，「特異度が高い」とは「疾患のない人を選別

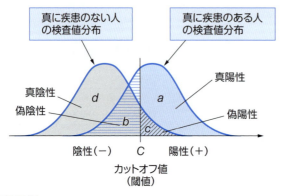

図 14・2 カットオフ値と真陽性，真陰性，偽陽性，偽陰性

できる（疾患のない人を間違う確率が小さい）」と言い換えることができる．さて図 14・2 において，カットオフ値 C を小さくすると偽陰性 b が減るので感度が高くなるが（高感度検査），偽陽性は増える．逆にカットオフ値を高くすると偽陽性 c が減るので特異度が高くなるが（高特異度検査），偽陰性は増える．識別能のある検査（検査値分布が真に疾患の有り無しで離れている）ならば下記のことがいえる．

「高感度検査で陰性になる」とは，偽陰性の割合 $\frac{b}{a+b}$ が小さく，偽陰性 b は真陰性 d より相対的に小さくなるので，陰性的中率 NPV：$\frac{d}{b+d}$ が高くなる．すなわち検査による陰性は真陰性である確率が高い．

「高特異度検査で陽性になる」とは，偽陽性の割合 $\frac{c}{c+d}$ が小さく，偽陽性 c は真陽性 a より相対的に小さくなるので，陽性的中率 PPV：$\frac{a}{a+c}$ が高くなる．すなわち検査による陽性は真陽性である確率が高い．

例題

高感度検査，高特異度検査が求められるのは，どのような場合か？

解答

高感度検査→除外診断：健康診断のようなマススクリーニングで疾患発見を目的とするような場合．

高特異度検査→確定診断：疾患があるかどうかを明らかにしたい場合．

有病割合（率）が小さいときは，感度，特異度がともに高くても陽性的中率が小さくなる点に注意する．

例題

有病割合（率）が 1/10,000 である疾患について，あるスクリーニング検査の感度，特異度はともに 99%であると仮定する．このとき陽性的中率を求めよ．

解答

100,000 人を仮定する．

有病割合 $\dfrac{1}{10,000}$ より

$$a+b=100,000\times\frac{1}{10,000}=100$$
$$c+d=100,000-100=999,900$$

感度 99%より

$$a=100\times0.99=99$$
$$b=100-99=1$$

特異度 99%より

$$d=999,900\times0.99=989,901$$
$$c=999,900\times0.01=9,999$$

$a+c=10,098$ より，陽性的中率は

$$\frac{a}{a+c}=\frac{99}{10,098}=\frac{1}{102}=0.98 \quad(\%)$$

検査結果 有病状態	(＋)	(－)	計
疾患（＋）	a	b	$a+b$
疾患（－）	c	d	$c+d$
	$a+c$	$b+d$	100,000

有病割合が小さいときは，感度，特異度が高くても陽性的中率は低くなる点に注意が必要である．

E 検査前確率と検査後確率

ある疾患について有病割合（率）が p だとする．ある患者に対してスクリーニング検査前後で，その患者が疾患を有する確率がどのように変わるだろうか？　検査前ではその患者が疾患を有する確率は有病割合（率） p に一致する．つまり患者の有病状況に関する検査前確率は p である．この患者がスクリーニング検査を受けて陽性になった場合，疾患を有する確率は定義より陽性的中率（PPV）となる（検査後確率）．患者の有病状況に関する確からしさは検査前後で変化し，両者には次のような関係がある．

表 14·1 では有病割合（率）$p=\dfrac{a+b}{a+b+c+d}$ であり，陽性的中率

(PPV)は PPV$=\dfrac{a}{a+c}$ なので，有病オッズ（検査前オッズ）と陽性的中オッズ（検査後オッズ）はそれぞれ，

$$\frac{p}{1-p}=\frac{a+b}{c+d}, \quad \frac{PPV}{1-PPV}=\frac{a}{c}$$

となる．

陽性尤度比は

$$LR(+)=\frac{感度}{1-特異度}=\left.\frac{a}{a+b}\right/\frac{c}{c+d}$$

なので

$$\frac{PPV}{1-PPV}=LR(+)\times\frac{p}{1-p}$$

すなわち

　　　検査後オッズ ＝ 陽性尤度比 × 検査前オッズ

となる．つまりスクリーニング検査により陽性尤度比の分だけ患者が疾患を有する確からしさ（正確にはオッズ）が高まる．

F ROC 曲線（受信者動作特性曲線）

検査法を比較するとき，あるいは最適なカットオフ値を決定するときに，ROC 曲線（Receiver Operating Characteristic curve）を用いることが多い．

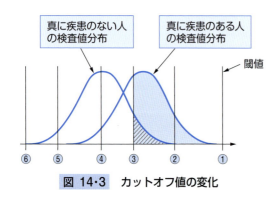

図 14・3　カットオフ値の変化

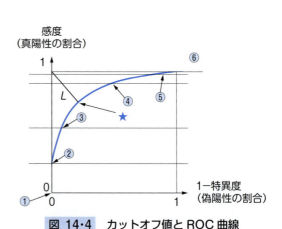

図 14・4　カットオフ値と ROC 曲線

図 14・3 のような疾患あり，なしの各群の検査値分布において，カットオフ値を右から左へ①から⑥まで動かして，感度，特異度を計算する．それらの値を x 軸に偽陽性の割合（1－特異度），y 軸に真陽性の割合（感度）として図示すると図 14・4 のようになる．

カットオフ値を変えた場合の真陽性と偽陽性の大きさの関連性を示すグラフは ROC 曲線と呼ばれている．識別能の高い検査は，偽陽性が低

くて真陽性（感度）が高い検査なので，このグラフでいえば座標$(0, 1)$に近くなる．すなわち，ROC曲線が座標$(0, 1)$に近くなればなるほど識別能がよくなる．これは曲線下面積（AUC：Area Under Curve）が増大することと同値である．ここで曲線下面積は，ROC曲線，x軸，および直線$x=1$で囲まれる領域の面積のことである．識別能のない検査のROC曲線は，真陽性と偽陽性となる確率が等しいので，$(0, 0)$，$(1, 1)$を通る直線となる．

カットオフ値は**図14・4**のROC曲線と$(0, 1)$までの距離Lが最短になるような点★に対応するように定めるとよい場合が多い．また，2つの検査がある場合，平均的に$(0, 1)$に近いROC曲線をもつほう（AUCが大きいほう）がより優れた検査といえる．

15 サンプルサイズの設計

A なぜサンプルサイズを設計するのか？

　ある疾患の有病割合に2つの地域で差があることを明らかにしたいときや，新治療法が従来治療法よりも効果があるかどうかを明らかにしたいときに，各群のサイズをどのように設定したらよいかが重要となる．このときキーになる概念が**推定精度**あるいは**検定の確からしさ（検出力）**である．

　前者では，たとえば A 地区のインフルエンザ有病割合が 20%で，基準となる O 地区よりも 10%高いとき，これを明らかにするために，A 地区，B 地区から何例ずつデータを収集すればよいかを判断する．この場合，A 地区，B 地区の有病割合の差の 95%信頼区間の幅を 10%以内にするサイズが必要となる．

　後者では，集団をランダムに2群に分けて，それぞれに新治療法か従来治療法を割り付け，各群から効果に関する情報を収集し，「2群の比較」による検定により，新治療法が従来治療法よりも効果があるかどうかを判断する．この場合，「対立仮説が正しいときに帰無仮説を棄却する確率」を表す検出力を 80%とするサイズを設定する．すでに学んだように，検出力とは，2群に差があるとき，検定により差があると判断する確率であり，検定法の良さに関する指標である．検出力が 80%の検定では，「2群間に差がある（帰無仮説を棄却する）」という判断の確からしさが 80%であるいうことである．ヒトを対象とした臨床試験などでは，この精度が重要となる．検出力が 50%未満の検定法では，たとえ「有意な差」が認められても，その確からしさが 50%未満であるため，この結果を信じるのは危険である．そのため，臨床試験などでは検出力を 80%あるいは 90%と高く設定する．一般に，**サンプルサイズ**を大きくすると検出力が高くなるので，必要な検出力を設定することによりサンプルサイズが定まる．

○本章のねらい

▶データを集める場合どの程度集めたらよいのか，その大きさを見積もる方法を学ぶ．

B サンプルサイズ設計の考え方

1 信頼区間の幅を用いたサイズ設計

2群における割合の差の推定を例に解説する．A群における割合 p_1，B群における割合 p_2 について割合の差 $d=p_1-p_2$ を考える．A群，B群のサイズをそれぞれ n_1，n_2，その中である特性をもつ人数をそれぞれ $r_i=0, 1, 2, \cdots, n_i$（$i=1, 2$）とする．$n_1=kn_2$ とおくと，

p_i の95%信頼区間は，$\hat{p}_i=\dfrac{r_i}{n_i}$ の期待値，標準誤差はそれぞれ p_i，

$SE_i=\sqrt{\dfrac{p_i(1-p_i)}{n_i}}$ より，サイズ大のときに

$$\dfrac{(\hat{p}_i-p_i)}{SE_i}$$

は標準正規分布に従うと考えられるので，

$$\dfrac{((\hat{p}_1-\hat{p}_2)-(p_1-p_2))}{\sqrt{SE_1^2+SE_2^2}}$$

も標準正規分布に従うと考えられる．その95%信頼区間は，

$$(\hat{p}_1-\hat{p}_2)-1.96\sqrt{SE_1^2+SE_2^2} \leqq (p_1-p_2) \leqq (\hat{p}_1-\hat{p}_2)+1.96\sqrt{SE_1^2+SE_2^2}$$

となる．　これより95%信頼区間の幅は

$$D=2\times 1.96\sqrt{SE_1^2+SE_2^2}$$

となるので，標準誤差の推定量 $SE_1^2+SE_2^2=\dfrac{\hat{p}_1(1-\hat{p}_1)}{n_1}+\dfrac{\hat{p}_2(1-\hat{p}_2)}{kn_1}$

より，

$$n_1=\dfrac{4\times 3.842\times\left(\hat{p}_1(1-\hat{p}_1)+\dfrac{\hat{p}_2(1-\hat{p}_2)}{k}\right)}{D^2}$$

と表すことができる．

例題

A地区のインフルエンザ有病割合は15%で，基準となるO地区よりも10%高いようである．これを統計的に確かめたい．A地区とB地区の有病率の差の95%信頼区間の幅を10%以内にするには，各群何例ずつデータを収集する必要があるか？　ただし両群のサイズは等しいとする．

解答

$D=0.10$　$\hat{p}_1=0.20$　$\hat{p}_2=0.10$　$k=1$ より求めるサイズ n は，

$$n=\dfrac{4\times 3.842\times 3(0.20(1-0.20)+0.10(1-0.90))}{(0.10)^2}=384.2$$

各群385例ずつ必要となる．

2 検出力を用いたサイズ設計

2群における割合の差の検定を例に解説する．帰無仮説 H_0：2群の効果に差がない（$p_1=p_2$），対立仮説 H_1：2群の効果に差がある（$p_1 \neq p_2$），効果の差を $d=p_1-p_2$ とすると，帰無仮説 H_0 のもとで考えた場合の効果の差の分布と，対立仮説 H_1 のもとで考えた場合の効果の差の分布，および点 C が棄却限界値の場合の第1種の誤り，第2種の誤りの確率は**図 15·1** のように書ける．**検出力**，**効果の差**（**エフェクトサイズ** effect size：**期待する差**）d を強調すると**図 15·2** のようになる．

サンプルサイズが大きくなれば，それぞれの分布の分散が小さくなるので，**図 15·3** のように検出力が高くなる．

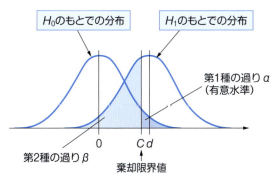

図 15·1 第1種の誤り，第2種の誤りの確率

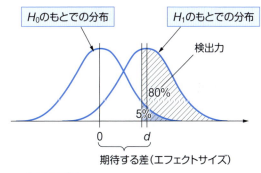

図 15·2 検出力と効果の差（期待する差）

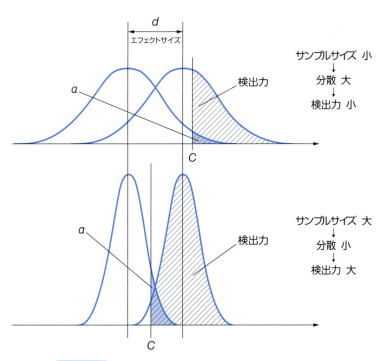

図 15·3 サンプルサイズの大小による検出力の違い

さてI群，II群のサイズはそれぞれ n_1, n_2 であり，その中である特性をもつ人数をそれぞれ，r_1, r_2 ($r_i=0, \cdots, n_i, i=1,2$) とする．このとき帰無仮説，対立仮説は下記のようになる．

H_0：2群の効果に差がない（$p_1-p_2=0$）
H_1：2群の効果に差がある（$p_1-p_2=d\neq 0$）
　　　（簡単のために $d>0$ を仮定する）

このとき効果の差 $p_1-p_2=d$ を有意水準 α，検出力 $1-\beta$ で検出するためのサイズを算出することを考える．まずこの場合，データおよび確率分布は表15・1，15・2のように書ける．

表15・1　データ

	特性(+)	特性(−)	計
I群	r_1	n_1-r_1	n_1
II群	r_2	n_2-r_2	n_2

表15・2　確率分布

	特性(+)	特性(−)	計
I群	p_1	$1-p_1$	1
II群	p_2	$1-p_2$	1

母割合 p_1, p_2 の推定量をそれぞれ $\hat{p}_1, \hat{p}_2$ とおくと，$\hat{p}_1=\dfrac{r_1}{n_1}, \hat{p}_2=\dfrac{r_2}{n_2}$ となり，n_1, n_2 が大きいとき，それぞれ，正規分布 $N\left(p_1, \dfrac{p_1(1-p_1)}{n_1}\right)$, $N\left(p_2, \dfrac{p_2(1-p_2)}{n_2}\right)$ に近似できるので，そのとき $\hat{p}_1-\hat{p}_2$ は，正規分布 $N\left(p_1-p_2, \dfrac{p_1(1-p_1)}{n_1}+\dfrac{p_2(1-p_2)}{n_2}\right)$ に従うと考えてよい．この先簡単のために $n_2=n_1=n$ とする．

帰無仮説 $H_0: p_1-p_2=0$ のもとで考えたとき，$\hat{p}_1-\hat{p}_2$ は，$N\left(0, \dfrac{2\bar{p}(1-\bar{p})}{n}\right)$ （ただし，$\bar{p}=\dfrac{p_1+p_2}{2}$）に従い，対立仮説 $H_1: p_1-p_2=d$ のもとで考えたとき，$\hat{p}_1-\hat{p}_2$ は $N\left(d, \dfrac{p_1(1-p_1)+p_2(1-p_2)}{n}\right)$ に従うと考えてよいので，棄却限界値 C をそれぞれの仮説（H_0, H_1）で表すことを考える．

H_0 においては，棄却限界値 C は図15・4右図の上側の有意点が $\dfrac{\alpha}{2}$ となる点に対応するので，$Z_{\frac{\alpha}{2}}$ を用いて，

$$\frac{C-0}{\sqrt{\dfrac{2\bar{p}(1-\bar{p})}{n}}}=Z_{\frac{\alpha}{2}} \quad \cdots ①$$

と書ける．一方 H_1 においては，棄却限界値 C は，図15・5右図の上側 ($100(1-\beta)$)%（下側 (100β)%）点に対応するので，$Z_{1-\beta}=-Z_\beta$ を用いて，

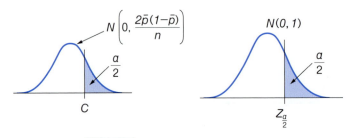

図15・4　H_0 の分布と棄却限界値 C

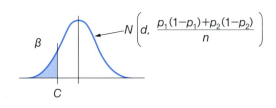 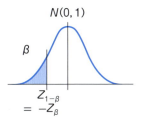

図 15・5 H_1 の分布と棄却限界値 C

$$\frac{C-d}{\sqrt{\dfrac{p_1(1-p_1)+p_2(1-p_2)}{n}}}=-Z_\beta \quad \cdots ②$$

となる．①②式より C を消去すると，

$$d=Z_{\frac{\alpha}{2}}\sqrt{\frac{2\bar{p}(1-\bar{p})}{n}}+Z_\beta\sqrt{\frac{p_1(1-p_1)+p_2(1-p_2)}{n}}$$

となり，これより

$$n=\frac{\left(Z_{\frac{\alpha}{2}}\sqrt{2\bar{p}(1-\bar{p})}+Z_\beta\sqrt{p_1(1-p_1)+p_2(1-p_2)}\right)^2}{d^2}$$

が導かれ，これが片方の群の必要なサイズの大きさとなる．ここから脱落率 $100q\%$ を考慮[*1]し，両群で必要となるサイズは，

$$\frac{2n}{1-q}=\frac{2\left(Z_{\frac{\alpha}{2}}\sqrt{2\bar{p}(1-\bar{p})}+Z_\beta\sqrt{p_1(1-p_1)+p_2(1-p_2)}\right)^2}{(1-q)d^2}$$

となる．

もし両群でサイズに不均衡を認めるのであれば，$n_2=kn_1$ とおいて（ただし $k>1$ とする），同様な計算を行うことにより，サイズの小さい群の必要サイズ n_1 は，

$$n_1=\frac{\left(Z_{\frac{\alpha}{2}}\sqrt{\dfrac{k+1}{k}\bar{p}(1-\bar{p})}+Z_\beta\sqrt{p_1(1-p_1)+p_2(1-p_2)}\right)^2}{d^2}$$

となる．

*1 一般にサイズ設計をしても実際の研究では，対象者の都合で何割かは研究から脱落する．そのため，脱落率をある程度見込み，多めにサイズ設計をするのが一般的である．

例題

事前研究により，ある新薬 A の効果は 70% で標準薬 B の 55% よりも 15% 優れているようだ．これを統計的に確かめたい．有意水準 5%，検出力 80%．脱落率 15% とした場合，両群で何例必要か？　ただし両群のサイズは等しいとする．

解答

新薬 A：70%　（$p_1=0.70$）　　標準薬 B：55%　（$p_2=0.55$）

$\bar{p}=\dfrac{0.70+0.55}{2}=0.625$，片群のサイズを n とおくと，

$$n = \frac{(1.96\sqrt{2 \times 0.625 \times 0.375} + 0.842\sqrt{0.70 \times 0.30 + 0.55 \times 0.45})^2}{0.15^2}$$

$$= 162.4$$

片側 163 例→両群 326 例→脱落率 15%より $326 \times \dfrac{1}{0.85} = 383.5$

よって 384 例必要である.

t 検定とログランク検定に関するサイズ設計式を参考までに記す.

t 検定におけるサイズ設計式

帰無仮説　$H_0 : \mu_1 = \mu_2$

対立仮説　$H_1 : \mu_1 \neq \mu_2$

σ：介入群，対照群共通の標準偏差

有意水準　$\alpha = 0.05$

検出力　$1 - \beta = 0.80$

介入群のサイズ：n

対照群のサイズ：n

$Z_0 = 1.960$

$Z_1 = 0.842$

片群で必要な症例数は
$$n = 2\frac{(Z_0 + Z_1)^2}{\left(\dfrac{\mu_1 - \mu_2}{\sigma}\right)^2}$$

ログランク検定におけるサイズ設計式（生存時間の比較）

帰無仮説　$H_0 : \theta = 1$（θはハザード比）

対立仮説　$H_1 : \theta \neq 1$

有意水準　$\alpha = 0.05$

検出力　$1 - \beta = 0.80$

介入群のサイズ：n

対照群のサイズ：n

$Z_0 = 1.960$

$Z_1 = 0.842$

$S_1(t)$：介入群の生存確率関数

$S_2(t)$：対照群の生存確率関数

$S_1(t) = S_2(t)^\theta$：比例ハザードモデル

片群で必要な症例数は
$$n = \frac{\left(\dfrac{\theta + 1}{\theta - 1}\right)^2 (Z_0 + Z_1)^2}{2 - S_1(t) - S_2(t)}$$

いずれのサイズ設計式においても，下記のように効果の差に関する事前情報が必要である.

割合の比較　　：効果の差 $p_1 - p_2 = d$

平均値の比較　：効果の差 $\mu_1 - \mu_2$，およびその標準偏差 σ

生存時間の比較：効果の差　時刻 t における生存確率 $S_1(t)$，$S_2(t)$

実用においては，先験情報よりこれらの値を推定するなどの方法を用いる. サイズ設計式は検定法に依存している点には注意が必要である.

16 疫学・保健統計

A 因果関係の基本となる情報

　喫煙，飲酒，高血圧など特定の要因をもち続けること（要因への曝露）が疾患発症の原因になっているのか，カロリーコントロール，規則正しい生活習慣が疾患発症の予防になっているか，あるいは，新しい治療が従来治療よりも効果があるのか，などの「仮説」は，すべて「原因⇒結果」というスタイルで模式的に考えることができる．因果関係を明らかにするためには，原因となる情報，結果となる情報を，どの指標で測るか，また「因果関係」となる関連性をどのように明らかにするかが重要となる．

B 原因および結果を測る情報を得るためのサンプリングデザイン

　13ページで記述したように，データ（原因情報，および結果情報）を得るにはさまざまなデザインが考えられており，多くの場合，結果情報が原因情報より時間的に後の情報となるように工夫されている．たとえば観察研究における症例対照研究は，現在の疾患罹患情報（結果情報）を得て，過去の原因情報（要因への曝露）を収集するデザインであり，コホート研究は現在の原因情報を得て，将来の結果情報を収集するデザインである．介入研究も同様に現在の原因情報を得て，将来の結果情報を収集するデザインとして考えられる．

C 原因や結果の代表値

　要因 X が結果 Y を引き起こす「因果関係」を示すことを考える．因果関係の知見がない研究の初期段階では，状況を単純化し，「その原因となる要因をもっているか（$X=1$），いないか（$X=0$）」のように，原因情報 X を2値の変数とする場合が多い．「緑茶を飲むとある疾患への罹患予防になるのではないか」という因果仮説について，「緑茶を1日7杯以上飲むか（$X=1$），全く飲まないか（$X=0$）」という場合である．この場合，X の各群でその後疾患への罹患の程度がどのように違うのかという点（結

○ 本章のねらい

▶人間集団において，喫煙，飲酒など特定の要因をもち続けることが疾患発症の原因となっているのか，治療や予防などが効果を上げているかなど，因果関係（ある要因がその結果を引き起こすという関連）を，どのような考え方で明らかにするのかを学ぶ．

▶人口静態統計，人口動態統計など，国（総務省，厚生労働省）が公開している情報を理解するために，基本的な指標を学習する．

果)が関心事となる．これについて各群で「罹患率」をそれぞれの群の罹患の程度の代表値として推定し，それを比較することになる．

$$\text{罹患率} = \frac{\text{観察期間中の罹患（発症）患者数}}{\text{人時の総和}} \quad \left[\frac{1}{\text{時間}}\right]$$

別の例として「新薬が従来薬よりも生命予後の延長に貢献しているか」という例では，原因情報 X について「新薬の服用（$X=1$），従来薬の服用（$X=0$）」となる．これについても2群をランダムにつくり，それぞれ新薬服用群（$X=1$）または従来薬服用群（$X=0$）とすると，結果情報はそれぞれの個体における服用開始後の生存時間 t となり，たとえば kaplan-Meier 推定量はその代表情報となる．その他の代表値としてはメジアン生存時間，○○年生存率（生存割合）などが用いられることが多い．

D 関連性を測る指標

代表的なサンプリングデザインで，「因果関連」のための「関連性」をどのように測るかについて記述する．

1 症例対照研究

症例対照研究の場合，症例群と対照群のそれぞれについて過去の原因として考えている要因への曝露状況を比較することになる．この場合，指標としてオッズ比 $OR = \dfrac{ad}{bc}$ が用いられることが多い[*1]（**表16·1**）.

表 16·1　症例対照研究

	症例群	対照群
要因あり	a	b
要因なし	c	d

[*1]　ここではサンプルにおける指標のみを記載している．

2 コホート研究

コホート研究の場合，要因群と対照群のそれぞれについて将来の結果として考えているイベントの有無の状態を比較することになる．この場合イベントとして「疾患への罹患」を考え，各群での代表値を「罹患率」とし，関連性の指標として罹患率比（Rate Ratio：$RR = \dfrac{a/T_1}{c/T_0}$）が用いられることが多い[*2]（**表16·2**）.

[*2]　コホート研究ではしばしば，観察人時の代わりに観察開始時人数を分母に用いる場合がある（**表16·3**）．その場合は代表値を罹患者割合（正確にはその観察期間における累積罹患率）とし，関連性の指標としてその比を用いる場合がある．この指標は相対リスク（Relative Risk：$RR = \dfrac{a/N_1}{c/N_0}$）と呼ばれている．同じ略語であるが意味の違いに注意する．

表 16·2　コホート研究（観察人時[*3]）

	罹患者数	観察人時
要因群	a	T_1
対照群	c	T_0

表 16·3　コホート研究（観察開始時人数）

	罹患者数	観察開始時人数（参加者数）
要因群	a	N_1
対照群	c	N_0

[*3]　参加者の観察時間 t_i（イベント発生まで）の総和 $\sum t_i$ のことである．

また対照群における罹患率は「要因なし」の場合に相当するので，その要因では制御不能であると考え，要因によってコントロールできる罹患率（寄与危険）を「因果関連」の指標とする場合がある．この考え方におけ

168　16．疫学・保健統計

る関連性の指標は，罹患率差（Rate Difference：RD$=\frac{a}{T_1}-\frac{c}{T_0}$）となる[*4]．あるいはこれを「要因あり」の場合に担当する罹患率に対する比とすれば，「その要因を排除することによってコントロールできる罹患率の割合」となり，これは寄与（危険）割合と呼ばれている．

$$寄与（危険）割合=\frac{\left(\frac{a}{T_1}-\frac{c}{T_0}\right)}{\frac{a}{T_1}}$$

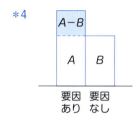

[*4]

$A=\frac{a}{T_1}$

$B=\frac{c}{T_0}$

寄与危険$=A-B$

寄与危険割合$=\frac{A-B}{A}$

3 介入研究

介入研究で結果情報を「あるイベントが発生するまでの時間」とした場合，要因群と対照群のそれぞれについて将来の結果として考えているイベントの有無の状態を比較することになり，生存時間解析が行われることが多い．その場合，それぞれの群で kaplan-Meier 推定量を求め，その差をログランク検定などで比較することによって差を明らかにする．多変量解析をにらみ，Cox 回帰モデルのもとで，「要因群（$X=1$），対照群（$X=0$）」とし，ハザード比（Hazard Ratio：HR）で関連性を代表させる場合も多い．

E 多変量解析による変数の調整

たとえば線形回帰モデルを考える．変数 X の変数 Y への関連は，$Y=a_0+a_1X$ という単回帰分析で明らかにすることができる．このとき変数 Y への関連として他に $Z_1, \cdots Z_p$ という変数があって，これらの変数の影響を除去した変数 X の変数 Y への関連を知りたいという状況がよくある．第 11 章回帰分析の例で，米国の州別データより，悪性黒色腫による死亡率 Y と緯度 X の関連を考えるときに，その州が海に面しているかどうか（Z）という影響を排除して死亡率 Y に緯度 X が関連しているかどうかを知りたいような状況である．たとえ悪性黒色腫による死亡率に緯度が関連していたとしても，「その州が海に面しているか」のほうが真に関連していて，緯度による関連は「その州が海に面しているか」を考慮すれば関連性が消えてしまう「見かけの関連」になっているのではないかということである．このような問題に対処する方法として，多変量解析によって変数の影響を調整することができる．

すなわち，$Y=a_0+a_1X$ に対して，$Y=c_0+c_1X+b_1z_1+\cdots+b_pz_p$ という多変量モデルを考えるとよい．この多変量モデルにおいて変数 X の変数 Y への関連の情報は X の係数 c_1 に含まれているが，この c_1 は「$Z_1, \cdots, Z_p$ のすべての変数の値を固定したもとで，X の値が 1 増加したとき

の Y の変化量」を表している．この「$Z_1, \cdots, Z_p$ のすべての変数の値を固定したもとでの関連」が，「$Z_1, \cdots, Z_p$ のすべての変数の影響を排除した場合の関連」として解釈できる．その他の方向としては，多変量解析とは限らないが，層別解析，データの制限などがある．

F 関連性と因果関係

　原因情報が結果情報よりも時間的に前にあり，なおかつ関連性を測る指標であるオッズ比，相対リスク，罹患率比，ハザード比などで関連性が表されたとする．しかし，だからと言って，因果関係が示されたことにはならない点には注意が必要である．示されたのはあくまでも，「原因情報と結果情報に時間的な差を考慮して収集したデータについて，その2者に統計学的関連性が認められた」ということである．因果関係を示すための必要条件になっているが，十分条件ではない．

　この結果を基にさまざまな要素を考えつつ，因果関係が示されているという認識が大切である．

G 基本的な保健指標

1 出生に関する指標

1 出生率，再生産率

　出生率は人口増減に直接関連する要因であるが，死亡率以上にコントロールできる要因である．再生産は人口が次の世代に置き換わることであり，女性の妊娠可能な年齢（15〜49歳）における出生数と関係がある．

$$出生率＝\frac{出生数}{人口}×1,000 \quad （1年間あたり，1,000人あたりの出生数）$$

$$合計特殊出生率＝\sum\left[\frac{母の年齢別出生数}{同年齢の女性人口}\right] \quad （15歳から49歳までの和）$$

$$＝15歳における女性1人あたりの平均出生数＋\cdots＋49歳における女性1人あたりの平均出生数$$

$$＝女性1人が一生に産む子どもの数（出産可能年齢を15歳〜49歳とした）$$

$$総再生産率＝\sum\left[\frac{母の年齢別女児出生数}{同年齢の女性人口}\right] \quad （15歳から49歳までの和）$$

$$＝15歳における女性1人あたりの平均女児出生数＋\cdots＋49歳における女性1人あたりの平均女児出生数$$

$$＝女性1人が一生に産む女児の数$$

$$純再生産率 = \Sigma\left[\left(\frac{生命表によるその年齢の定常人口}{生命表による0歳の女子生存数(100,000)}\right) \times \left(\frac{母の年齢別女児出生数}{同年齢の女性人口}\right)\right]$$
(15歳から49歳までの和)

$$= \Sigma\left[その年齢まで生存する確率 \times \left(\frac{母の年齢別女児出生数}{同年齢の女性人口}\right)\right]$$
(15歳から49歳までの和)

= 子どもを産むまでの生存確率を考慮した場合の女性1人が一生に産む女児の数

2 死亡に関する指標

出生率とともに人口増減の決定要因の1つであり，人間集団の健康水準をよく反映する指標として重要である．

1 粗死亡率

一般にいわれている死亡率とは粗死亡率を指す．粗死亡率は年齢（階級）別死亡率や死因別死亡率を算出する場合にも利用できるが，死因別死亡率の場合には一般に人口1,000（人）のかわりに100,000（人）がよく用いられる．分母の人口はわが国の場合一般に10月1日の人口が用いられるが，諸外国では7月1日の人口（年央人口）が用いられる場合が多い．

$$粗死亡率 = \frac{1年間の死亡数}{人口} \times 1,000$$

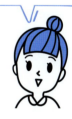

保健統計で用いる死亡率，罹患率などの率は「1年間あたり」という暗黙の了解があるんだよ．つまり，分母は人口で近似して用いることができるの．単位は厳密にいえば[1/時間]となっているよ．

2 年齢調整死亡率

年齢が高くなれば死亡率は高くなるので，死亡率は集団の年齢構成に大きく依存する．そのため，集団間で死亡率を比較する場合は，年齢構成をそろえる必要がある．**年齢調整死亡率**(age adjusted death rate)は年齢構成の影響を除いた死亡率であり，基準集団を用いて算出する．これには以下に示すように直接法と間接法がある．このとき基準となる人口として，国内における比較では「昭和60年モデル人口（**図16・1**）」が用いられている．

年齢調整には「基準集団の年齢階級の重みを用いて対象集団の死亡率の加重平均」を求めるか，あるいは「基準集団の年齢階級別死亡率を用いた場合の対象集団の死亡者数」を求めるか，の2通り考えられている．前者は直接死亡率を用いることから「直接法」，後者は対象集団の死亡者数を求めてから考えることから「間接法」と呼ばれている．

a．直接法

観察集団の年齢階級別死亡率を基準集団の各年齢階級別人口の割合を重みとした加重平均として計算する．

$$\begin{array}{c}年齢調整死亡率\\(直接法)\end{array} = \Sigma\left[\left(基準集団の\frac{年齢階級別人口}{総人口}\right) \times \left(\begin{array}{c}観察集団の\\年齢階級別死亡率\end{array}\right)\right]$$
（年齢階級全体に関する和）

年齢(歳)	基準人口
0～ 4	8,180,000
5～ 9	8,338,000
10～14	8,497,000
15～19	8,655,000
20～24	8,814,000
25～29	8,972,000
30～34	9,130,000
35～39	9,289,000
40～44	9,400,000
45～49	8,651,000
50～54	7,616,000
55～59	6,581,000
60～64	5,546,000
65～69	4,511,000
70～74	3,476,000
75～79	2,441,000
80～84	1,406,000
85以上	784,000
合 計	120,287,000

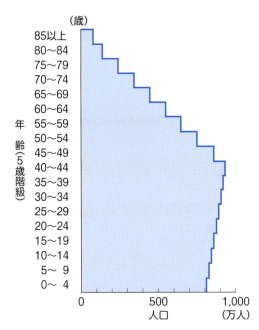

図 16·1　基準人口（昭和60年モデル人口）

例題

次の表はある年のT市における年齢階級別人口，年齢階級別死亡数，年齢階級別死亡率，および基準人口である昭和60年モデル人口である．T市の粗死亡率と年齢調整死亡率（直接法）を求めなさい．

年齢(歳)	観察集団(T市) 年齢階級別人口	年齢階級別死亡数	年齢階級別死亡率(1,000人あたり)/年	年齢構成割合(%)	基準人口(昭和60年モデル人口) 年齢階級別人口	年齢階級別死亡数	年齢階級別死亡率	年齢構成割合(%)
0- 4	10,667	12	1.125	5.37	8,180,000	—	—	6.80
5- 9	10,122	1	0.099	5.10	8,338,000	—	—	6.93
10-14	9,802	0	0.000	4.94	8,497,000	—	—	7.06
15-19	11,313	4	0.354	5.70	8,655,000	—	—	7.20
20-24	16,833	7	0.416	8.48	8,814,000	—	—	7.33
25-29	17,609	6	0.341	8.87	8,972,000	—	—	7.46
30-34	18,099	9	0.497	9.12	9,130,000	—	—	7.59
35-39	15,151	14	0.924	7.63	9,289,000	—	—	7.72
40-44	13,048	14	1.073	6.57	9,400,000	—	—	7.81
45-49	12,154	22	1.810	6.12	8,651,000	—	—	7.19
50-54	12,816	37	2.887	6.46	7,616,000	—	—	6.33
55-59	13,106	57	4.349	6.60	6,581,000	—	—	5.47
60-64	10,208	67	6.563	5.14	5,546,000	—	—	4.61
65-69	7,696	88	11.435	3.88	4,511,000	—	—	3.75
70-74	6,613	115	17.390	3.33	3,476,000	—	—	2.89
75-79	5,980	184	30.769	3.01	2,441,000	—	—	2.03
80-84	3,889	206	52.970	1.96	1,406,000	—	—	1.17
85-	3,419	356	104.124	1.72	784,000	—	—	0.65
計	198,525	1,199	6.040	100.00	120,287,000	—	—	100.00

——部分の列は計算には用いないが，直接法，SMRの計算に必要な情報の違いをわかりやすくするために記載した．

解答

$$粗死亡率 = \frac{1,199}{198,525} \times 1,000 = 6.04(千人あたり)$$

$$\begin{aligned}年齢調整死亡率\\(直接法)\end{aligned} = \left[\frac{6.80}{100} \times \frac{1.125}{1,000} + \frac{6.93}{100} \times \frac{0.099}{1,000} + \cdots + \frac{0.65}{100} \times \frac{104.124}{1,000}\right] \times 1,000$$

$$= 4.065(千人あたり)$$

b．間接法

年齢調整死亡率を間接法で考える状況では，SMR（Standardized Mortality Ratio：標準化死亡比）が単体で用いられることが多い．SMRはその集団の死亡水準が基準人口より高ければ100より高くなる．この指標は，基準人口の選択によって値が異なるので，必ず使用した基準人口を明らかにしなければならない．

SMR（標準化死亡比）：

観察集団に基準人口の年齢階級別死亡率を仮定した場合に計算される期待死亡数と実死亡数との比．

$$SMR = \frac{観察集団の実死亡数}{\displaystyle\sum\left[\left(\begin{array}{c}観察集団の\\年齢階級別人口\end{array}\right) \times \left(\begin{array}{c}基準集団の\\年齢階級別死亡率\end{array}\right)\right]} \times 100$$
（年齢階級全体に関する和）

年齢調整死亡率（間接法）：

観察集団の年齢調整死亡率は基準人口の（粗）死亡率×SMR．

例題

次の表はある年の T 市における年齢階級別人口，年齢階級別死亡数と，その年のわが国全体の（粗）死亡率，年齢階級別死亡率である．わが国全体を基準人口としたときの T 市の標準化死亡比（SMR）と年齢調整死亡率（間接法）を求めなさい．

G．基本的な保健指標

年齢(歳)	観察集団(T市)			基準人口(わが国全体)		
	年齢階級別人口	年齢階級別死亡数	年齢階級別死亡率(1000人あたり)/年	年齢階級別人口	年齢階級別死亡数	年齢階級別死亡率(1000人あたり)/年
0- 4	10,667	12	——	——	——	0.754
5- 9	10,122	1	——	——	——	0.103
10-14	9,802	0	——	——	——	0.098
15-19	11,313	4	——	——	——	0.288
20-24	16,833	7	——	——	——	0.432
25-29	17,609	6	——	——	——	0.486
30-34	18,099	9	——	——	——	0.620
35-39	15,151	14	——	——	——	0.872
40-44	13,048	14	——	——	——	1.295
45-49	12,154	22	——	——	——	2.075
50-54	12,816	37	——	——	——	3.394
55-59	13,106	57	——	——	——	4.851
60-64	10,208	67	——	——	——	7.153
65-69	7,696	88	——	——	——	11.146
70-74	6,613	115	——	——	——	18.174
75-79	5,980	184	——	——	——	29.942
80-84	3,889	206	——	——	——	49.795
85-	3,419	356	——	——	——	118.453
計	198,525	1,199	——	126,176,000	1,028,602	8.152

解答

$$SMR = \frac{1,199}{10,667 \times \dfrac{0.754}{1,000} + 10,122 \times \dfrac{0.103}{1,000} + \cdots + 3,419 \times \dfrac{118.45}{1,000}} \times 100$$

$$= \frac{1,199}{1,259} \times 100 = 95.2 \quad (\%)$$

$$\text{年齢調整死亡率} \atop \text{(間接法)} = 8.15 \times 0.952 = 7.76 (\text{千人あたり})$$

　直接法による年齢調整死亡率では観察集団の年齢階級別死亡率が必要になるが，一般に人口の少ない集団では，死亡数の1例の変動が年齢階級別死亡率に大きく影響を与えるため，一般に市町村など対象集団の人口規模が小さい場合には，基準人口の年次に依存しない標準化死亡比(SMR)が用いられている．

3 PMI(50歳以上死亡割合)，60歳以上死亡割合

　PMI(Proportional Mortality Indicator)は，全死亡数の中で50歳以上の死亡数の占める割合をいう．年齢階級別死亡率を求めることができない場合に利用でき，とくに開発途上国間の比較に便利である．

$$PMI = \frac{50\text{歳以上死亡数}}{\text{全死亡数}} \times 100 \quad (\%)$$

最近，厚生労働省は「60歳以上死亡割合」を用い始めている．

$$60 \text{ 歳以上死亡割合} = \frac{60 \text{ 歳以上死亡数}}{\text{全死亡数}} \times 100 \qquad (\%)$$

4 乳児死亡率，新生児死亡率，早期新生児死亡率，周産期死亡率

　これらの死亡率は，一般の死亡率とは異なり，分母に出生数または出産数を使っている．地域の健康水準をよく反映している指標としてよく利用されるが，死亡届が完全に実施されていない場合には，分子の数が実際の数よりも小さくなるので取り扱いには注意を要する．

　周産期死亡率は出生をめぐる死亡であり，母体の健康状態をよく表す指標として使われる．出産数，つまり出生数と妊娠満22週以後の死産数の合計を分母とする．

$$乳児死亡率 = \frac{乳児死亡数（生後1年未満）}{出生数} \times 1,000$$

$$新生児死亡率 = \frac{新生児死亡数（生後28日未満）}{出生数} \times 1,000$$

$$早期新生児死亡率 = \frac{早期新生児死亡数（生後1週未満）}{出生数} \times 1,000$$

$$周産期死亡率 = \frac{妊娠満22週以後の死産数＋早期新生児死亡数}{出産数（出生数＋妊娠満22週以後の死産数）} \times 1,000$$

3　罹患に関する指標

　疾患には必ず発生の時点があり，治癒，死亡など終了の時点がある．時間的経過の中で，ある時点で何人患者がいるかをみるのが有病割合であり，ある期間中に何人発病したかをみるのが罹患率である．人口100,000（人）に対する率あるいは百分率として表す場合もある．

1 罹患率

$$罹患率 = \frac{期間中の発生患者数}{人口} \times 1,000$$

罹患率の分母の人口はより正確には人時の総和であるが，人口動態統計などでは，罹患の危険に曝露されている観察期間の中央人口 × 観察期間（1年）を用いている．

2 有病割合

　ある時点において，ある疾患に罹患している人の全体に対する割合として表される．

$$有病割合 = \frac{患者数}{人口} \times 100 \qquad (\%)$$

G．基本的な保健指標

④ 生命表

生命表は，現在の死亡状況（年齢別死亡率）が一定不変と仮定したとき，毎年100,000人が誕生しこの死亡状況に従って死亡していく過程で，最終的につくられる定常的な人口構造を記述したものである．これにより現在の集団に属する人間の死亡発生を確率的に考察できる．生存・死亡の状況を示す指標は，死亡率，生存数，死亡数，定常人口，平均余命などの諸関数から成り立っている．とくに平均余命は，集団の健康水準の指標として使われている．年齢調整死亡率では基準人口の選定のいかんによって結果が異なるが，平均余命は特定の人口構成を仮定しなくとも算出することができる．生命表は，その年の年齢別死亡率のみから計算して求められている点には注意する必要がある．生命表には5年ごとに作成される完全生命表と毎年作成される簡易生命表がある（**図16・2**）．

① 生存数 l_x

100,000人が誕生し，x歳に達したときに生存している人数をx歳における生存数といいl_xで表す．

$$l_0 = 100,000$$

② 死亡数 d_x

x歳時には生存しているが，$x+1$歳には達しないで死亡した数をd_xで表す．

$$d_x = l_x - l_{x+1}$$

③ 死亡率 q_x

一般に使われる死亡率とは異なり，x歳に達した人が$x+1$歳に達するまでに死亡する確率をq_xで表す．

$$q_x = \frac{d_x}{l_x}$$

④ 定常人口 $L_x,\ T_x$

毎年100,000人が生まれ，一定の年齢別死亡率に従って死亡していくと仮定すると，人口の年齢構成は一定の型に収束する．この人口構成を定常人口という．とくにL_xは現在x歳である定常人口（今日x歳になった人から明日$x+1$歳になる人の平均人数）であり，x歳の中央時点の生存数として定義される．

$$L_x = \frac{l_x + l_{x+1}}{2}$$

T_xは，x歳以上全体の人数を表し，次式で定義される．

$$T_x = \sum_{t=x}^{\infty} L_t$$

16．疫学・保健統計

⑤ 平均余命 $\mathring{e}_x$

x 歳の人が今後生存できる期待年数を x 歳における平均余命という.x 歳到達時の人数が同時に死亡すると仮定したとき,x 歳以降何年生きられるかという期待年数であり,x 歳における定常人口 T_x を x 歳の生存数で除して得られる.x 歳における平均余命を $\mathring{e}_x$ で表し,とくに 0 歳の平均余命は平均寿命と呼ばれている.

$$\mathring{e}_x = \frac{T_x}{l_x}$$

平均余命は**図 16·3** のような考え方で求められる.

生命表では毎年 100,000 人が誕生すると仮定するので,x 歳における生存数 l_x とおくと $l_0 = 100,000$ となる.0 歳から 1 歳の間の死亡率が 0 歳における年齢別死亡率であるから,x 歳における年齢別死亡率 q_x について,q_0 を用いると 0 歳から 1 歳の間の死亡数 d_0 は $d_0 = l_0 q_0$ で求めることができる.これより 1 歳における生存数 l_1 は,$l_1 = l_0 - d_0$ となる.さて,0 歳から 1 歳にかけての平均生存数 L_0 は 0 歳の生存数では多すぎ,1 歳の生存数では少なすぎるので,両者の平均をとって,$L_0 = \frac{l_0 + l_1}{2}$ とすると合理的である.これを 0 歳の定常人口という.

ところで,死亡現象は時間の経過とともに等しく起こるとは限らない.とくに 1 歳未満においては出生後まもない時期における死亡確率が高いので,実際の生命表においては生存数に重みづけをし,$L_0 = 0.3\, l_0 + 0.7\, l_1$ などのように補正して用いられる.

このようにして各年齢の定常人口 $L_0, L_1, \cdots, L_x, \cdots$ を計算する.x 歳以上の定常人口 T_x は,$T_x = L_x + L_{x+1} + \cdots$ として定義する.x 歳以上の定常人口 T_x は**図 16·3** の青色部の面積を表していると考えてよい.

さて,平均余命は x 歳における生存数 l_x がある日突然全員が死亡するとして,そのときまでの時間を表していると考えられるので,**図 16·3** において青色部の面積と等しい高さ l_x の長方形の横の長さとして求めることができ,$\mathring{e}_x = \frac{T_x}{l_x}$ となる.

G.基本的な保健指標

生命表：毎年 100,000 人ずつ誕生し，観察された年齢別死亡率に従って死亡していくとき，生存者を表すモデル

年齢階級別死亡率のみから作成

年齢	死亡率	生存数	死亡数	定常人口		平均余命
x	$_nq_x$	l_x	$_nd_x$	$_nL_x$	T_x	$\mathring{e}_x$
0（週）	0.00072	100,000	72	1,917	8,109,161	81.09
1	0.00010	99,928	10	1,916	8,107,244	81.13
2	0.00008	99,918	8	1,916	8,105,328	81.12
3	0.00006	99,911	6	1,916	8,103,412	81.11
4	0.00021	99,905	21	8,986	8,101,496	81.09
2（月）	0.00013	99,884	13	8,323	8,092,510	81.02
3	0.00030	99,871	30	24,964	8,084,187	80.95
6	0.00032	99,841	32	49,911	8,059,223	80.72
0（年）	0.00191	100,000	191	99,850	8,109,161	81.09
1	0.00031	99,809	31	99,794	8,009,312	80.25
2	0.00021	99,779	21	99,768	7,909,518	79.27
3	0.00013	99,758	13	99,751	7,809,750	78.29
4	0.00010	99,745	10	99,740	7,709,999	77.30
⋮	⋮	⋮	⋮	⋮	⋮	⋮
80	0.04681	63,517	2,973	62,050	568,214	8.95
81	0.05277	60,544	3,195	58,965	506,164	8.36
82	0.05954	57,349	3,414	55,660	447,199	7.80
83	0.06730	53,935	3,630	52,138	391,538	7.26
84	0.07607	50,305	3,827	48,407	339,401	6.75
⋮	⋮	⋮	⋮	⋮	⋮	⋮

$l_0 = 100,000$

$d_0 = l_0 \times q_0$
$l_1 = l_0 - d_0$
$d_1 = l_1 \times q_1$
$l_2 = l_1 - d_1$
$d_x = l_x \times q_x$
$l_{x+1} = l_x - d_x$

として，$l_0, q_0, q_1, \cdots$ より l_x を推定

q_x：x 歳における死亡率（観測データ：既知）
l_x：x 歳における生存数
d_x：x 歳から $x+1$ 歳に達しないで死亡した数
 　　 $= l_x - l_{x+1}$
L_x：x 歳から $x+1$ 歳における平均生存数（定常人口）
 　　 $= \dfrac{l_x + l_{x+1}}{2}$
T_x：x 歳以上の定常人口
 　　 $= L_x + L_{x+1} + \cdots$

図 16・2　簡易生命表
（平成 29 年簡易生命表（男）より）

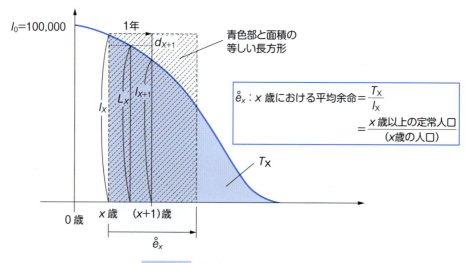

図 16・3　平均余命

例題

次の生命表における 75 歳の平均余命を求めよ.

年齢 (x)	死亡率 (q_x)	生存数 (l_x)	死亡数 (d_x)	定常人口 (L_x)	定常人口 (T_x)	平均余命 $(\mathring{e}_x)$	年齢 (x)	死亡率 (q_x)	生存数 (l_x)	死亡数 (d_x)	定常人口 (L_x)	定常人口 (T_x)	平均余命 $(\mathring{e}_x)$
0(歳)	0.99822	100,000	178	99,861	8,698,726	86.99	75	0.01202	87,652	1053	87,135	1,370,500	15.64
1	0.99968	99,822	32	99,806	8,598,865	86.14	76	0.01363	86,599	1180	86,020	1,283,365	14.82
2	0.99980	99,790	20	99,780	8,499,059	85.17	77	0.01559	85,419	1332	84,766	1,197,345	14.02
3	0.99988	99,770	12	99,763	8,399,279	84.19	78	0.01789	84,087	1505	83,350	1,112,579	13.23
4	0.99992	99,758	8	99,753	8,299,516	83.20	79	0.02057	82,582	1699	81,750	1,029,229	12.46
5	0.99992	99,749	8	99,746	8,199,762	82.20	80	0.02361	80,883	1909	79,947	947,479	11.71
6	0.99992	99,742	8	99,738	8,100,017	81.21	81	0.02714	78,974	2143	77,923	867,532	10.99
7	0.99992	99,734	8	99,730	8,000,279	80.22	82	0.03136	76,831	2409	75,649	789,609	10.28
8	0.99993	99,726	7	99,722	7,900,550	79.22	83	0.03630	74,422	2701	73,096	713,959	9.59
9	0.99993	99,718	7	99,715	7,800,828	78.23	84	0.04188	71,720	3004	70,244	640,864	8.94
⋮	⋮	⋮	⋮	⋮	⋮	⋮	115〜	0.63079	1	0	0	1	0.98

(第 22 回生命表(女)より)

解答

$$\mathring{e}_{75} = \frac{T_{75}}{l_{75}} = \frac{703,889}{70,439} = 9.99$$

75 歳における平均余命は 9.99 年である.

5 健康寿命

　健康寿命は, **図 16・4** のように, 人の一生を健康な期間と不健康な期間に分類し, 健康でいられる平均期間として解釈される. 健康な期間における「健康」の定義は現在 3 通り考えられている. 1 つ目は国民生活基礎調査健康票の質問 5「あなたは現在, 健康上の理由で日常生活に影響がありますか」で「ない」と回答をすることであり, この場合「日常生活制限のない期間の平均」という意味での健康寿命が計算される. 2 つ目は国民生活基礎調査健康票の質問 7「あなたの現在の健康状態はいかがですか」で「よい」「まあよい」「ふつう」と回答することであり, この場合「自分が健康であると自覚している期間の平均」という意味での健康寿命が計算される. 3 つ目は介護保険の要介護度 2 未満の状態であり「客観的に要介護 2 未満」という意味での健康寿命が計算される. わが国は 1 つ目の定義を用いている.

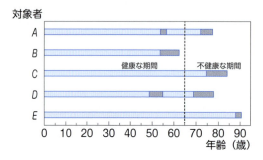

図 16・4　健康な期間と不健康な期間の仮想データ

いずれの場合でも健康寿命は，生命表においてそれぞれの年齢別定常人口に健康者の割合を乗じて，

$$健康寿命 = \frac{(0歳の健康者割合)\times(0歳の定常人口)+(1歳の健康者割合)\times(1歳の定常人口)+\cdots}{10{,}000}$$

$$= \frac{0歳以上の健康者の定常人口}{0歳時生存者数}$$

$$= \frac{\sum_{y=0} \pi_y L_y}{l_0}$$

（l_y：y歳時の生存者数，L_y：y歳の定常人口，π_y：y歳の健康者割合）

となる．寿命 $= \dfrac{0歳以上の定常人口}{0歳時生存者数} = \dfrac{\sum_{y=0} L_y}{l_0}$ なので，健康寿命と寿命の定義の違いは，分子が健康な定常人口かどうかのみである．このことから健康寿命を延伸するには，寿命を延ばすこと，各年齢階級で「健康」な人の割合を高めることが必要で，「健康」な人の割合と定常人口の積がより大きくなれば，健康寿命延伸への寄与が大きい．

H　データ解析の心得

データ解析はなんらかの目的のために実施される．現在，研究（事業を含む）を目的として医学系のデータを収集し解析するには，該当する倫理指針に従い実施しなければならない．どの倫理指針においても，人間の尊厳の尊重，事前の十分な説明と自由意思による同意（インフォームド・コンセント），個人情報の保護が必須であり，その上で行おうとする研究が，人類の知的基盤，健康および福祉に貢献するなど社会的に有益であること，個人の人権の保障を科学的または社会的利益に対して優先することなどが求められる．これらを踏まえて，研究実施前に，研究を行おうとする人は研修を，また行おうとしている研究は倫理審査を受ける必要がある．

I 倫理指針の適用

科学は「信頼」を基に発展してきたが，近年，データ捏造・改ざん，研究費の不正使用など，信頼を揺るがすようなことが生じ，問題への対応が求められるようになった．このような状況に対し，わが国は

1. 人を対象とする医学系研究に関する倫理指針
2. ヒトゲノム・遺伝子解析研究に関する倫理指針
3. 遺伝子治療等臨床研究に関する指針
4. 手術等で摘出されたヒト組織を用いた研究開発の在り方
5. 厚生労働省の所管する実施機関における動物実験等の実施に関する基本指針
6. 異種移植の実施に伴う公衆衛生上の感染症問題に関する指針
7. ヒト受精胚の作成を行う生殖補助医療研究に関する倫理指針

のような各種の倫理指針，および臨床研究法を整備し，研究実施者の守るべき倫理規範，研究対象者の人権の確保への手続きなどを明文化している．

J 利益相反（Conflict of Interest：COI）の開示

利益相反とは，一般的には，ある行為が一方の利益になると同時に，他方の不利益になる行為をいう．研究または事業を行う組織の経済的利益と，研究上の責任が衝突する状況のことである．これには個人にかかわるものと，その個人の所属する組織にかかわるものがある．研究を実施する場合，関連する利益相反を公開することが必要である．

K 統計法の改正（「行政のための統計」から「社会の情報基盤としての統計」へ）

2007（平成19）年に，①公的統計の体系的かつ効率的な整備およびその有用性の向上を図る，②統計データの二次利用を促進するなどを目的に統計法が改正された．

とくに「②統計データの二次利用を促進する」観点から，学術研究や高等教育の発展に資することを目的として，現在総務省では，

① 調査を通じて得られた情報を，個体が識別されないように匿名化処理を行って提供
② 統計調査から集められた情報を利用して統計表を作成し提供（オーダーメード集計）

を行っている．

また統計法第33条により，公的機関との共同研究や，公的機関から

の公募などにより補助を受けて行う研究など，高度な公益性を有する研究などへの利用の場合，統計表の作成または統計的研究などに限り，厚生労働省が実施した統計調査の調査票情報の提供について申出を行うことができるようになった．

L ビックデータ時代の統計解析

現代は記憶媒体による記憶情報量の巨大化，解析機器の高性能化などによるテラバイト情報の解析などができる時代となった．たとえば月単位に請求される全国の診療報酬請求明細書情報を用いて，疾患との関連や，個人単位の健康診断の結果情報と個人の生活習慣情報などの関連を明らかにする解析などができるようになった．

このように大きなデータを解析するためには，効率的にデータを管理し，解析データを適切に抽出する必要がある．このためによく用いられるのはデータベースである．たとえば 150 社から収集された 50 万人の個人の毎月測定された HbA1c 値について，個人 ID と会社名を記載した A テーブル，それぞれの年度ごとの個人 ID と HbA1c 値を記載した B テーブルとしてデータを管理する．もし 2017（平成 29）年 4 月にそれぞれ実施された生活習慣の質問紙調査における運動習慣の結果と，2017 年 4 月から 2018（平成 30）年 3 月までの各月の HbA1c 値の関連を会社ごとに解析する場合は，個人 ID を用いて A テーブルと B テーブルを連結し，会社ごとに 2017 年度のデータを抽出し，その抽出したデータを用いて統計解析を実施する．必要最小限の情報を用いて統計解析を行うことが重要である．

練習問題

医学統計学の理解を深めるための練習問題だよ．
基本問題と総合問題に分けてあるから復習をかねて実際に解いて，
実践的応用力を身につけよう！

基本問題

❶ 女子学生の体重測定値(kg)は次のとおりであった．

| 56.0 | 48.5 | 52.0 | 61.4 | 49.0 | 52.6 | 57.4 | 49.5 | 60.8 |

標本平均，中央値，範囲，標本標準偏差を求めよ．

❷ はじめて心筋梗塞の発作を起こした患者の生存確率は70%である．この生存した患者の30%は少なくとも10年間生存する．はじめて心筋梗塞の発作を起こした患者全体の10年生存確率を求めよ．

❸ アレルギー性疾患をもつ患者を多く調べたところ，その中の80%がある皮膚反応試験で陽性を示した．あるとき，皮膚科外来で，10人のアレルギー性疾患をもつ患者について調査した．10人の患者のうち，6人が陽性である確率を求めよ．

❹ ある非感染性疾患の全国における毎週の平均発生数は0.7人である．ある週の発生数が3人である確率を求めよ（疾患の発生数はPoisson分布に従うと考えてよい）．

❺ 男性40〜45歳の最高血圧値の平均は130 mmHg，標準偏差は15 mmHgである．150 mmHg以上の人は全体でどれほどいるか（最高血圧値は正規分布に従うと考えてよい）．

❻ 2つの幼稚園 A, B において園児の身長(cm)の標準偏差について調べたところ，次の結果を得た．A, B の間で母分散に違いがあるか，有意水準5%で検定せよ（園児の身長は正規分布に従うと考えてよい）．

幼稚園	人数	標準偏差
A	31	8.9
B	38	7.2

7 実験動物 2 群にある重金属を投与した後，ある臓器の重量を測定したところ次の結果を得た．2 群の間に有意な差が認められるか，有意水準 5% で検定せよ（重量は正規分布に従うと考えてよい）．

A 群	6.1	8.2	7.4	6.8	7.2	8.3	6.3		
B 群	6.0	7.4	8.3	5.9	6.6	7.7	6.5	6.1	7.2

8 空腹時と食後 1 時間後の 2 回，血糖値（mg/dL）を測定したところ，次の結果を得た．空腹時と食後 1 時間後で，血糖値に差があると考えられるか．有意水準 1% で検定せよ（血糖値は正規分布に従うと考えてよい）．

被検者	1	2	3	4	5
空腹時	103	97	123	99	74
食後 1 時間後	161	143	146	125	121

9 新生児 14 人の在胎週数（週）と頭囲（cm）の関連を調べたところ，次の結果を得た．在胎週数と頭囲との相関係数を求め，2 つの変数間に関連があるのか有意水準 5% で検定せよ．ただし在胎週数，頭囲とも正規分布に従うと考えてよい．

ID	在胎週数（週）	新生児頭位（cm）
1	29	27
2	31	29
3	33	30
4	31	28
5	30	29
6	25	23
7	27	22
8	29	26
9	28	27
10	29	25
11	26	23
12	30	26
13	29	27
14	29	27

10 前問のデータを用いて回帰直線を求めよ．ただし，在胎週数を説明変数（X），新生児頭位を目的変数（Y）とする．

11 問題 10 の回帰直線が有効かどうか，有意水準 5% で検定せよ．

12 ある集団で，50 人の最高血圧値と最低血圧値の相関係数を求めたところ $r=0.68$ であった．母相関係数の 95% 信頼区間を求めよ．

⑬ 妊婦のある薬剤の服用有無と，新生児の先天性障害との関連に関するデータがある．

障害有無＼服用有無	障害あり	障害なし
服用	88	4
服用せず	20	188

この薬剤と先天性障害の有無は関連があるか．有意水準1%で検定せよ．

⑭ 某製薬会社で新しい抗がん剤を開発した．医療機関で二重盲検による臨床試験を行ったところ，次の結果を得た．効果があるか，有意水準1%で検定せよ．

薬剤	著効	有効	不変	無効
新薬	35	12	10	13
偽薬	30	13	10	17

⑮ 某病院で胃がんの手術を受けた患者の血液型を調べたところ，次の結果を得た．胃がん患者は一般の母集団と同じ血液型分布をしているか，有意水準5%で検定せよ．

血液型	一般母集団における割合	胃がん患者数
O	30%	27
A	38%	43
B	23%	21
AB	9%	9

⑯ 出生時における男児の頭囲(cm)のデータ

36	40	39	40	39	40	40	41	36	37

より，母分散の95%信頼区間を求めよ（頭囲は正規分布に従うと考えてよい）．

⑰ 20歳男性25人について血色素量を測定したところ平均14.2g/dLであった．母標準偏差は1.1g/dLであることはわかっている．このとき，母平均の95%信頼区間を求めよ（血色素量は正規分布に従うと考えてよい）．

⑱ ある村で無作為に抽出した40歳以上男性の血清総コレステロール(mg/dL)を測定したところ，次の結果を得た．この村の40歳以上男性の血清総コレステロールの母平均はどの範囲にあるのか，95%の信頼度で区間推定せよ（血清総コレステロールは正規分布に従うと考えてよい）．

178	190	164	170	230	190	210	198	240	186	170	200

練習問題

⑲ ある地区の 10 歳以下の 120 人の子どもの無作為標本で，75％がある疾患に罹患していることが調査によってわかった．この地区で，この疾患に罹患している 10 歳以下の子どもの真の割合を信頼度 95％で区間推定せよ．

⑳ 実験動物を I ～Ⅳの 4 群に分け，それぞれ異なる飼料を与え一定期間飼育した後，血液中のある物質の濃度を測定したところ，次の結果を得た．飼料の種類によりこの物質の血液中の濃度の平均に差があると考えられるか．有意水準 1％で検定せよ（濃度は正規分布に従い，各群の分散はそれぞれ等しいと考えてよい）．

I群	23	26	33	29		
Ⅱ群	21	19	22	25	20	
Ⅲ群	24	30	28	25	23	27
Ⅳ群	26	29	30	31	28	

総合問題

❶ 次のデータは，1976 年～1977 年の間にある地区で発生した乳幼児突然死症候群（SIDS）の 78 例の死亡年齢（生後日数）である．

225	174	274	164	130	96	102	80	81	148	130	48	68
64	234	24	187	117	42	38	28	53	120	66	176	120
77	79	108	117	96	80	87	85	61	65	68	139	307
185	150	88	108	60	108	95	25	80	143	57	53	90
76	99	29	110	113	67	22	118	47	34	206	104	90
157	80	171	23	92	115	87	42	77	65	45	32	44

(1) 上のデータを度数分布表，ヒストグラムを用いて示せ．

(2) 上のデータより，標本平均 $\overline{X}$ を求めよ．また，度数分布表より加重平均を用いて標本平均の近似値 $\overline{X}'$ を求め，$\overline{X}$ と比較せよ．

(3) 上のデータより，標本分散 S^2，標本標準偏差 S を求めよ．

❷ 次のデータは，1974 年～1975 年の間にある地区で発生した乳幼児突然死症候群（SIDS）の 48 例の出生時体重（g）である．

2,466	3,941	2,807	3,118	2,098	3,175	3,515	3,317	3,742	3,062
3,033	2,353	2,013	3,515	3,260	2,892	1,616	4,423	3,572	2,750
2,807	2,807	3,005	3,374	2,722	2,495	3,459	3,374	1,984	2,495
3,062	3,005	2,608	2,353	4,394	3,232	2,013	2,551	2,977	3,118
2,637	1,503	2,438	2,722	2,863	2,013	3,232	2,863		

(1) 標本平均 $\overline{X}$，標本標準偏差 S を求めよ．

(2) 母分散 σ^2 に対する情報が何もないとき，母平均 μ の信頼度 95％の信頼区間を求めよ．

❸ 人体的物理特性を知ろうとするとき，最大酸素摂取量（mL/kg/分）は1つの指標となる．次の表は，健康男性44人に対し，トレッドミルを用いて，最大酸素摂取量（mL/kg/分）などを測定したデータである．

被験者	トレッドミルの運動時間(秒)	最大酸素摂取量(mL/kg/分)	心拍数(回/分)	年齢(歳)	身長(cm)	体重(kg)	被験者	トレッドミルの運動時間(秒)	最大酸素摂取量(mL/kg/分)	心拍数(回/分)	年齢(歳)	身長(cm)	体重(kg)
1	706	41.5	192	46	165	57	23	582	35.8	175	55	160	79
2	732	45.9	190	25	193	95	24	503	29.1	175	46	164	65
3	930	54.5	190	25	187	82	25	747	47.2	174	47	180	81
4	900	60.3	174	31	191	84	26	600	30.0	174	56	183	100
5	903	60.5	194	30	171	67	27	491	34.1	168	82	183	82
6	976	64.6	168	36	177	78	28	694	38.1	164	48	181	77
7	819	47.4	185	29	174	70	29	586	28.7	146	68	166	65
8	922	57.0	200	27	185	76	30	612	37.1	156	54	177	80
9	600	40.2	164	56	180	78	31	610	34.5	180	56	179	82
10	540	35.2	175	47	180	80	32	539	34.4	164	50	182	87
11	560	33.8	175	46	180	81	33	559	35.1	166	48	174	72
12	637	38.8	162	55	180	79	34	653	40.9	184	56	176	75
13	593	38.9	190	52	161	66	35	733	45.4	186	45	179	75
14	719	49.5	175	52	174	76	36	596	36.9	174	45	179	79
15	615	37.1	164	46	173	84	37	580	41.6	188	43	179	73
16	589	32.2	156	60	169	69	38	550	22.7	180	54	180	75
17	478	31.3	174	49	178	78	39	497	31.9	168	55	172	71
18	620	33.8	166	54	181	101	40	605	42.5	174	41	187	84
19	710	43.7	184	57	179	74	41	552	37.4	166	44	185	81
20	600	41.7	160	50	170	66	42	640	48.2	174	41	186	83
21	660	41.0	186	41	175	75	43	500	33.6	180	50	175	78
22	644	45.9	175	58	173	79	44	603	45.0	182	42	176	85

(1) トレッドミルの運動時間（X）と最大酸素摂取量（Y）の標本相関係数を求めよ．

(2) XとYの散布図を図示せよ．

(3) XとYについて標本回帰直線を求めよ．

(4) 回帰直線の有効性の検定を有意水準5%で行え．

(5) 各変数が最大酸素摂取量（Y）に関連しているか，有意水準5%で検定せよ．

(6) 最大酸素摂取量Yに対し，トレッドミルの運動時間X_1，心拍数X_2，年齢X_3，身長X_4，体重X_5とし重回帰式を求め，その当てはまりや各回帰係数が0かどうかを検討せよ．

❹ 次の表は，乳幼児がはじめて1人で歩いた時点の年齢（月）データである．

能動的訓練グループ	受動的訓練グループ	運動訓練なしグループ
9.00	11.00	11.50
9.50	10.00	12.00
9.75	10.00	9.00
10.00	11.75	11.50
13.00	10.50	13.25
9.50	15.00	13.00

この実験では，新生児を，(i)能動的に運動訓練させるグループ，(ii)受動的な運動訓練を与えるグループ，(iii)運動訓練なしのグループの3つに分類した．

　能動的に運動訓練させるグループでは，1日4回8週間にわたって歩くこと，位置変えをさせる刺激を与えた．受動的な運動訓練を与えるグループでは，運動に関係する筋肉に刺激を与えた．運動訓練なしのグループは，とくに何も運動訓練を行わなかった．

　各グループ間で，はじめて1人で歩いた年齢(月)が等しいか，異なっているか判断せよ．ただし，母集団は正規分布に従い各グループ内の分散はそれぞれ等しいとしてよい．

> 練習問題解答

基本問題

1 標本平均，中央値，範囲，標本標準偏差

標本平均　54.13(kg)

中央値　52.6(kg)

範囲　12.9(kg)

標本標準偏差　5.00(kg)

2 確率の乗法定理

$P(A)$：はじめて心筋梗塞の発作を起こした患者の生存確率

$P(B|A)$：はじめて心筋梗塞の発作を起こして生存した患者の10年生存確率

$P(A \cap B)$：はじめて心筋梗塞の発作を起こした患者全体の10年生存確率

$P(A \cap B) = P(A)P(B|A) = 0.70 \times 0.30 = 0.21$

21%

3 二項分布

皮膚反応試験で陽性を示す事象と陰性を示す事象は，2つの互いに独立な事象であり，陽性を示す人数は二項分布に従う．

$n =$ 患者数 $= 10$

$p =$ 陽性の確率 $= 0.80$

$q =$ 陰性の確率 $= 1 - 0.8 = 0.20$

10人の患者のうち，6人が陽性である確率 P は

$P = {}_{10}C_6 p^6 q^4 = \dfrac{10!}{6!\,4!} 0.8^6 \times 0.2^4 = 0.088$

8.8%

4 Poisson 分布

全国における非感染性疾患発症数 (x) は期待値（平均）0.7 の Poisson 分布に従う．

付表2より，$x = 3$，$\lambda = 0.7$ のとき $P_3 = 0.028$

5 正規分布の標準化

標準化を行うと $Z = 1.33$

付表3より，$Z = 1.33$ より大きい確率は 0.0918 である．したがって 150 mmHg 以上の人は9.2%いる．

6 分散の違いの検定

帰無仮説　H_0：幼稚園 A と B の母分散に違いはない

対立仮説　H_1：幼稚園 A と B の母分散は違う（両側検定）

検定統計量に観察値を代入すると，$F = 1.53$

付表6から自由度 $(30, 37)$ における有意水準5%の両側検定に対する上側の有意点（有意水準2.5%の片側検定における有意点）を求めると 1.974 である．$F < 1.974$ より有意水準5%で幼稚園 A と B の母分散に違いはない（p 値は $p = P(F > 1.53) = 0.111$）．

7 対応のない2組の平均の差の検定：母分散未知の場合

まず母分散の違いの検定を行う．

帰無仮説　H_0：両群の母分散に差がない

対立仮説　H_1：両群の母分散に差がある（両側検定）

有意水準5%で分散の違いの検定統計量を求めると，$F = 1.05$

自由度対 $(6, 8)$ の F 分布について，上側の有意水準2.5%点は 4.652 である（$F > 1$ としてあるので）．

$F < 4.652$ より，有意水準5%で両群の母分散に差があるとはいえない（p 値は $p = 2P(F > 1.05) = 0.9214$）．

次に母分散未知で等しい場合についての2群の差の検定を行う．

帰無仮説　H_0：両群に差がない

対立仮説　H_1：両群に差がある（両側検定）

検定等計量に観察値を代入すると，$T = 0.773$

付表5より自由度14，有意水準5%の両側検定における有意点は $T_{\frac{\alpha}{2}} = T_{0.025} = \pm 2.145$ である．

189

$|T| < 2.145$ より，有意水準5%で2群に有意な差は認められない（p 値は $p = P(|T| > 0.773) = 0.4523$）．

⑧ 対応のある2組の平均の差の検定

帰無仮説　H_0：空腹時と食後1時間後で血糖値に差はない

対立仮説　H_1：空腹時と食後1時間で血糖値に差がある（両側検定）

有意水準　$\alpha = 0.01$

検定統計量に観察値を代入すると，$T = 5.98$

付表5より自由度 $5 - 1 = 4$

有意水準1%の有意点を求めると $T_{\frac{\alpha}{2}} = T_{0.005} = 4.604$

ところで，$T > 4.604$

したがって，帰無仮説は棄却される．すなわち，有意水準1%で空腹時と食後1時間後で血糖値に差があると考えられる（p 値は $p = P(|T| > 5.98) = 0.0039$）．

⑨ 散布図と相関係数，相関係数の検定

標本相関係数を求めると $r = 0.878$

帰無仮説　H_0：母相関係数 $= 0$（在胎週数と頭囲には関連がない）

対立仮説　H_1：母相関係数 $\neq 0$（在胎週数と頭囲には関連がある）

標本相関係数 $r = 0.88$ とし，$\omega = 1.376$

したがって $Z = 2.752$

付表3より，有意水準5%の両側検定の有意点を求めると，$Z_{0.025} = 1.960$

ところで $|Z| > 1.960$

したがって，帰無仮説は棄却される．すなわち在胎週数と頭囲には有意水準5%で有意な関連が認められる．（p 値は $p = P(|Z| > 2.752) = 0.0085$）

⑩ 回帰直線

$y = -3.16 + 1.02x$

⑪ 回帰直線の検定

帰無仮説　H_0：X は Y を説明していない

対立仮説　H_1：X は Y を説明している（両側検定）

有意水準 $\alpha = 0.05$

H_0 のもとで，$T = 6.36$

付表5より，自由度 $14 - 2 = 12$ の有意水準5%の両側検定に対する有意点 $T_{0.025}$ は，$T_{0.025} = \pm 2.179$

$|T| > 2.179$

したがって帰無仮説は棄却される．すなわち，有意水準5%で体重は最高血圧値の平均を決定する要因の1つであると考えられる（p 値は $p = P(|T| > 6.30) = 0.000036$）．

⑫ 相関係数の検定と推定

$1 - \alpha = 0.95$　$\alpha = 0.05$

$Z = 1.960$　$w = 0.829$（付表7を用いる）

$\sigma_w = 0.146$

したがって信頼度95%の μ_w の信頼区間は $0.543 < \mu_w < 1.115$

w から r に変換すると $0.495 < \rho < 0.806$

したがって母相関係数 ρ の95%信頼区間は $0.495 < \rho < 0.806$ となる．

⑬ 独立性の検定

帰無仮説　H_0：薬剤服用と先天性障害は無関係である

対立仮説　H_1：薬剤服用と先天性障害は関係がある（両側検定）

有意水準　$\alpha = 0.01$

期待度数を求めて，検定統計量 χ^2 に観察値を代入すると，$\chi^2 = 204.9$

付表4より，自由度 $(2-1) \times (2-1) = 1$ のときの有意水準1%の有意点を求めると

$\chi^2_{0.01} = 6.64$

ところで $\chi^2 > 6.64$

したがって帰無仮説は棄却される．すなわち有意水準1%で薬剤と先天性障害は関係があるといえる（$p = P(\chi^2 > 204.9) < 0.0001$）．

⑭ 独立性の検定

帰無仮説　H_0：薬剤の種類と効果は無関係である

対立仮説　H_1：薬剤の種類と効果は関係がある（両側検定）

有意水準　$\alpha=0.01$

期待度数を求め，検定統計量 χ^2 に観察値を代入すると，$\chi^2=0.96$

付表4より自由度$(4-1)\times(2-1)=3$の有意水準1%の有意点を求めると

$\chi^2_{0.01}=11.34$

ところで $\chi^2<11.34$

したがって帰無仮説は棄却されない．すなわち有意水準1%で新薬は効果があるといえない（p値は $p=P(\chi^2>0.95)=0.8114$）．

⑮ 適合度の検定

帰無仮説　H_0：胃がん患者は，一般の母集団と同じ血液型分布をしている

対立仮説　H_1：胃がん患者は，一般の母集団と異なる血液型分布をしている（両側検定）

有意水準　$\alpha=0.05$

期待度数を求め，検定統計量 χ^2 に観察値を代入すると，$\chi^2=1.13$

付表4より自由度$(4-1)=3$，有意水準5%の χ^2 値を求めると $\chi^2_{0.05}=7.82$

ところで $\chi^2<7.82$

したがって帰無仮説は棄却されない．

有意水準5%で胃がん患者は，一般の母集団と異なる血液型分布をしているとはいえない（p値は $p=P(\chi^2_3>1.13)=0.769$）．

⑯ 母分散の区間推定

$\chi^2_9(0.975)=2.70$, $\chi^2_9(0.025)=19.02$ より
$1.556<\sigma^2<10.963$

⑰ 母平均の区間推定：母分散が既知の場合

$z(0.025)=1.96$ より
$13.77<\mu<14.63$

⑱ 母平均の区間推定　母分散が未知の場合

$t_{11}(0.025)=2.201$ より
$178.84<\mu<208.82$

⑲ 割合の区間推定

$z(0.025)=1.96$ より
$0.67<p<0.83$

⑳ 一元配置法と分散分析

観察値より分散分析表をつくる．

変動因	偏差平方和	自由度	平均偏差平方和	F
グループ間変動	157.37	3	52.46	6.68
グループ内変動	125.58	16	7.85	
全体変動	282.95	19		

帰無仮説　H_0：飼料の種類により物質の血液中の濃度の平均に差はない

対立仮説　H_1：飼料の種類により物質の血液中の濃度の平均に差がある

有意水準　$\alpha=0.01$

分散分析表より検定統計量 F に観察値を代入すると，$F=6.68$

付表6より，自由度$(3,16)$，有意水準1%の有意点を求めると，$F_{0.005}=5.292$

ところで，$F>5.292$

したがって有意水準1%で飼料の種類により物質の血液中の濃度の平均に差があるといえる（p値は $p=P(F>6.68)=0.0039$）．

総合問題

1

(1) たとえば，幅：20，階級数：16，初期値：0 とすると**表1**，**図1**のようになる．

(2) 標本平均：$\bar{X}=99.3$
　　近似標本平均：$\bar{X}'=100.5$

(3) 標本分散：$S^2=3325.6$
　　標本標準偏差：$S=57.7$

表 1　度数分布表：死亡年齢（生後日数）

下限(≧)	上限(<)	度数
0	20	0
20	40	9
40	60	9
60	80	13
80	100	16
100	120	11
120	140	5
140	160	4
160	180	4
180	200	2
200	220	1
220	240	2
240	260	0
260	280	1
280	300	0
300	320	1
合計		78

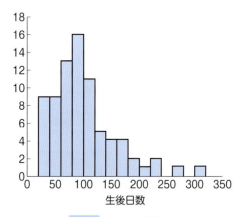

図 1　ヒストグラム

❷

(1) 標本平均：$\bar{X}=2{,}891.1$
　　標本標準偏差：$S=623.4$

(2) 母平均の信頼区間　$2{,}710.5 < \mu < 3{,}071.7$

❸

(1) 標本相関係数：0.892

(2) 散布図（図 2）

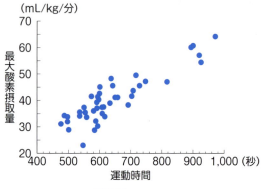

図 2　散布図

(3) $y = -1.104 + 0.064x$　（図 3，表 3）

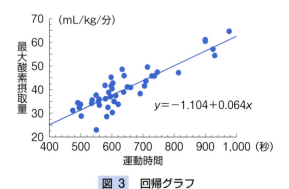

図 3　回帰グラフ

(4) $F = 163.771$ ($p < 0.0001$) より，回帰直線は有効である（表 2）．

表 2　分散分析表：酸素摂取量対運動時間

変動因	自由度	平方和	平均平方	F 値	p 値
回帰分析	1	2,790.576	2,790.576	163.771	<0.0001
残差	42	715.660	17.040		
合計	43	3,506.235			

(5) 運動時間は有意に関連している（$T=12.8$ ($p<0.0001$)，表 3）．

表 3　回帰係数：酸素摂取量対運動時間

変数	回帰係数	標準誤差	t 値	p 値
切片	−1.104	3.315	−0.333	0.7409
運動時間	0.064	0.005	12.797	<0.0001

(6) 表 4，表 5 より，
$Y = -7.980 + 0.058X_1 + 0.020X_2 - 0.075X_3 + 0.085X_4 - 0.051X_5$
当てはまり：$F = 31.65$ ($p < 0.0001$)

各回帰係数：運動時間 $T=8.270(p<0.0001)$

表 4　分散分析表：酸素摂取量対独立変数

変動因	自由度	平方和	平均平方	F 値	p 値
回帰分析	5	2,827.405	565.481	31.65	<0.0001
残差	38	678.831	17.864		
合計	43	3,506.235			

表 5　回帰係数：酸素摂取量対独立変数

変数	回帰係数	標準誤差	t 値	p 値
切片	−7.980	25.192	−0.320	0.7531
運動時間	0.058	0.007	8.270	<0.0001
心拍数	0.020	0.069	0.290	0.7700
年齢	−0.075	0.088	−0.850	0.3999
身長	0.085	0.133	0.640	0.5256
体重	−0.051	0.107	−0.470	0.6394

❹ $F=1.568(p=0.2408)$（**表 6**）より有意水準 5%でも 1%でも各グループ間に差があるといえない．

表 6　分散分析表：値

変動因	自由度	平方和	平均平方	F 値	p 値
群	2	8.361	4.181	1.568	0.2408
残差	15	39.990	2.666		

付 表

付表1	乱数表	196
付表2	Poisson（ポアソン）分布表	197
付表3	標準正規分布表	198
付表4	χ^2 分布表	200
付表5	t 分布表	201
付表6	F 分布表	202
付表7	$w = \dfrac{1}{2} \log \dfrac{1+r}{1-r}$	212
付表8	Spearman（スピアマン）順位相関係数の限界値	213
付表9	Wilcoxon（ウィルコクスン）順位和検定	214
付表10	Wilcoxon（ウィルコクスン）符号付き順位検定	219
付表11	ステューデント化された範囲の分布の上側5%点	220
付表12	Dunnett（ダネット）の多重比較のための両側5%点	221

付表 1　乱数表

1	78	44	49	86	37	27	98	23	00	56	32	54	68	28	52	27	75	44	22	50
2	99	33	67	75	59	20	04	44	52	40	15	12	01	10	79	58	73	53	35	90
3	38	51	64	06	10	42	83	86	78	87	91	70	48	46	52	37	46	83	58	78
4	45	96	10	96	71	33	00	87	82	21	10	86	37	20	92	79	72	32	84	57
5	75	40	42	25	07	91	34	05	01	27	56	61	62	02	55	31	56	20	99	07
6	67	11	09	48	69	73	75	41	78	51	49	22	16	34	03	13	05	57	36	33
7	67	41	90	15	31	09	35	59	41	39	12	06	34	50	72	04	71	46	53	57
8	78	26	74	41	45	63	52	13	46	20	47	59	65	38	38	41	70	72	30	57
9	32	19	10	89	48	80	55	77	99	11	53	22	36	49	68	86	30	14	65	29
10	45	72	14	75	85	82	82	67	17	38	64	99	33	89	27	84	22	86	15	93
11	74	93	17	80	38	45	17	17	73	11	45	43	87	40	08	00	12	35	35	06
12	54	32	82	40	74	47	94	68	61	71	21	27	73	48	33	69	10	13	77	36
13	34	18	43	76	96	49	68	55	22	20	02	65	25	40	61	54	13	54	59	37
14	04	70	61	78	89	70	52	36	26	04	56	26	38	89	04	79	76	22	82	53
15	38	69	83	65	75	38	85	58	51	23	53	48	10	01	51	99	93	52	12	68
16	70	55	98	92	83	19	21	21	49	16	39	86	35	90	84	17	86	49	69	69
17	97	93	30	87	59	46	50	05	65	07	16	52	57	36	76	20	93	09	84	05
18	31	55	49	69	71	33	78	48	44	89	26	10	16	44	68	89	24	45	17	72
19	30	92	80	82	85	51	29	07	12	35	50	46	84	98	62	41	57	58	88	83
20	98	05	49	50	09	02	60	91	20	80	61	58	79	12	88	21	61	05	05	28
21	05	89	66	75	96	29	94	59	84	41	17	55	03	30	03	86	34	96	35	93
22	97	11	78	69	23	62	54	49	02	06	29	06	91	56	12	23	06	04	69	67
23	23	04	34	39	76	43	35	32	07	59	09	66	42	03	55	48	78	18	24	02
24	32	88	65	68	41	50	09	06	16	28	90	18	88	22	10	49	46	51	46	12
25	67	33	08	69	08	16	48	99	17	64	97	71	78	47	21	29	70	29	73	60
26	81	87	77	79	05	71	21	60	18	19	99	43	52	38	78	21	82	03	78	27
27	77	53	75	79	47	06	64	27	84	22	48	87	17	45	15	07	43	24	82	16
28	57	89	89	98	27	04	09	74	30	38	78	08	74	28	25	29	29	79	18	33
29	25	67	87	71	97	77	01	81	03	56	13	70	60	50	24	72	84	57	00	49
30	50	51	45	14	18	67	36	15	10	22	22	91	13	54	24	25	58	20	02	83
31	41	82	06	87	80	83	75	71	64	62	29	82	12	44	11	54	97	78	47	20
32	09	85	92	32	79	79	06	98	73	35	86	16	90	53	40	48	14	97	48	08
33	57	71	05	35	70	34	62	30	91	00	53	30	50	06	84	55	06	92	41	51
34	82	06	47	67	80	00	66	49	22	70	24	02	17	29	31	14	48	94	36	04
35	17	95	30	06	09	12	32	93	06	22	66	84	22	05	61	93	41	50	50	56
36	43	46	00	95	62	09	30	88	39	88	20	02	31	13	03	92	46	67	14	88
37	35	75	88	47	75	20	60	49	39	06	08	76	61	95	04	84	23	22	51	96
38	12	35	29	61	10	48	36	45	19	52	57	91	61	96	87	63	30	00	39	04
39	11	89	13	90	53	66	45	71	08	61	87	04	18	80	66	96	35	63	46	07
40	76	54	45	07	71	24	69	63	12	03	65	47	78	11	01	86	51	94	90	01
41	00	86	28	06	20	84	01	97	53	50	68	38	04	13	86	91	02	19	85	28
42	74	76	84	09	65	34	72	55	62	50	93	25	55	49	06	96	52	31	40	59
43	63	84	36	95	72	55	80	54	55	68	86	92	06	45	95	25	10	94	20	44
44	48	12	39	00	18	85	07	95	37	06	87	51	38	88	43	13	77	46	77	53
45	20	60	42	30	81	15	91	50	27	38	62	80	58	20	57	37	16	94	72	62
46	13	21	96	10	19	44	85	86	65	73	39	03	29	04	84	41	90	12	94	67
47	12	84	54	72	84	49	28	29	77	84	68	33	73	25	97	71	50	59	01	93
48	57	38	76	05	17	12	22	20	41	50	80	28	36	19	26	50	58	94	96	50
49	25	18	75	82	37	16	01	46	18	22	88	05	86	29	37	96	78	96	32	89
50	10	88	94	70	04	94	71	34	12	49	95	71	77	03	14	88	45	47	37	75

付表 2　Poisson（ポアソン）分布表

x と λ から P_x を求める表　　　　　　　　$P_x = \dfrac{e^{-\lambda}\lambda^x}{x!}$

x \ λ	0.10	0.20	0.30	0.40	0.50	0.60	0.70	0.80	0.90	1.0
0	.90484	.81873	.74082	.67032	.60653	.54881	.49659	.44933	.40657	.36788
1	.09048	.16375	.22225	.26813	.30327	.32929	.34761	.35946	.36591	.36788
2	.00452	.01637	.03334	.05363	.07582	.09879	.12166	.14379	.16466	.18394
3	.00015	.00109	.00333	.00715	.01264	.01976	.02839	.03834	.04940	.06131
4		.00005	.00025	.00072	.00158	.00296	.00497	.00767	.01111	.01533
5			.00002	.00006	.00016	.00036	.00070	.00123	.00200	.00307
6					.00001	.00004	.00008	.00016	.00030	.00051
7							.00001	.00002	.00004	.00007
8										.00001

x \ λ	1.1	1.2	1.3	1.4	1.5	1.6	1.7	1.8	1.9	2.0
0	.33287	.30119	.27253	.24660	.22313	.20190	.18268	.16530	.14957	.13534
1	.36616	.36143	.35429	.34524	.33470	.32303	.31056	.29754	.28418	.27067
2	.20139	.21686	.23029	.24167	.25102	.25843	.26398	.26778	.26997	.27067
3	.07384	.08674	.09979	.11278	.12551	.13783	.14959	.16067	.17098	.18045
4	.02031	.02602	.03243	.03947	.04707	.05513	.06357	.07230	.08122	.09022
5	.00447	.00625	.00843	.01105	.01412	.01764	.02162	.02603	.03086	.03609
6	.00082	.00125	.00183	.00258	.00353	.00470	.00612	.00781	.00977	.01203
7	.00013	.00021	.00034	.00052	.00076	.00108	.00149	.00201	.00265	.00344
8	.00002	.00003	.00006	.00009	.00014	.00022	.00032	.00045	.00063	.00086
9			.00001	.00001	.00002	.00004	.00006	.00009	.00013	.00019
10						.00001	.00001	.00002	.00003	.00004
11										.00001

x \ λ	2.1	2.2	2.3	2.4	2.5	2.6	2.7	2.8	2.9	3.0
0	.12245	.11080	.10025	.09072	.08208	.07427	.06720	.06081	.05502	.04979
1	.25715	.24377	.23059	.21772	.20521	.19311	.18145	.17027	.15956	.14936
2	.27001	.26814	.26518	.26127	.25651	.25104	.24496	.23838	.23137	.22404
3	.18901	.19664	.20330	.20901	.21376	.21757	.22046	.22248	.22366	.22404
4	.09923	.10815	.11690	.12541	.13360	.14142	.14881	.15574	.16215	.16803
5	.04167	.04759	.05377	.06020	.06680	.07354	.08036	.08721	.09404	.10082
6	.01458	.01745	.02061	.02408	.02783	.03187	.03616	.04070	.04545	.05041
7	.00437	.00548	.00677	.00826	.00994	.01184	.01394	.01628	.01883	.02160
8	.00114	.00151	.00194	.00248	.00310	.00385	.00470	.00570	.00682	.00810
9	.00026	.00037	.00049	.00066	.00086	.00111	.00141	.00177	.00220	.00270
10	.00005	.00008	.00011	.00016	.00021	.00029	.00038	.00050	.00063	.00081
11	.00001	.00002	.00002	.00003	.00004	.00007	.00009	.00013	.00016	.00022
12				.00001	.00001	.00001	.00001	.00003	.00004	.00006
13								.00001	.00001	.00001

付表 3 標準正規分布表（1）

αからZ_αを求める表

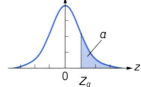

α	.000	.001	.002	.003	.004	.005	.006	.007	.008	.009
.00	∞	3.09023	2.87816	2.74778	2.65207	2.57583	2.51214	2.45726	2.40892	2.36562
.01	2.32635	2.29037	2.25713	2.22621	2.19729	2.17009	2.14441	2.12007	2.09693	2.07485
.02	2.05375	2.03352	2.01409	1.99539	1.97737	1.95996	1.94313	1.92684	1.91104	1.89570
.03	1.88079	1.86630	1.85218	1.83842	1.82501	1.81191	1.79912	1.78661	1.77438	1.76241
.04	1.75069	1.73920	1.72793	1.71689	1.70604	1.69540	1.68494	1.67466	1.66456	1.65463
.05	1.64485	1.63523	1.62576	1.61644	1.60725	1.59819	1.58927	1.58047	1.57179	1.56322
.06	1.55477	1.54643	1.53820	1.53007	1.52204	1.51410	1.50626	1.49851	1.49085	1.48328
.07	1.47579	1.46838	1.46106	1.45381	1.44663	1.43953	1.43250	1.42554	1.41865	1.41183
.08	1.40507	1.39838	1.39174	1.38517	1.37866	1.37220	1.36581	1.35946	1.35317	1.34694
.09	1.34076	1.33462	1.32854	1.32251	1.31652	1.31058	1.30469	1.29884	1.29303	1.28727
.10	1.28155	1.27587	1.27024	1.26464	1.25908	1.25357	1.24808	1.24264	1.23723	1.23186
.11	1.22653	1.22123	1.21596	1.21073	1.20553	1.20036	1.19522	1.19012	1.18504	1.18000
.12	1.17499	1.17000	1.16505	1.16012	1.15522	1.15035	1.14551	1.14069	1.13590	1.13113
.13	1.12639	1.12168	1.11699	1.11232	1.10768	1.10306	1.09847	1.09390	1.08935	1.08482
.14	1.08032	1.07584	1.07138	1.06694	1.06252	1.05812	1.05374	1.04939	1.04505	1.04073
.15	1.03643	1.03215	1.02789	1.02365	1.01943	1.01522	1.01103	1.00686	1.00271	.99858
.16	.99446	.99036	.98627	.98220	.97815	.97411	.97009	.96609	.96210	.95812
.17	.95417	.95022	.94629	.94238	.93848	.93459	.93072	.92686	.92301	.91918
.18	.91537	.91156	.90777	.90399	.90023	.89647	.89273	.88901	.88529	.88159
.19	.87790	.87422	.87055	.86689	.86325	.85962	.85600	.85239	.84879	.84520
.20	.84162	.83805	.83450	.83095	.82742	.82389	.82038	.81687	.81338	.80990
.21	.80642	.80296	.79950	.79606	.79262	.78919	.78577	.78237	.77897	.77557
.22	.77219	.76882	.76546	.76210	.75875	.75542	.75208	.74876	.74545	.74214
.23	.73885	.73556	.73228	.72900	.72574	.72248	.71923	.71599	.71275	.70952
.24	.70630	.70309	.69988	.69668	.69349	.69031	.68713	.68396	.68080	.67764
.25	.67449	.67135	.66821	.66508	.66196	.65884	.65573	.65262	.64952	.64643
.26	.64335	.64027	.63719	.63412	.63106	.62801	.62496	.62191	.61887	.61584
.27	.61281	.60979	.60678	.60376	.60076	.59776	.59477	.59178	.58879	.58581
.28	.58284	.57987	.57691	.57395	.57100	.56805	.56511	.56217	.55924	.55631
.29	.55338	.55047	.54755	.54464	.54174	.53884	.53594	.53305	.53016	.52728
.30	.52440	.52153	.51866	.51579	.51293	.51007	.50722	.50437	.50153	.49869
.31	.49585	.49302	.49019	.48736	.48454	.48173	.47891	.47610	.47330	.47050
.32	.46770	.46490	.46211	.45933	.45654	.45376	.45099	.44821	.44544	.44268
.33	.43991	.43715	.43440	.43164	.42889	.42615	.42340	.42066	.41793	.41519
.34	.41246	.40974	.40701	.40429	.40157	.39886	.39614	.39343	.39073	.38802
.35	.38532	.38262	.37993	.37723	.37454	.37186	.36917	.36649	.36381	.36113
.36	.35846	.35579	.35312	.35045	.34779	.34513	.34247	.33981	.33716	.33450
.37	.33185	.32921	.32656	.32392	.32128	.31864	.31600	.31337	.31074	.30811
.38	.30548	.30286	.30023	.29761	.29499	.29237	.28976	.28715	.28454	.28193
.39	.27932	.27671	.27411	.27151	.26891	.26631	.26371	.26112	.25853	.25594
.40	.25335	.25076	.24817	.24559	.24301	.24043	.23785	.23527	.23269	.23012
.41	.22754	.22497	.22240	.21983	.21727	.21470	.21214	.20957	.20701	.20445
.42	.20189	.19934	.19678	.19422	.19167	.18912	.18657	.18402	.18147	.17892
.43	.17637	.17383	.17128	.16874	.16620	.16366	.16112	.15858	.15604	.15351
.44	.15097	.14848	.14590	.14337	.14084	.13830	.13577	.13324	.13072	.12819
.45	.12566	.12314	.12061	.11809	.11556	.11304	.11052	.10799	.10547	.10295
.46	.10043	.09791	.09540	.09288	.09036	.08784	.08533	.08281	.08030	.07778
.47	.07527	.07276	.07024	.06773	.06522	.06271	.06020	.05768	.05517	.05266
.48	.05015	.04764	.04513	.04263	.04012	.03761	.03510	.03259	.03008	.02758
.49	.02507	.02256	.02005	.01755	.01504	.01253	.01003	.00752	.00501	.00251

標準正規分布表（２）

z から *p* を求める表

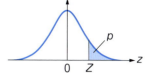

z	.00	.01	.02	.03	.04	.05	.06	.07	.08	.09
.0	.5000	.4960	.4920	.4880	.4840	.4801	.4761	.4721	.4681	.4641
.1	.4602	.4562	.4522	.4483	.4443	.4404	.4364	.4325	.4286	.4247
.2	.4207	.4168	.4129	.4091	.4052	.4013	.3974	.3936	.3897	.3859
.3	.3821	.3783	.3745	.3707	.3669	.3632	.3594	.3557	.3520	.3483
.4	.3446	.3409	.3372	.3336	.3300	.3264	.3228	.3192	.3156	.3121
.5	.3085	.3050	.3015	.2981	.2946	.2912	.2877	.2843	.2810	.2776
.6	.2743	.2709	.2676	.2644	.2611	.2579	.2546	.2514	.2483	.2451
.7	.2420	.2389	.2358	.2327	.2297	.2266	.2236	.2207	.2177	.2148
.8	.2119	.2090	.2061	.2033	.2005	.1977	.1949	.1922	.1894	.1867
.9	.1841	.1814	.1788	.1762	.1736	.1711	.1685	.1660	.1635	.1611
1.0	.1587	.1563	.1539	.1515	.1492	.1469	.1446	.1423	.1401	.1379
1.1	.1357	.1335	.1314	.1292	.1271	.1251	.1230	.1210	.1190	.1170
1.2	.1151	.1131	.1112	.1093	.1075	.1057	.1038	.1020	.1003	.0985
1.3	.0968	.0951	.0934	.0918	.0901	.0885	.0869	.0853	.0838	.0823
1.4	.0808	.0793	.0778	.0764	.0749	.0735	.0721	.0708	.0694	.0681
1.5	.0668	.0655	.0643	.0630	.0618	.0606	.0594	.0582	.0571	.0559
1.6	.0548	.0537	.0526	.0516	.0505	.0495	.0485	.0475	.0465	.0455
1.7	.0446	.0436	.0427	.0418	.0409	.0401	.0392	.0384	.0375	.0367
1.8	.0359	.0351	.0344	.0336	.0329	.0322	.0314	.0307	.0301	.0294
1.9	.0287	.0281	.0274	.0268	.0262	.0256	.0250	.0244	.0239	.0233
2.0	.0228	.0222	.0217	.0212	.0207	.0202	.0197	.0192	.0188	.0183
2.1	.0179	.0174	.0170	.0166	.0162	.0158	.0154	.0150	.0146	.0143
2.2	.0139	.0136	.0132	.0129	.0125	.0122	.0119	.0116	.0113	.0110
2.3	.0107	.0104	.0102	.0099	.0096	.0094	.0091	.0089	.0087	.0084
2.4	.0082	.0080	.0078	.0075	.0073	.0071	.0069	.0068	.0066	.0064
2.5	.0062	.0060	.0059	.0057	.0055	.0054	.0052	.0051	.0049	.0048
2.6	.0047	.0045	.0044	.0043	.0041	.0040	.0039	.0038	.0037	.0036
2.7	.0035	.0034	.0033	.0032	.0031	.0030	.0029	.0028	.0027	.0026
2.8	.0026	.0025	.0024	.0023	.0023	.0022	.0021	.0021	.0020	.0019
2.9	.0019	.0018	.0018	.0017	.0016	.0016	.0015	.0015	.0014	.0014
3.0	.0013	.0013	.0013	.0012	.0012	.0011	.0011	.0011	.0010	.0010

付表 4 χ^2 分布表

df とαから $\chi^2_{df}(\alpha)$ の値を求める表

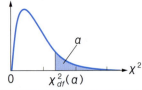

df \ α	0.990	0.975	0.950	0.900	0.750	0.500	0.250	0.100	0.050	0.025	0.010	0.001
1	—	—	—	0.02	0.10	0.45	1.32	2.71	3.84	5.02	6.64	10.83
2	0.02	0.05	0.10	0.21	0.58	1.39	2.77	4.61	5.99	7.38	9.21	13.82
3	0.11	0.22	0.35	0.58	1.21	2.37	4.11	6.25	7.82	9.35	11.34	16.27
4	0.30	0.48	0.71	1.06	1.92	3.36	5.39	7.78	9.49	11.14	13.28	18.47
5	0.55	0.83	1.15	1.61	2.68	4.35	6.63	9.24	11.07	12.83	15.09	20.52
6	0.87	1.24	1.64	2.20	3.46	5.35	7.84	10.64	12.59	14.45	16.81	22.46
7	1.24	1.69	2.17	2.83	4.26	6.35	9.04	12.02	14.07	16.01	18.48	24.32
8	1.65	2.18	2.73	3.49	5.07	7.34	10.22	13.36	15.51	17.53	20.09	26.12
9	2.09	2.70	3.33	4.17	5.90	8.34	11.39	14.68	16.92	19.02	21.67	27.88
10	2.56	3.25	3.94	4.87	6.74	9.34	12.55	15.99	18.31	20.48	23.21	29.59
11	3.05	3.82	4.58	5.58	7.58	10.34	13.70	17.28	19.68	21.92	24.72	31.26
12	3.57	4.40	5.23	6.30	8.44	11.34	14.85	18.55	21.03	23.34	26.22	32.91
13	4.11	5.01	5.89	7.04	9.30	12.34	15.98	19.81	22.36	24.74	27.69	34.53
14	4.66	5.63	6.57	7.79	10.17	13.34	17.12	21.06	23.68	26.12	29.14	36.12
15	5.23	6.26	7.26	8.55	11.04	14.34	18.25	22.31	25.00	27.49	30.58	37.70
16	5.81	6.91	7.96	9.31	11.91	15.34	19.37	23.54	26.30	28.85	32.00	39.25
17	6.41	7.56	8.67	10.09	12.79	16.34	20.49	24.77	27.59	30.19	33.41	40.79
18	7.02	8.23	9.39	10.86	13.68	17.34	21.60	25.99	28.87	31.53	34.81	42.31
19	7.63	8.91	10.12	11.65	14.56	18.34	22.72	27.20	30.14	32.85	36.19	43.82
20	8.26	9.59	10.85	12.44	15.45	19.34	23.83	28.41	31.41	34.17	37.57	45.31
21	8.90	10.28	11.59	13.24	16.34	20.34	24.93	29.62	32.67	35.48	38.93	46.80
22	9.54	10.98	12.34	14.04	17.24	21.34	26.04	30.81	33.92	36.78	40.29	48.27
23	10.20	11.69	13.09	14.85	18.14	22.34	27.14	32.01	35.17	38.08	41.64	49.73
24	10.86	12.40	13.85	15.66	19.04	23.34	28.24	33.20	36.42	39.36	42.98	51.18
25	11.52	13.12	14.61	16.47	19.94	24.34	29.34	34.38	37.65	40.65	44.31	52.62
26	12.20	13.84	15.38	17.29	20.84	25.34	30.43	35.56	38.89	41.92	45.64	54.05
27	12.88	14.57	16.15	18.11	21.75	26.34	31.53	36.74	40.11	43.19	46.96	55.48
28	13.56	15.31	16.93	18.94	22.66	27.34	32.62	37.92	41.34	44.46	48.28	56.89
29	14.26	16.05	17.71	19.77	23.57	28.34	33.71	39.09	42.56	45.72	49.59	58.30
30	14.95	16.79	18.49	20.60	24.48	29.34	34.80	40.26	43.77	46.98	50.89	59.70

(統計数値表 JSA-1972 編集委員会(編):統計数値表:JSA-1972,日本規格協会,1972 より引用)

付表 5　t 分布表

df と α から $t_{df}(\alpha)$ の値を求める表

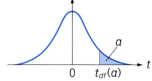

df \ α	0.25	0.15	0.10	0.05	0.025	0.01	0.005	0.0005
1	1.000	1.963	3.078	6.314	12.706	31.821	63.657	636.619
2	0.816	1.386	1.886	2.920	4.303	6.965	9.925	31.598
3	0.756	1.250	1.638	2.353	3.182	4.541	5.841	12.924
4	0.741	1.190	1.533	2.132	2.776	3.747	4.604	8.610
5	0.727	1.156	1.476	2.015	2.571	3.365	4.032	6.869
6	0.718	1.134	1.440	1.943	2.447	3.143	3.707	5.959
7	0.711	1.119	1.415	1.895	2.365	2.998	3.499	5.408
8	0.706	1.108	1.397	1.860	2.306	2.896	3.355	5.041
9	0.703	1.100	1.383	1.833	2.262	2.821	3.250	4.781
10	0.700	1.093	1.372	1.812	2.228	2.764	3.169	4.587
11	0.697	1.088	1.363	1.796	2.201	2.718	3.106	4.437
12	0.695	1.083	1.356	1.782	2.179	2.681	3.055	4.318
13	0.694	1.079	1.350	1.771	2.160	2.650	3.012	4.221
14	0.692	1.076	1.345	1.761	2.145	2.624	2.977	4.140
15	0.691	1.074	1.341	1.753	2.131	2.602	2.947	4.073
16	0.690	1.071	1.337	1.746	2.120	2.583	2.921	4.015
17	0.689	1.069	1.333	1.740	2.110	2.567	2.898	3.965
18	0.688	1.067	1.330	1.734	2.101	2.552	2.878	3.922
19	0.688	1.066	1.328	1.729	2.093	2.539	2.861	3.883
20	0.687	1.064	1.325	1.725	2.086	2.528	2.845	3.850
21	0.686	1.063	1.323	1.721	2.080	2.518	2.831	3.819
22	0.686	1.061	1.321	1.717	2.074	2.508	2.819	3.792
23	0.685	1.060	1.319	1.714	2.069	2.500	2.807	3.768
24	0.685	1.059	1.318	1.711	2.064	2.492	2.797	3.745
25	0.684	1.058	1.316	1.708	2.060	2.485	2.787	3.725
26	0.684	1.058	1.315	1.706	2.056	2.479	2.779	3.707
27	0.684	1.057	1.314	1.703	2.052	2.473	2.771	3.690
28	0.683	1.056	1.313	1.701	2.048	2.467	2.763	3.674
29	0.683	1.055	1.311	1.699	2.045	2.462	2.756	3.659
30	0.683	1.055	1.310	1.697	2.042	2.457	2.750	3.646
40	0.681	1.050	1.303	1.684	2.021	2.423	2.704	3.551
60	0.679	1.045	1.296	1.671	2.000	2.390	2.660	3.460
120	0.677	1.041	1.289	1.658	1.980	2.358	2.617	3.373
∞	0.674	1.036	1.282	1.645	1.960	2.326	2.576	3.291

（統計数値表 JSA-1972 編集委員会（編）：統計数値表：JSA-1972，日本規格協会，1972 より引用）

付表 6-(1)　F 分布表（α＝0.005）

df_1：分子の自由度
df_2：分母の自由度
df_1, df_2 と $α$ から $F_{df_1, df_2}(α)$ の値を求める表

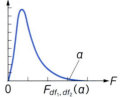

α＝0.005

df_2 \ df_1	1	2	3	4	5	6	7	8	9	10
1	16210.723	19999.500	21614.741	22499.583	23055.798	23437.111	23714.566	23925.406	24091.004	24224.487
2	198.501	199.000	199.166	199.250	199.300	199.333	199.357	199.375	199.388	199.400
3	55.552	49.799	47.467	46.195	45.392	44.838	44.434	44.126	43.882	43.686
4	31.333	26.284	24.259	23.155	22.456	21.975	21.622	21.352	21.139	20.967
5	22.785	18.314	16.530	15.556	14.940	14.513	14.200	13.961	13.772	13.618
6	18.635	14.544	12.917	12.028	11.464	11.073	10.786	10.566	10.391	10.250
7	16.236	12.404	10.882	10.050	9.522	9.155	8.885	8.678	8.514	8.380
8	14.688	11.042	9.596	8.805	8.302	7.952	7.694	7.496	7.339	7.211
9	13.614	10.107	8.717	7.956	7.471	7.134	6.885	6.693	6.541	6.417
10	12.826	9.427	8.081	7.343	6.872	6.545	6.302	6.116	5.968	5.847
11	12.226	8.912	7.600	6.881	6.422	6.102	5.865	5.682	5.537	5.418
12	11.754	8.510	7.226	6.521	6.071	5.757	5.525	5.345	5.202	5.085
13	11.374	8.186	6.926	6.233	5.791	5.482	5.253	5.076	4.935	4.820
14	11.060	7.922	6.680	5.998	5.562	5.257	5.031	4.857	4.717	4.603
15	10.798	7.701	6.476	5.803	5.372	5.071	4.847	4.674	4.536	4.424
16	10.575	7.514	6.303	5.638	5.212	4.913	4.692	4.521	4.384	4.272
17	10.384	7.354	6.156	5.497	5.075	4.779	4.559	4.389	4.254	4.142
18	10.218	7.215	6.028	5.375	4.956	4.663	4.445	4.276	4.141	4.030
19	10.073	7.093	5.916	5.268	4.853	4.561	4.345	4.177	4.043	3.933
20	9.944	6.986	5.818	5.174	4.762	4.472	4.257	4.090	3.956	3.847
21	9.830	6.891	5.730	5.091	4.681	4.393	4.179	4.013	3.880	3.771
22	9.727	6.806	5.652	5.017	4.609	4.322	4.109	3.944	3.812	3.703
23	9.635	6.730	5.582	4.950	4.544	4.259	4.047	3.882	3.750	3.642
24	9.551	6.661	5.519	4.890	4.486	4.202	3.991	3.826	3.695	3.587
25	9.475	6.598	5.462	4.835	4.433	4.150	3.939	3.776	3.645	3.537
26	9.406	6.541	5.409	4.785	4.384	4.103	3.893	3.730	3.599	3.492
27	9.342	6.489	5.361	4.740	4.340	4.059	3.850	3.687	3.557	3.450
28	9.284	6.440	5.317	4.698	4.300	4.020	3.811	3.649	3.519	3.412
29	9.230	6.396	5.276	4.659	4.262	3.983	3.775	3.613	3.483	3.377
30	9.180	6.355	5.239	4.623	4.228	3.949	3.742	3.580	3.450	3.344
31	9.133	6.317	5.204	4.590	4.196	3.918	3.711	3.549	3.420	3.314
32	9.090	6.281	5.171	4.559	4.166	3.889	3.682	3.521	3.392	3.286
33	9.050	6.248	5.141	4.531	4.138	3.861	3.655	3.495	3.366	3.260
34	9.012	6.217	5.113	4.504	4.112	3.836	3.630	3.470	3.341	3.235
35	8.976	6.188	5.086	4.479	4.088	3.812	3.607	3.447	3.318	3.212
36	8.943	6.161	5.062	4.455	4.065	3.790	3.585	3.425	3.296	3.191
37	8.912	6.135	5.038	4.433	4.043	3.769	3.564	3.404	3.276	3.171
38	8.882	6.111	5.016	4.412	4.023	3.749	3.545	3.385	3.257	3.152
39	8.854	6.088	4.995	4.392	4.004	3.731	3.526	3.367	3.239	3.134
40	8.828	6.066	4.976	4.374	3.986	3.713	3.509	3.350	3.222	3.117
60	8.495	5.795	4.729	4.140	3.760	3.492	3.291	3.134	3.008	2.904
80	8.335	5.665	4.611	4.029	3.652	3.387	3.188	3.032	2.907	2.803
120	8.179	5.539	4.497	3.921	3.548	3.285	3.087	2.933	2.808	2.705
240	8.027	5.417	4.387	3.816	3.447	3.187	2.991	2.837	2.713	2.610
∞	7.879	5.298	4.279	3.715	3.350	3.091	2.897	2.744	2.621	2.519

12	15	20	24	30	40	60	120	∞	df_1 df_2
24426.366	24630.205	24835.971	24939.565	25043.628	25148.153	25253.137	25358.573	25464.458	1
199.416	199.433	199.450	199.458	199.466	199.475	199.483	199.491	199.500	2
43.387	43.085	42.778	42.622	42.466	42.308	42.149	41.989	41.828	3
20.705	20.438	20.167	20.030	19.892	19.752	19.611	19.468	19.325	4
13.384	13.146	12.903	12.780	12.656	12.530	12.402	12.274	12.144	5
10.034	9.814	9.589	9.474	9.358	9.241	9.122	9.001	8.879	6
8.176	7.968	7.754	7.645	7.534	7.422	7.309	7.193	7.076	7
7.015	6.814	6.608	6.503	6.396	6.288	6.177	6.065	5.951	8
6.227	6.032	5.832	5.729	5.625	5.519	5.410	5.300	5.188	9
5.661	5.471	5.274	5.173	5.071	4.966	4.859	4.750	4.639	10
5.236	5.049	4.855	4.756	4.654	4.551	4.445	4.337	4.226	11
4.906	4.721	4.530	4.431	4.331	4.228	4.123	4.015	3.904	12
4.643	4.460	4.270	4.173	4.073	3.970	3.866	3.758	3.647	13
4.428	4.247	4.059	3.961	3.862	3.760	3.655	3.547	3.436	14
4.250	4.070	3.883	3.786	3.687	3.585	3.480	3.372	3.260	15
4.099	3.920	3.734	3.638	3.539	3.437	3.332	3.224	3.112	16
3.971	3.793	3.607	3.511	3.412	3.311	3.206	3.097	2.984	17
3.860	3.683	3.498	3.402	3.303	3.201	3.096	2.987	2.873	18
3.763	3.587	3.402	3.306	3.208	3.106	3.000	2.891	2.776	19
3.678	3.502	3.318	3.222	3.123	3.022	2.916	2.806	2.690	20
3.602	3.427	3.243	3.147	3.049	2.947	2.841	2.730	2.614	21
3.535	3.360	3.176	3.081	2.982	2.880	2.774	2.663	2.545	22
3.475	3.300	3.116	3.021	2.922	2.820	2.713	2.602	2.484	23
3.420	3.246	3.062	2.967	2.868	2.765	2.658	2.546	2.428	24
3.370	3.196	3.013	2.918	2.819	2.716	2.609	2.496	2.377	25
3.325	3.151	2.968	2.873	2.774	2.671	2.563	2.450	2.330	26
3.284	3.110	2.928	2.832	2.733	2.630	2.522	2.408	2.287	27
3.246	3.073	2.890	2.794	2.695	2.592	2.483	2.369	2.247	28
3.211	3.038	2.855	2.759	2.660	2.557	2.448	2.333	2.210	29
3.179	3.006	2.823	2.727	2.628	2.524	2.415	2.300	2.176	30
3.149	2.976	2.793	2.697	2.598	2.494	2.385	2.269	2.144	31
3.121	2.948	2.766	2.670	2.570	2.466	2.356	2.240	2.114	32
3.095	2.922	2.740	2.644	2.544	2.440	2.330	2.213	2.087	33
3.071	2.898	2.716	2.620	2.520	2.415	2.305	2.188	2.060	34
3.048	2.876	2.693	2.597	2.497	2.392	2.282	2.164	2.036	35
3.027	2.854	2.672	2.576	2.475	2.371	2.260	2.141	2.013	36
3.007	2.834	2.652	2.556	2.455	2.350	2.239	2.120	1.991	37
2.988	2.816	2.633	2.537	2.436	2.331	2.220	2.100	1.970	38
2.970	2.798	2.615	2.519	2.418	2.313	2.201	2.081	1.950	39
2.953	2.781	2.598	2.502	2.401	2.296	2.184	2.064	1.932	40
2.742	2.570	2.387	2.290	2.187	2.079	1.962	1.834	1.689	60
2.641	2.470	2.286	2.188	2.084	1.974	1.854	1.720	1.563	80
2.544	2.373	2.188	2.089	1.984	1.871	1.747	1.606	1.431	120
2.450	2.278	2.093	1.993	1.886	1.770	1.640	1.488	1.281	240
2.358	2.187	2.000	1.898	1.789	1.669	1.533	1.364	1.000	∞

付表 6-(2)　F分布表（α＝0.01）

df_1：分子の自由度
df_2：分母の自由度
df_1, df_2 とαから $F_{df_1, df_2}(α)$ の値を求める表

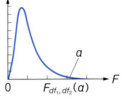

α＝0.01

df_2 \ df_1	1	2	3	4	5	6	7	8	9
1	4052.181	4999.500	5403.352	5624.583	5763.650	5858.986	5928.356	5981.070	6022.473
2	98.503	99.000	99.166	99.249	99.299	99.333	99.356	99.374	99.388
3	34.116	30.817	29.457	28.710	28.237	27.911	27.672	27.489	27.345
4	21.198	18.000	16.694	15.977	15.522	15.207	14.976	14.799	14.659
5	16.258	13.274	12.060	11.392	10.967	10.672	10.456	10.289	10.158
6	13.745	10.925	9.780	9.148	8.746	8.466	8.260	8.102	7.976
7	12.246	9.547	8.451	7.847	7.460	7.191	6.993	6.840	6.719
8	11.259	8.649	7.591	7.006	6.632	6.371	6.178	6.029	5.911
9	10.561	8.022	6.992	6.422	6.057	5.802	5.613	5.467	5.351
10	10.044	7.559	6.552	5.994	5.636	5.386	5.200	5.057	4.942
11	9.646	7.206	6.217	5.668	5.316	5.069	4.886	4.744	4.632
12	9.330	6.927	5.953	5.412	5.064	4.821	4.640	4.499	4.388
13	9.074	6.701	5.739	5.205	4.862	4.620	4.441	4.302	4.191
14	8.862	6.515	5.564	5.035	4.695	4.456	4.278	4.140	4.030
15	8.683	6.359	5.417	4.893	4.556	4.318	4.142	4.004	3.895
16	8.531	6.226	5.292	4.773	4.437	4.202	4.026	3.890	3.780
17	8.400	6.112	5.185	4.669	4.336	4.102	3.927	3.791	3.682
18	8.285	6.013	5.092	4.579	4.248	4.015	3.841	3.705	3.597
19	8.185	5.926	5.010	4.500	4.171	3.939	3.765	3.631	3.523
20	8.096	5.849	4.938	4.431	4.103	3.871	3.699	3.564	3.457
21	8.017	5.780	4.874	4.369	4.042	3.812	3.640	3.506	3.398
22	7.945	5.719	4.817	4.313	3.988	3.758	3.587	3.453	3.346
23	7.881	5.664	4.765	4.264	3.939	3.710	3.539	3.406	3.299
24	7.823	5.614	4.718	4.218	3.895	3.667	3.496	3.363	3.256
25	7.770	5.568	4.675	4.177	3.855	3.627	3.457	3.324	3.217
26	7.721	5.526	4.637	4.140	3.818	3.591	3.421	3.288	3.182
27	7.677	5.488	4.601	4.106	3.785	3.558	3.388	3.256	3.149
28	7.636	5.453	4.568	4.074	3.754	3.528	3.358	3.226	3.120
29	7.598	5.420	4.538	4.045	3.725	3.499	3.330	3.198	3.092
30	7.562	5.390	4.510	4.018	3.699	3.473	3.304	3.173	3.067
31	7.530	5.362	4.484	3.993	3.675	3.449	3.281	3.149	3.043
32	7.499	5.336	4.459	3.969	3.652	3.427	3.258	3.127	3.021
33	7.471	5.312	4.437	3.948	3.630	3.406	3.238	3.106	3.000
34	7.444	5.289	4.416	3.927	3.611	3.386	3.218	3.087	2.981
35	7.419	5.268	4.396	3.908	3.592	3.368	3.200	3.069	2.963
36	7.396	5.248	4.377	3.890	3.574	3.351	3.183	3.052	2.946
37	7.373	5.229	4.360	3.873	3.558	3.334	3.167	3.036	2.930
38	7.353	5.211	4.343	3.858	3.542	3.319	3.152	3.021	2.915
39	7.333	5.194	4.327	3.843	3.528	3.305	3.137	3.006	2.901
40	7.314	5.179	4.313	3.828	3.514	3.291	3.124	2.993	2.888
60	7.077	4.977	4.126	3.649	3.339	3.119	2.953	2.823	2.718
80	6.963	4.881	4.036	3.563	3.255	3.036	2.871	2.742	2.637
120	6.851	4.787	3.949	3.480	3.174	2.956	2.792	2.663	2.559
240	6.742	4.695	3.864	3.398	3.094	2.878	2.714	2.586	2.482
∞	6.635	4.605	3.782	3.319	3.017	2.802	2.639	2.511	2.407

10	12	15	20	24	30	40	60	120	∞	df_1 df_2
6055.847	6106.321	6157.285	6208.730	6234.631	6260.649	6286.782	6313.030	6339.391	6365.864	1
99.399	99.416	99.433	99.449	99.458	99.466	99.474	99.482	99.491	99.499	2
27.229	27.052	26.872	26.690	26.598	26.505	26.411	26.316	26.221	26.125	3
14.546	14.374	14.198	14.020	13.929	13.838	13.745	13.652	13.558	13.463	4
10.051	9.888	9.722	9.553	9.466	9.379	9.291	9.202	9.112	9.020	5
7.874	7.718	7.559	7.396	7.313	7.229	7.143	7.057	6.969	6.880	6
6.620	6.469	6.314	6.155	6.074	5.992	5.908	5.824	5.737	5.650	7
5.814	5.667	5.515	5.359	5.279	5.198	5.116	5.032	4.946	4.859	8
5.257	5.111	4.962	4.808	4.729	4.649	4.567	4.483	4.398	4.311	9
4.849	4.706	4.558	4.405	4.327	4.247	4.165	4.082	3.996	3.909	10
4.539	4.397	4.251	4.099	4.021	3.941	3.860	3.776	3.690	3.602	11
4.296	4.155	4.010	3.858	3.780	3.701	3.619	3.535	3.449	3.361	12
4.100	3.960	3.815	3.665	3.587	3.507	3.425	3.341	3.255	3.165	13
3.939	3.800	3.656	3.505	3.427	3.348	3.266	3.181	3.094	3.004	14
3.805	3.666	3.522	3.372	3.294	3.214	3.132	3.047	2.959	2.868	15
3.691	3.553	3.409	3.259	3.181	3.101	3.018	2.933	2.845	2.753	16
3.593	3.455	3.312	3.162	3.084	3.003	2.920	2.835	2.746	2.653	17
3.508	3.371	3.227	3.077	2.999	2.919	2.835	2.749	2.660	2.566	18
3.434	3.297	3.153	3.003	2.925	2.844	2.761	2.674	2.584	2.489	19
3.368	3.231	3.088	2.938	2.859	2.778	2.695	2.608	2.517	2.421	20
3.310	3.173	3.030	2.880	2.801	2.720	2.636	2.548	2.457	2.360	21
3.258	3.121	2.978	2.827	2.749	2.667	2.583	2.495	2.403	2.305	22
3.211	3.074	2.931	2.781	2.702	2.620	2.535	2.447	2.354	2.256	23
3.168	3.032	2.889	2.738	2.659	2.577	2.492	2.403	2.310	2.211	24
3.129	2.993	2.850	2.699	2.620	2.538	2.453	2.364	2.270	2.169	25
3.094	2.958	2.815	2.664	2.585	2.503	2.417	2.327	2.233	2.131	26
3.062	2.926	2.783	2.632	2.552	2.470	2.384	2.294	2.198	2.097	27
3.032	2.896	2.753	2.602	2.522	2.440	2.354	2.263	2.167	2.064	28
3.005	2.868	2.726	2.574	2.495	2.412	2.325	2.234	2.138	2.034	29
2.979	2.843	2.700	2.549	2.469	2.386	2.299	2.208	2.111	2.006	30
2.955	2.820	2.677	2.525	2.445	2.362	2.275	2.183	2.086	1.980	31
2.934	2.798	2.655	2.503	2.423	2.340	2.252	2.160	2.062	1.956	32
2.913	2.777	2.634	2.482	2.402	2.319	2.231	2.139	2.040	1.933	33
2.894	2.758	2.615	2.463	2.383	2.299	2.211	2.118	2.019	1.911	34
2.876	2.740	2.597	2.445	2.364	2.281	2.193	2.099	2.000	1.891	35
2.859	2.723	2.580	2.428	2.347	2.263	2.175	2.082	1.981	1.872	26
2.843	2.707	2.564	2.412	2.331	2.247	2.159	2.065	1.964	1.854	37
2.828	2.692	2.549	2.397	2.316	2.232	2.143	2.049	1.947	1.837	38
2.814	2.678	2.535	2.382	2.302	2.217	2.128	2.034	1.932	1.820	39
2.801	2.665	2.522	2.369	2.288	2.203	2.114	2.019	1.917	1.805	40
2.632	2.496	2.352	2.198	2.115	2.028	1.936	1.836	1.726	1.601	60
2.551	2.415	2.271	2.115	2.032	1.944	1.849	1.746	1.630	1.494	80
2.472	2.336	2.192	2.035	1.950	1.860	1.763	1.656	1.533	1.381	120
2.395	2.260	2.114	1.956	1.870	1.778	1.677	1.565	1.432	1.250	240
2.321	2.185	2.039	1.878	1.791	1.696	1.592	1.473	1.325	1.000	∞

付表 6-(3)　F 分布表（α＝0.025）

df_1：分子の自由度
df_2：分母の自由度
df_1, df_2 と α から $F_{df_1, df_2}(\alpha)$ の値を求める表

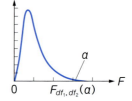

α＝0.025

df_2 \ df_1	1	2	3	4	5	6	7	8	9
1	647.789	799.500	864.163	899.583	921.848	937.111	948.217	956.656	963.285
2	38.506	39.000	39.165	39.248	39.298	39.331	39.355	39.373	39.387
3	17.443	16.044	15.439	15.101	14.885	14.735	14.624	14.540	14.473
4	12.218	10.649	9.979	9.605	9.364	9.197	9.074	8.980	8.905
5	10.007	8.434	7.764	7.388	7.146	6.978	6.853	6.757	6.681
6	8.813	7.260	6.599	6.227	5.988	5.820	5.695	5.600	5.523
7	8.073	6.542	5.890	5.523	5.285	5.119	4.995	4.899	4.823
8	7.571	6.059	5.416	5.053	4.817	4.652	4.529	4.433	4.357
9	7.209	5.715	5.078	4.718	4.484	4.320	4.197	4.102	4.026
10	6.937	5.456	4.826	4.468	4.236	4.072	3.950	3.855	3.779
11	6.724	5.256	4.630	4.275	4.044	3.881	3.759	3.664	3.588
12	6.554	5.096	4.474	4.121	3.891	3.728	3.607	3.512	3.436
13	6.414	4.965	4.347	3.996	3.767	3.604	3.483	3.388	3.312
14	6.298	4.857	4.242	3.892	3.663	3.501	3.380	3.285	3.209
15	6.200	4.765	4.153	3.804	3.576	3.415	3.293	3.199	3.123
16	6.115	4.687	4.077	3.729	3.502	3.341	3.219	3.125	3.049
17	6.042	4.619	4.011	3.665	3.438	3.277	3.156	3.061	2.985
18	5.978	4.560	3.954	3.608	3.382	3.221	3.100	3.005	2.929
19	5.922	4.508	3.903	3.559	3.333	3.172	3.051	2.956	2.880
20	5.871	4.461	3.859	3.515	3.289	3.128	3.007	2.913	2.837
21	5.827	4.420	3.819	3.475	3.250	3.090	2.969	2.874	2.798
22	5.786	4.383	3.783	3.440	3.215	3.055	2.934	2.839	2.763
23	5.750	4.349	3.750	3.408	3.183	3.023	2.902	2.808	2.731
24	5.717	4.319	3.721	3.379	3.155	2.995	2.874	2.779	2.703
25	5.686	4.291	3.694	3.353	3.129	2.969	2.848	2.753	2.677
26	5.659	4.265	3.670	3.329	3.105	2.945	2.824	2.729	2.653
27	5.633	4.242	3.647	3.307	3.083	2.923	2.802	2.707	2.631
28	5.610	4.221	3.626	3.286	3.063	2.903	2.782	2.687	2.611
29	5.588	4.201	3.607	3.267	3.044	2.884	2.763	2.669	2.592
30	5.568	4.182	3.589	3.250	3.026	2.867	2.746	2.651	2.575
31	5.549	4.165	3.573	3.234	3.010	2.851	2.730	2.635	2.558
32	5.531	4.149	3.557	3.218	2.995	2.836	2.715	2.620	2.543
33	5.515	4.134	3.543	3.204	2.981	2.822	2.701	2.606	2.529
34	5.499	4.120	3.529	3.191	2.968	2.808	2.688	2.593	2.516
35	5.485	4.106	3.517	3.179	2.956	2.796	2.676	2.581	2.504
36	5.471	4.094	3.505	3.167	2.944	2.785	2.664	2.569	2.492
37	5.458	4.082	3.493	3.156	2.933	2.774	2.653	2.558	2.481
38	5.446	4.071	3.483	3.145	2.923	2.763	2.643	2.548	2.471
39	5.435	4.061	3.473	3.135	2.913	2.754	2.633	2.538	2.461
40	5.424	4.051	3.463	3.126	2.904	2.744	2.624	2.529	2.452
60	5.286	3.925	3.343	3.008	2.786	2.627	2.507	2.412	2.334
80	5.218	3.864	3.284	2.950	2.730	2.571	2.450	2.355	2.277
120	5.152	3.805	3.227	2.894	2.674	2.515	2.395	2.299	2.222
240	5.088	3.746	3.171	2.839	2.620	2.461	2.341	2.245	2.167
∞	5.024	3.689	3.116	2.786	2.567	2.408	2.288	2.192	2.114

10	12	15	20	24	30	40	60	120	∞	df_1
										df_2
968.627	976.708	984.867	993.103	997.249	1001.414	1005.598	1009.800	1014.020	1018.258	1
39.398	39.415	39.431	39.448	39.456	39.465	39.473	39.481	39.490	39.498	2
14.419	14.337	14.253	14.167	14.124	14.081	14.037	13.992	13.947	13.902	3
8.844	8.751	8.657	8.560	8.511	8.461	8.411	8.360	8.309	8.257	4
6.619	6.525	6.428	6.329	6.278	6.227	6.175	6.123	6.069	6.015	5
5.461	5.366	5.269	5.168	5.117	5.065	5.012	4.959	4.904	4.849	6
4.761	4.666	4.568	4.467	4.415	4.362	4.309	4.254	4.199	4.142	7
4.295	4.200	4.101	3.999	3.947	3.894	3.840	3.784	3.728	3.670	8
3.964	3.868	3.769	3.667	3.614	3.560	3.505	3.449	3.392	3.333	9
3.717	3.621	3.522	3.419	3.365	3.311	3.255	3.198	3.140	3.080	10
3.526	3.430	3.330	3.226	3.173	3.118	3.061	3.004	2.944	2.883	11
3.374	3.277	3.177	3.073	3.019	2.963	2.906	2.848	2.787	2.725	12
3.250	3.153	3.053	2.948	2.893	2.837	2.780	2.720	2.659	2.595	13
3.147	3.050	2.949	2.844	2.789	2.732	2.674	2.614	2.552	2.487	14
3.060	2.963	2.862	2.756	2.701	2.644	2.585	2.524	2.461	2.395	15
2.986	2.889	2.788	2.681	2.625	2.568	2.509	2.447	2.383	2.316	16
2.922	2.825	2.723	2.616	2.560	2.502	2.442	2.380	2.315	2.247	17
2.866	2.769	2.667	2.559	2.503	2.445	2.384	2.321	2.256	2.187	18
2.817	2.720	2.617	2.509	2.452	2.394	2.333	2.270	2.203	2.133	19
2.774	2.676	2.573	2.464	2.408	2.349	2.287	2.223	2.156	2.085	20
2.735	2.637	2.534	2.425	2.368	2.308	2.246	2.182	2.114	2.042	21
2.700	2.602	2.498	2.389	2.331	2.272	2.210	2.145	2.076	2.003	22
2.668	2.570	2.466	2.357	2.299	2.239	2.176	2.111	2.041	1.968	23
2.640	2.541	2.437	2.327	2.269	2.209	2.146	2.080	2.010	1.935	24
2.613	2.515	2.411	2.300	2.242	2.182	2.118	2.052	1.981	1.906	25
2.590	2.491	2.387	2.276	2.217	2.157	2.093	2.026	1.954	1.878	26
2.568	2.469	2.364	2.253	2.195	2.133	2.069	2.002	1.930	1.853	27
2.547	2.448	2.344	2.232	2.174	2.112	2.048	1.980	1.907	1.829	28
2.529	2.430	2.325	2.213	2.154	2.092	2.028	1.959	1.886	1.807	29
2.511	2.412	2.307	2.195	2.136	2.074	2.009	1.940	1.866	1.787	30
2.495	2.396	2.291	2.178	2.119	2.057	1.991	1.922	1.848	1.768	31
2.480	2.381	2.275	2.163	2.103	2.041	1.975	1.905	1.831	1.750	32
2.466	2.366	2.261	2.148	2.088	2.026	1.960	1.890	1.815	1.733	33
2.453	2.353	2.248	2.135	2.075	2.012	1.946	1.875	1.799	1.717	34
2.440	2.341	2.235	2.122	2.062	1.999	1.932	1.861	1.785	1.702	35
2.429	2.329	2.223	2.110	2.049	1.986	1.919	1.848	1.772	1.687	36
2.418	2.318	2.212	2.098	2.038	1.974	1.907	1.836	1.759	1.674	37
2.407	2.307	2.201	2.088	2.027	1.963	1.896	1.824	1.747	1.661	38
2.397	2.298	2.191	2.077	2.017	1.953	1.885	1.813	1.735	1.649	39
2.388	2.288	2.182	2.068	2.007	1.943	1.875	1.803	1.724	1.637	40
2.270	2.169	2.061	1.944	1.882	1.815	1.744	1.667	1.581	1.482	60
2.213	2.111	2.003	1.884	1.820	1.752	1.679	1.599	1.508	1.400	80
2.157	2.055	1.945	1.825	1.760	1.690	1.614	1.530	1.433	1.310	120
2.102	1.999	1.888	1.766	1.700	1.628	1.549	1.460	1.354	1.206	240
2.048	1.945	1.833	1.708	1.640	1.566	1.484	1.388	1.268	1.000	∞

付表 6-(4)　F分布表（α＝0.05）

df_1：分子の自由度
df_2：分母の自由度
df_1, df_2 とαから $F_{df_1,df_2}(α)$ の値を求める表

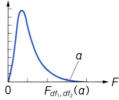

α＝0.05

df_2 \ df_1	1	2	3	4	5	6	7	8	9
1	161.448	199.500	215.707	224.583	230.162	233.986	236.768	238.883	240.543
2	18.513	19.000	19.164	19.247	19.296	19.330	19.353	19.371	19.385
3	10.128	9.552	9.277	9.117	9.013	8.941	8.887	8.845	8.812
4	7.709	6.944	6.591	6.388	6.256	6.163	6.094	6.041	5.999
5	6.608	5.786	5.409	5.192	5.050	4.950	4.876	4.818	4.772
6	5.987	5.143	4.757	4.534	4.387	4.284	4.207	4.147	4.099
7	5.591	4.737	4.347	4.120	3.972	3.866	3.787	3.726	3.677
8	5.318	4.459	4.066	3.838	3.687	3.581	3.500	3.438	3.388
9	5.117	4.256	3.863	3.633	3.482	3.374	3.293	3.230	3.179
10	4.965	4.103	3.708	3.478	3.326	3.217	3.135	3.072	3.020
11	4.844	3.982	3.587	3.357	3.204	3.095	3.012	2.948	2.896
12	4.747	3.885	3.490	3.259	3.106	2.996	2.913	2.849	2.796
13	4.667	3.806	3.411	3.179	3.025	2.915	2.832	2.767	2.714
14	4.600	3.739	3.344	3.112	2.958	2.848	2.764	2.699	2.646
15	4.543	3.682	3.287	3.056	2.901	2.790	2.707	2.641	2.588
16	4.494	3.634	3.239	3.007	2.852	2.741	2.657	2.591	2.538
17	4.451	3.592	3.197	2.965	2.810	2.699	2.614	2.548	2.494
18	4.414	3.555	3.160	2.928	2.773	2.661	2.577	2.510	2.456
19	4.381	3.522	3.127	2.895	2.740	2.628	2.544	2.477	2.423
20	4.351	3.493	3.098	2.866	2.711	2.599	2.514	2.447	2.393
21	4.325	3.467	3.072	2.840	2.685	2.573	2.488	2.420	2.366
22	4.301	3.443	3.049	2.817	2.661	2.549	2.464	2.397	2.342
23	4.279	3.422	3.028	2.796	2.640	2.528	2.442	2.375	2.320
24	4.260	3.403	3.009	2.776	2.621	2.508	2.423	2.355	2.300
25	4.242	3.385	2.991	2.759	2.603	2.490	2.405	2.337	2.282
26	4.225	3.369	2.975	2.743	2.587	2.474	2.388	2.321	2.265
27	4.210	3.354	2.960	2.728	2.572	2.459	2.373	2.305	2.250
28	4.196	3.340	2.947	2.714	2.558	2.445	2.359	2.291	2.236
29	4.183	3.328	2.934	2.701	2.545	2.432	2.346	2.278	2.223
30	4.171	3.316	2.922	2.690	2.534	2.421	2.334	2.266	2.211
31	4.160	3.305	2.911	2.679	2.523	2.409	2.323	2.255	2.199
32	4.149	3.295	2.901	2.668	2.512	2.399	2.313	2.244	2.189
33	4.139	3.285	2.892	2.659	2.503	2.389	2.303	2.235	2.179
34	4.130	3.276	2.883	2.650	2.494	2.380	2.294	2.225	2.170
35	4.121	3.267	2.874	2.641	2.485	2.372	2.285	2.217	2.161
36	4.113	3.259	2.866	2.634	2.477	2.364	2.277	2.209	2.153
37	4.105	3.252	2.859	2.626	2.470	2.356	2.270	2.201	2.145
38	4.098	3.245	2.852	2.619	2.463	2.349	2.262	2.194	2.138
39	4.091	3.238	2.845	2.612	2.456	2.342	2.255	2.187	2.131
40	4.085	3.232	2.839	2.606	2.449	2.336	2.249	2.180	2.124
60	4.001	3.150	2.758	2.525	2.368	2.254	2.167	2.097	2.040
80	3.960	3.111	2.719	2.486	2.329	2.214	2.126	2.056	1.999
120	3.920	3.072	2.680	2.447	2.290	2.175	2.087	2.016	1.959
240	3.880	3.033	2.642	2.409	2.252	2.136	2.048	1.977	1.919
∞	3.841	2.996	2.605	2.372	2.214	2.099	2.010	1.938	1.880

10	12	15	20	24	30	40	60	120	∞	df_1 df_2
241.882	243.906	245.950	248.013	249.052	250.095	251.143	252.196	253.253	254.314	1
19.396	19.413	19.429	19.446	19.454	19.462	19.471	19.479	19.487	19.496	2
8.786	8.745	8.703	8.660	8.639	8.617	8.594	8.572	8.549	8.526	3
5.964	5.912	5.858	5.803	5.774	5.746	5.717	5.688	5.658	5.628	4
4.735	4.678	4.619	4.558	4.527	4.496	4.464	4.431	4.398	4.365	5
4.060	4.000	3.938	3.874	3.841	3.808	3.774	3.740	3.705	3.669	6
3.637	3.575	3.511	3.445	3.410	3.376	3.340	3.304	3.267	3.230	7
3.347	3.284	3.218	3.150	3.115	3.079	3.043	3.005	2.967	2.928	8
3.137	3.073	3.006	2.936	2.900	2.864	2.826	2.787	2.748	2.707	9
2.978	2.913	2.845	2.774	2.737	2.700	2.661	2.621	2.580	2.538	10
2.854	2.788	2.719	2.646	2.609	2.570	2.531	2.490	2.448	2.404	11
2.753	2.687	2.617	2.544	2.505	2.466	2.426	2.384	2.341	2.296	12
2.671	2.604	2.533	2.459	2.420	2.380	2.339	2.297	2.252	2.206	13
2.602	2.534	2.463	2.388	2.349	2.308	2.266	2.223	2.178	2.131	14
2.544	2.475	2.403	2.328	2.288	2.247	2.204	2.160	2.114	2.066	15
2.494	2.425	2.352	2.276	2.235	2.194	2.151	2.106	2.059	2.010	16
2.450	2.381	2.308	2.230	2.190	2.148	2.104	2.058	2.011	1.960	17
2.412	2.342	2.269	2.191	2.150	2.107	2.063	2.017	1.968	1.917	18
2.378	2.308	2.234	2.155	2.114	2.071	2.026	1.980	1.930	1.878	19
2.348	2.278	2.203	2.124	2.082	2.039	1.994	1.946	1.896	1.843	20
2.321	2.250	2.176	2.096	2.054	2.010	1.965	1.916	1.866	1.812	21
2.297	2.226	2.151	2.071	2.028	1.984	1.938	1.889	1.838	1.783	22
2.275	2.204	2.128	2.048	2.005	1.961	1.914	1.865	1.813	1.757	23
2.255	2.183	2.108	2.027	1.984	1.939	1.892	1.842	1.790	1.733	24
2.236	2.165	2.089	2.007	1.964	1.919	1.872	1.822	1.768	1.711	25
2.220	2.148	2.072	1.990	1.946	1.901	1.853	1.803	1.749	1.691	26
2.204	2.132	2.056	1.974	1.930	1.884	1.836	1.785	1.731	1.672	27
2.190	2.118	2.041	1.959	1.915	1.869	1.820	1.769	1.714	1.654	28
2.177	2.104	2.027	1.945	1.901	1.854	1.806	1.754	1.698	1.638	29
2.165	2.092	2.015	1.932	1.887	1.841	1.792	1.740	1.683	1.622	30
2.153	2.080	2.003	1.920	1.875	1.828	1.779	1.726	1.670	1.608	31
2.142	2.070	1.992	1.908	1.864	1.817	1.767	1.714	1.657	1.594	32
2.133	2.060	1.982	1.898	1.853	1.806	1.756	1.702	1.645	1.581	33
2.123	2.050	1.972	1.888	1.843	1.795	1.745	1.691	1.633	1.569	34
2.114	2.041	1.963	1.878	1.833	1.786	1.735	1.681	1.623	1.558	35
2.106	2.033	1.954	1.870	1.824	1.776	1.726	1.671	1.612	1.547	36
2.098	2.025	1.946	1.861	1.816	1.768	1.717	1.662	1.603	1.537	37
2.091	2.017	1.939	1.853	1.808	1.760	1.708	1.653	1.594	1.527	38
2.084	2.010	1.931	1.846	1.800	1.752	1.700	1.645	1.585	1.518	39
2.077	2.003	1.924	1.839	1.793	1.744	1.693	1.637	1.577	1.509	40
1.993	1.917	1.836	1.748	1.700	1.649	1.594	1.534	1.467	1.389	60
1.951	1.875	1.793	1.703	1.654	1.602	1.545	1.482	1.411	1.325	80
1.910	1.834	1.750	1.659	1.608	1.554	1.495	1.429	1.352	1.254	120
1.870	1.793	1.708	1.614	1.563	1.507	1.445	1.375	1.290	1.170	240
1.831	1.752	1.666	1.571	1.517	1.459	1.394	1.318	1.221	1.000	∞

6．F分布表

付表 6-(5) F分布表（α=0.1）

df_1：分子の自由度
df_2：分母の自由度
df_1, df_2 とαから $F_{df_1, df_2}(α)$ の値を求める表

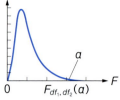

α=0.1

df_2 \ df_1	1	2	3	4	5	6	7	8	9
1	39.863	49.500	53.593	55.833	57.240	58.204	58.906	59.439	59.858
2	8.526	9.000	9.162	9.243	9.293	9.326	9.349	9.367	9.381
3	5.538	5.462	5.391	5.343	5.309	5.285	5.266	5.252	5.240
4	4.545	4.325	4.191	4.107	4.051	4.010	3.979	3.955	3.936
5	4.060	3.780	3.619	3.520	3.453	3.405	3.368	3.339	3.316
6	3.776	3.463	3.289	3.181	3.108	3.055	3.014	2.983	2.958
7	3.589	3.257	3.074	2.961	2.883	2.827	2.785	2.752	2.725
8	3.458	3.113	2.924	2.806	2.726	2.668	2.624	2.589	2.561
9	3.360	3.006	2.813	2.693	2.611	2.551	2.505	2.469	2.440
10	3.285	2.924	2.728	2.605	2.522	2.461	2.414	2.377	2.347
11	3.225	2.860	2.660	2.536	2.451	2.389	2.342	2.304	2.274
12	3.177	2.807	2.606	2.480	2.394	2.331	2.283	2.245	2.214
13	3.136	2.763	2.560	2.434	2.347	2.283	2.234	2.195	2.164
14	3.102	2.726	2.522	2.395	2.307	2.243	2.193	2.154	2.122
15	3.073	2.695	2.490	2.361	2.273	2.208	2.158	2.119	2.086
16	3.048	2.668	2.462	2.333	2.244	2.178	2.128	2.088	2.055
17	3.026	2.645	2.437	2.308	2.218	2.152	2.102	2.061	2.028
18	3.007	2.624	2.416	2.286	2.196	2.130	2.079	2.038	2.005
19	2.990	2.606	2.397	2.266	2.176	2.109	2.058	2.017	1.984
20	2.975	2.589	2.380	2.249	2.158	2.091	2.040	1.999	1.965
21	2.961	2.575	2.365	2.233	2.142	2.075	2.023	1.982	1.948
22	2.949	2.561	2.351	2.219	2.128	2.060	2.008	1.967	1.933
23	2.937	2.549	2.339	2.207	2.115	2.047	1.995	1.953	1.919
24	2.927	2.538	2.327	2.195	2.103	2.035	1.983	1.941	1.906
25	2.918	2.528	2.317	2.184	2.092	2.024	1.971	1.929	1.895
26	2.909	2.519	2.307	2.174	2.082	2.014	1.961	1.919	1.884
27	2.901	2.511	2.299	2.165	2.073	2.005	1.952	1.909	1.874
28	2.894	2.503	2.291	2.157	2.064	1.996	1.943	1.900	1.865
29	2.887	2.495	2.283	2.149	2.057	1.988	1.935	1.892	1.857
30	2.881	2.489	2.276	2.142	2.049	1.980	1.927	1.884	1.849
31	2.875	2.482	2.270	2.136	2.042	1.973	1.920	1.877	1.842
32	2.869	2.477	2.263	2.129	2.036	1.967	1.913	1.870	1.835
33	2.864	2.471	2.258	2.123	2.030	1.961	1.907	1.864	1.828
34	2.859	2.466	2.252	2.118	2.024	1.955	1.901	1.858	1.822
35	2.855	2.461	2.247	2.113	2.019	1.950	1.896	1.852	1.817
36	2.850	2.456	2.243	2.108	2.014	1.945	1.891	1.847	1.811
37	2.846	2.452	2.238	2.103	2.009	1.940	1.886	1.842	1.806
38	2.842	2.448	2.234	2.099	2.005	1.935	1.881	1.838	1.802
39	2.839	2.444	2.230	2.095	2.001	1.931	1.877	1.833	1.797
40	2.835	2.440	2.226	2.091	1.997	1.927	1.873	1.829	1.793
60	2.791	2.393	2.177	2.041	1.946	1.875	1.819	1.775	1.738
80	2.769	2.370	2.154	2.016	1.921	1.849	1.793	1.748	1.711
120	2.748	2.347	2.130	1.992	1.896	1.824	1.767	1.722	1.684
240	2.727	2.325	2.107	1.968	1.871	1.799	1.742	1.696	1.658
∞	2.706	2.303	2.084	1.945	1.847	1.774	1.717	1.670	1.632

10	12	15	20	24	30	40	60	120	∞	df_1 / df_2
60.195	60.705	61.220	61.740	62.002	62.265	62.529	62.794	63.061	63.328	1
9.392	9.408	9.425	9.441	9.450	9.458	9.466	9.475	9.483	9.491	2
5.230	5.216	5.200	5.184	5.176	5.168	5.160	5.151	5.143	5.134	3
3.920	3.896	3.870	3.844	3.831	3.817	3.804	3.790	3.775	3.761	4
3.297	3.268	3.238	3.207	3.191	3.174	3.157	3.140	3.123	3.105	5
2.937	2.905	2.871	2.836	2.818	2.800	2.781	2.762	2.742	2.722	6
2.703	2.668	2.632	2.595	2.575	2.555	2.535	2.514	2.493	2.471	7
2.538	2.502	2.464	2.425	2.404	2.383	2.361	2.339	2.316	2.293	8
2.416	2.379	2.340	2.298	2.277	2.255	2.232	2.208	2.184	2.159	9
2.323	2.284	2.244	2.201	2.178	2.155	2.132	2.107	2.082	2.055	10
2.248	2.209	2.167	2.123	2.100	2.076	2.052	2.026	2.000	1.972	11
2.188	2.147	2.105	2.060	2.036	2.011	1.986	1.960	1.932	1.904	12
2.138	2.097	2.053	2.007	1.983	1.958	1.931	1.904	1.876	1.846	13
2.095	2.054	2.010	1.962	1.938	1.912	1.885	1.857	1.828	1.797	14
2.059	2.017	1.972	1.924	1.899	1.873	1.845	1.817	1.787	1.755	15
2.028	1.985	1.940	1.891	1.866	1.839	1.811	1.782	1.751	1.718	16
2.001	1.958	1.912	1.862	1.836	1.809	1.781	1.751	1.719	1.686	17
1.977	1.933	1.887	1.837	1.810	1.783	1.754	1.723	1.691	1.657	18
1.956	1.912	1.865	1.814	1.787	1.759	1.730	1.699	1.666	1.631	19
1.937	1.892	1.845	1.794	1.767	1.738	1.708	1.677	1.643	1.607	20
1.920	1.875	1.827	1.776	1.748	1.719	1.689	1.657	1.623	1.586	21
1.904	1.859	1.811	1.759	1.731	1.702	1.671	1.639	1.604	1.567	22
1.890	1.845	1.796	1.744	1.716	1.686	1.655	1.622	1.587	1.549	23
1.877	1.832	1.783	1.730	1.702	1.672	1.641	1.607	1.571	1.533	24
1.866	1.820	1.771	1.718	1.689	1.659	1.627	1.593	1.557	1.518	25
1.855	1.809	1.760	1.706	1.677	1.647	1.615	1.581	1.544	1.504	26
1.845	1.799	1.749	1.695	1.666	1.636	1.603	1.569	1.531	1.491	27
1.836	1.790	1.740	1.685	1.656	1.625	1.592	1.558	1.520	1.478	28
1.827	1.781	1.731	1.676	1.647	1.616	1.583	1.547	1.509	1.467	29
1.819	1.773	1.722	1.667	1.638	1.606	1.573	1.538	1.499	1.456	30
1.812	1.765	1.714	1.659	1.630	1.598	1.565	1.529	1.489	1.446	31
1.805	1.758	1.707	1.652	1.622	1.590	1.556	1.520	1.481	1.437	32
1.799	1.751	1.700	1.645	1.615	1.583	1.549	1.512	1.472	1.428	33
1.793	1.745	1.694	1.638	1.608	1.576	1.541	1.505	1.464	1.419	34
1.787	1.739	1.688	1.632	1.601	1.569	1.535	1.497	1.457	1.411	35
1.781	1.734	1.682	1.626	1.595	1.563	1.528	1.491	1.450	1.404	36
1.776	1.729	1.677	1.620	1.590	1.557	1.522	1.484	1.443	1.397	37
1.772	1.724	1.672	1.615	1.584	1.551	1.516	1.478	1.437	1.390	38
1.767	1.719	1.667	1.610	1.579	1.546	1.511	1.473	1.431	1.383	39
1.763	1.715	1.662	1.605	1.574	1.541	1.506	1.467	1.425	1.377	40
1.707	1.657	1.603	1.543	1.511	1.476	1.437	1.395	1.348	1.291	60
1.680	1.629	1.574	1.513	1.479	1.443	1.403	1.358	1.307	1.245	80
1.652	1.601	1.545	1.482	1.447	1.409	1.368	1.320	1.265	1.193	120
1.625	1.573	1.516	1.451	1.415	1.376	1.332	1.281	1.219	1.130	240
1.599	1.546	1.487	1.421	1.383	1.342	1.295	1.240	1.169	1.000	∞

（統計数値表 JSA-1972 編集委員会（編）：統計数値表：JSA-1972，日本規格協会，1972 より引用）

付表 7 $w = \dfrac{1}{2} \log \dfrac{1+r}{1-r}$

r	w	r	w	r	w	r	w
0.01	0.010	0.26	0.266	0.51	0.563	0.76	0.996
0.02	0.020	0.27	0.277	0.52	0.576	0.77	1.020
0.03	0.030	0.28	0.288	0.53	0.590	0.78	1.045
0.04	0.040	0.29	0.299	0.54	0.604	0.79	1.071
0.05	0.050	0.30	0.310	0.55	0.618	0.80	1.099
0.06	0.060	0.31	0.321	0.56	0.633	0.81	1.127
0.07	0.070	0.32	0.332	0.57	0.648	0.82	1.157
0.08	0.080	0.33	0.343	0.58	0.662	0.83	1.188
0.09	0.090	0.34	0.354	0.59	0.678	0.84	1.221
0.10	0.100	0.35	0.365	0.60	0.693	0.85	1.256
0.11	0.110	0.36	0.377	0.61	0.709	0.86	1.293
0.12	0.121	0.37	0.388	0.62	0.725	0.87	1.333
0.13	0.131	0.38	0.400	0.63	0.741	0.88	1.376
0.14	0.141	0.39	0.412	0.64	0.758	0.89	1.422
0.15	0.151	0.40	0.424	0.65	0.775	0.90	1.472
0.16	0.161	0.41	0.436	0.66	0.793	0.91	1.528
0.17	0.172	0.42	0.448	0.67	0.811	0.92	1.589
0.18	0.182	0.43	0.460	0.68	0.829	0.93	1.658
0.19	0.192	0.44	0.472	0.69	0.848	0.94	1.738
0.20	0.203	0.45	0.485	0.70	0.867	0.95	1.832
0.21	0.213	0.46	0.497	0.71	0.887	0.96	1.946
0.22	0.224	0.47	0.510	0.72	0.908	0.97	2.092
0.23	0.234	0.48	0.523	0.73	0.929	0.98	2.298
0.24	0.245	0.49	0.536	0.74	0.950	0.99	2.647
0.25	0.256	0.50	0.549	0.75	0.973		

（統計数値表 JSA-1972 編集委員会（編）：統計数値表：JSA-1972，日本規格協会，1972 より引用）

付表 8　Spearman(スピアマン)順位相関係数の限界値

n \ α	.10	.05	.01	n \ α	.10	.05	.01
5	.900	---	---	19	.388	.462	.608
6	.829	.886	---	20	.377	.450	.591
7	.714	.786	.929	21	.368	.438	.576
8	.643	.738	.881	22	.359	.428	.562
9	.600	.700	.833	23	.351	.418	.549
10	.564	.648	.794	24	.343	.409	.537
11	.536	.618	.818	25	.336	.400	.526
12	.497	.591	.780	26	.329	.392	.515
13	.475	.566	.745	27	.323	.385	.505
14	.457	.545	.716	28	.317	.377	.496
15	.441	.525	.689	29	.311	.370	.487
16	.425	.507	.666	30	.305	.364	.478
17	.412	.490	.645				
18	.399	.476	.625				

(Lloydd. Fisher, Gerald van Belle : Biostatistics—A Methodology for the Health Sciences—, p 950, John Wiley & Sons, Inc.)

付表 9-(1)　Wilcoxon(ウィルコクスン)順位和検定(α＝0.001)

$W_\alpha^* : P[W \leq W_\alpha^*] \leq \alpha$
$\alpha = 0.001$ （下側）

m \ n	1	2	3	4	5	6	7	8	9	10	11	12	13	14	15	16	17	18	19	20
1	—																			
2	—	—																		
3	—	—	—																	
4	—	—	—	—																
5	—	—	—	—	—															
6	—	—	—	—	—	—														
7	—	—	—	—	—	21	29													
8	—	—	—	—	15	22	30	40												
9	—	—	—	—	16	23	31	41	52											
10	—	—	—	10	16	24	33	42	53	65										
11	—	—	—	10	17	25	34	44	55	67	81									
12	—	—	—	10	17	25	35	45	57	69	83	98								
13	—	—	—	11	18	26	36	47	59	72	86	101	117							
14	—	—	—	11	18	27	37	48	60	74	88	103	120	137						
15	—	—	—	11	19	28	38	50	62	76	90	106	123	141	160					
16	—	—	—	12	20	29	39	51	64	78	93	109	126	144	163	184				
17	—	—	6	12	20	30	41	53	66	80	95	112	129	148	167	188	210			
18	—	—	6	13	21	31	42	54	68	82	98	115	133	151	171	192	214	237		
19	—	—	6	13	22	32	43	56	70	84	100	118	136	155	175	196	219	242	267	
20	—	—	6	13	22	33	44	57	71	87	103	120	139	159	179	201	223	247	272	298

$W_\alpha : P[W \geq W_\alpha] \geq \alpha$
$\alpha = 0.001$ （上側）

m \ n	1	2	3	4	5	6	7	8	9	10	11	12	13	14	15	16	17	18	19	20
1	—																			
2	—	—																		
3	—	—	—																	
4	—	—	—	—																
5	—	—	—	—	—															
6	—	—	—	—	—	—														
7	—	—	—	—	—	63	76													
8	—	—	—	—	55	68	82	96												
9	—	—	—	—	59	73	88	103	119											
10	—	—	—	50	64	78	93	110	127	145										
11	—	—	—	54	68	83	99	116	134	153	172									
12	—	—	—	58	73	89	105	123	141	161	181	202								
13	—	—	—	61	77	94	111	129	148	168	189	211	234							
14	—	—	—	65	82	99	117	136	156	176	198	221	244	269						
15	—	—	—	69	86	104	123	142	163	184	207	230	254	279	305					
16	—	—	—	72	90	109	129	149	170	192	215	239	264	290	317	344				
17	—	—	57	76	95	114	134	155	177	200	224	248	274	300	328	356	385			
18	—	—	60	79	99	119	140	162	184	208	232	257	283	311	339	368	398	429		
19	—	—	63	83	103	124	146	168	191	216	241	266	293	321	350	380	410	442	474	
20	—	—	66	87	108	129	152	175	199	223	249	276	303	331	361	391	423	455	488	522

付表 9-(2)　Wilcoxon（ウィルコクスン）順位和検定（α＝0.005）

$W_\alpha^*: P[W \leq W_\alpha^*] \leq \alpha$
α＝0.005（下側）

m \ n	1	2	3	4	5	6	7	8	9	10	11	12	13	14	15	16	17	18	19	20
1	—																			
2	—	—																		
3	—	—	—																	
4	—	—	—	—																
5	—	—	—	—	15															
6	—	—	—	10	16	23														
7	—	—	—	10	16	24	32													
8	—	—	—	11	17	25	34	43												
9	—	—	6	11	18	26	35	45	56											
10	—	—	6	12	19	27	37	47	58	71										
11	—	—	6	12	20	28	38	49	61	73	87									
12	—	—	7	13	21	30	40	51	63	76	90	105								
13	—	—	7	13	22	31	41	53	65	79	93	109	125							
14	—	—	7	14	22	32	43	54	67	81	96	112	129	147						
15	—	—	8	15	23	33	44	56	69	84	99	115	133	151	171					
16	—	—	8	15	24	34	46	58	72	86	102	119	136	155	175	196				
17	—	—	8	16	25	36	47	60	74	89	105	122	140	159	180	201	223			
18	—	—	8	16	26	37	49	62	76	92	108	125	144	163	184	206	228	252		
19	—	3	9	17	27	38	50	64	78	94	111	129	148	168	189	210	234	258	283	
20	—	3	9	18	28	39	52	66	81	97	114	132	151	172	193	215	239	263	289	315

$W_\alpha: P[W \geq W_\alpha] \leq \alpha$
α＝0.005（上側）

m \ n	1	2	3	4	5	6	7	8	9	10	11	12	13	14	15	16	17	18	19	20
1	—																			
2	—	—																		
3	—	—	—																	
4	—	—	—	—																
5	—	—	—	—	40															
6	—	—	—	34	44	55														
7	—	—	—	38	49	60	73													
8	—	—	—	41	53	65	78	93												
9	—	—	33	45	57	70	84	99	115											
10	—	—	36	48	61	75	89	105	122	139										
11	—	—	39	52	65	80	95	111	128	147	166									
12	—	—	41	55	69	84	100	117	135	154	174	195								
13	—	—	44	59	73	89	106	123	142	161	182	203	226							
14	—	—	47	62	78	94	111	130	149	169	190	212	235	259						
15	—	—	49	65	82	99	117	136	156	176	198	221	244	269	294					
16	—	—	52	69	86	104	122	142	162	184	206	229	254	279	305	332				
17	—	—	55	72	90	108	128	148	169	191	214	238	263	289	315	343	372			
18	—	—	58	76	94	113	133	154	176	198	222	247	272	299	326	354	384	414		
19	—	41	60	79	98	118	139	160	183	206	230	255	281	308	336	366	395	426	458	
20	—	43	63	82	102	123	144	166	189	213	238	264	291	318	347	377	407	439	471	505

9．Wilcoxon（ウィルコクスン）順位和検定

付表 9-(3)　Wilcoxon（ウィルコクスン）順位和検定（α＝0.01）

$W_\alpha^* : P[W \le W_\alpha^*] \le \alpha$
α＝0.01 （下側）

m＼n	1	2	3	4	5	6	7	8	9	10	11	12	13	14	15	16	17	18	19	20
1	—																			
2	—	—																		
3	—	—	—																	
4	—	—	—	—																
5	—	—	—	10	16															
6	—	—	—	11	17	24														
7	—	—	6	11	18	25	34													
8	—	—	6	12	19	27	35	45												
9	—	—	7	13	20	28	37	47	59											
10	—	—	7	13	21	29	39	49	61	74										
11	—	—	7	14	22	30	40	51	63	77	91									
12	—	—	8	15	23	32	42	53	66	79	94	109								
13	—	3	8	15	24	33	44	56	68	82	97	113	130							
14	—	3	8	16	25	34	45	58	71	85	100	116	134	152						
15	—	3	9	17	26	36	47	60	73	88	103	120	138	156	176					
16	—	3	9	17	27	37	49	62	76	91	107	124	142	161	181	202				
17	—	3	10	18	28	39	51	64	78	93	110	127	146	165	186	207	230			
18	—	3	10	19	29	40	52	66	81	96	113	131	150	170	190	212	235	259		
19	—	4	10	19	30	41	54	68	83	99	116	134	154	174	195	218	241	265	291	
20	—	4	11	20	31	43	56	70	85	102	119	138	158	178	200	223	246	271	297	324

$W_\alpha : P[W \ge W_\alpha] \le \alpha$
α＝0.01 （上側）

m＼n	1	2	3	4	5	6	7	8	9	10	11	12	13	14	15	16	17	18	19	20
1	—																			
2	—	—																		
3	—	—	—																	
4	—	—	—	—																
5	—	—	—	30	39															
6	—	—	—	33	43	54														
7	—	—	27	37	47	59	71													
8	—	—	30	40	51	63	77	91												
9	—	—	32	43	55	68	82	97	112											
10	—	—	35	47	59	73	87	103	119	136										
11	—	—	38	50	63	78	93	109	126	143	162									
12	—	—	40	53	67	82	98	115	132	151	170	191								
13	—	29	43	57	71	87	103	120	139	158	178	199	221							
14	—	31	46	60	75	92	109	126	145	165	186	208	230	254						
15	—	33	48	63	79	96	114	132	152	172	194	216	239	264	289					
16	—	35	51	67	83	101	119	138	158	179	201	224	248	273	299	326				
17	—	37	53	70	87	105	124	144	165	187	209	233	257	283	309	337	365			
18	—	39	56	73	91	110	130	150	171	194	217	241	266	292	320	348	377	407		
19	—	40	59	77	95	115	135	156	178	201	225	250	275	302	330	358	388	419	450	
20	—	42	61	80	99	119	140	162	185	208	233	258	284	312	340	369	400	431	463	496

付表 9-(4)　Wilcoxon（ウィルコクスン）順位和検定（α＝0.025）

$W_\alpha^* : P[W \leq W_\alpha^*] \leq \alpha$
α＝0.025 （下側）

m \ n	1	2	3	4	5	6	7	8	9	10	11	12	13	14	15	16	17	18	19	20
1	—																			
2	—	—																		
3	—	—	—																	
4	—	—	—	10																
5	—	—	6	11	17															
6	—	—	7	12	18	26														
7	—	—	7	13	20	27	36													
8	—	3	8	14	21	29	38	49												
9	—	3	8	14	22	31	40	51	62											
10	—	3	9	15	23	32	42	53	65	78										
11	—	3	9	16	24	34	44	55	68	81	96									
12	—	4	10	17	26	35	46	58	71	84	99	115								
13	—	4	10	18	27	37	48	60	73	88	103	119	136							
14	—	4	11	19	28	38	50	62	76	91	106	123	141	160						
15	—	4	11	20	29	40	52	65	79	94	110	127	145	164	184					
16	—	4	12	21	30	42	54	67	82	97	113	131	150	169	190	211				
17	—	5	12	21	32	43	56	70	84	100	117	135	154	174	195	217	240			
18	—	5	13	22	33	45	58	72	87	103	121	139	158	179	200	222	246	270		
19	—	5	13	23	34	46	60	74	90	107	124	143	163	183	205	228	252	277	303	
20	—	5	14	24	35	48	62	77	93	110	128	147	167	188	210	234	258	283	309	337

$W_\alpha : P[W \geq W_\alpha] \leq \alpha$
α＝0.025 （上側）

m \ n	1	2	3	4	5	6	7	8	9	10	11	12	13	14	15	16	17	18	19	20
1	—																			
2	—	—																		
3	—	—	—																	
4	—	—	—	26																
5	—	—	21	29	38															
6	—	—	23	32	42	52														
7	—	—	26	35	45	57	69													
8	—	19	28	38	49	61	74	87												
9	—	21	31	42	53	65	79	93	109											
10	—	23	33	45	57	70	84	99	115	132										
11	—	25	36	48	61	74	89	105	121	139	157									
12	—	26	38	51	64	79	94	110	127	146	165	185								
13	—	28	41	54	68	83	99	116	134	152	172	193	215							
14	—	30	43	57	72	88	104	122	140	159	180	201	223	246						
15	—	32	46	60	76	92	109	127	146	166	187	209	232	256	281					
16	—	34	48	63	80	96	114	133	152	173	195	217	240	265	290	317				
17	—	35	51	67	83	101	119	138	159	180	202	225	249	274	300	327	355			
18	—	37	53	70	87	105	124	144	165	187	209	233	258	283	310	338	366	396		
19	—	39	56	73	91	110	129	150	171	193	217	241	266	293	320	348	377	407	438	
20	—	41	58	76	95	114	134	155	177	200	224	249	275	302	330	358	388	419	451	483

9．Wilcoxon（ウィルコクスン）順位和検定

付表 9-(5)　Wilcoxon(ウィルコクスン)順位和検定(α＝0.05)

$W_\alpha^* : P[W \le W_\alpha^*] \le \alpha$
$\alpha＝0.05$（下側）

m＼n	1	2	3	4	5	6	7	8	9	10	11	12	13	14	15	16	17	18	19	20
1	—																			
2	—	—																		
3	—	—	6																	
4	—	—	6	11																
5	—	3	7	12	19															
6	—	3	8	13	20	28														
7	—	3	8	14	21	29	39													
8	—	4	9	15	23	31	41	51												
9	—	4	10	16	24	33	43	54	66											
10	—	4	10	17	26	35	45	56	69	82										
11	—	4	11	18	27	37	47	59	72	86	100									
12	—	5	11	19	28	38	49	62	75	89	104	120								
13	—	5	12	20	30	40	52	64	78	92	108	125	142							
14	—	6	13	21	31	42	54	67	81	96	112	129	147	166						
15	—	6	13	22	33	44	56	69	84	99	116	133	152	171	192					
16	—	6	14	24	34	46	58	72	87	103	120	138	156	176	197	219				
17	—	6	15	25	35	47	61	75	90	106	123	142	161	182	203	225	249			
18	—	7	15	26	37	49	63	77	93	110	127	146	166	187	208	231	255	280		
19	1	7	16	27	38	51	65	80	96	113	131	150	171	192	214	237	262	287	313	
20	1	7	17	28	40	53	67	83	99	117	135	155	175	197	220	243	268	294	320	348

$W_\alpha : P[W \ge W_\alpha] \le \alpha$
$\alpha＝0.05$（上側）

m＼n	1	2	3	4	5	6	7	8	9	10	11	12	13	14	15	16	17	18	19	20
1	—																			
2	—	—																		
3	—	—	15																	
4	—	—	18	25																
5	—	13	20	28	36															
6	—	15	22	31	40	50														
7	—	17	25	34	44	55	66													
8	—	18	27	37	47	59	71	85												
9	—	20	29	40	51	63	76	90	105											
10	—	22	32	43	54	67	81	96	111	128										
11	—	24	34	46	58	71	86	101	117	134	153									
12	—	25	37	49	62	76	91	106	123	141	160	180								
13	—	27	39	52	65	80	95	112	129	148	167	187	209							
14	—	28	41	55	69	84	100	117	135	154	174	195	217	240						
15	—	30	44	58	72	88	105	123	141	161	181	203	225	249	273					
16	—	32	46	60	76	92	110	128	147	167	188	210	234	258	283	309				
17	—	34	48	63	80	97	114	133	153	174	196	218	242	266	292	319	346			
18	—	35	51	66	83	101	119	139	159	180	203	226	250	275	302	329	357	386		
19	20	37	53	69	87	105	124	144	165	187	210	234	258	284	311	339	367	397	428	
20	21	39	55	72	90	109	129	149	171	193	217	241	267	293	320	349	378	408	440	472

（統計数値表 JSA-1972 編集委員会（編）：統計数値表：JSA-1972，日本規格協会，1972 より引用）

付表 10　Wilcoxon(ウィルコクスン)符合付き順位検定

$W = 19$

1087　542　1 3　6　　9

$W : P[W \leq w] \leq \alpha$

n \ α	.005	.01	.025	.05
1	—	—	—	—
2	—	—	—	—
3	—	—	—	—
4	—	—	—	—
5	—	—	—	0 (.0312)
6	—	—	0 (.0156)	2 (.0469)
7	—	0 (.0078)	2 (.0234)	3 (.0391)
8	0 (.0039)	1 (.0078)	3 (.0195)	5 (.0391)
9	1 (.0039)	3 (.0098)	5 (.0195)	8 (.0488)
10	3 (.0049)	5 (.0098)	8 (.0244)	10 (.0420)
11	5 (.0049)	7 (.0093)	10 (.0210)	13 (.0415)
12	7 (.0046)	9 (.0081)	13 (.0212)	17 (.0461)
13	9 (.0040)	12 (.0085)	17 (.0239)	21 (.0471)
14	12 (.0043)	15 (.0083)	21 (.0247)	25 (.0453)
15	15 (.0042)	19 (.0090)	25 (.0240)	30 (.0473)
16	19 (.0046)	23 (.0091)	29 (.0222)	35 (.0467)
17	23 (.0047)	27 (.0087)	34 (.0224)	41 (.0492)
18	27 (.0045)	32 (.0091)	40 (.0241)	47 (.0494)
19	32 (.0047)	37 (.0090)	46 (.0247)	53 (.0478)
20	37 (.0047)	43 (.0096)	52 (.0242)	60 (.0487)
21	42 (.0045)	49 (.0097)	58 (.0230)	67 (.0479)
22	48 (.0046)	55 (.0095)	65 (.0231)	75 (.0492)
23	54 (.0046)	62 (.0098)	73 (.0242)	83 (.0490)
24	61 (.0048)	69 (.0097)	81 (.0245)	91 (.0475)
25	68 (.0048)	76 (.0094)	89 (.0241)	100 (.0479)
26	75 (.0047)	84 (.0095)	98 (.0247)	110 (.0497)
27	83 (.0048)	92 (.0093)	107 (.0246)	119 (.0477)
28	91 (.0048)	101 (.0096)	116 (.0239)	130 (.0496)
29	100 (.0049)	110 (.0095)	126 (.0240)	140 (.0482)
30	109 (.0050)	120 (.0098)	137 (.0249)	151 (.0481)
31	118 (.0049)	130 (.0099)	147 (.0239)	163 (.0491)
32	128 (.0050)	140 (.0097)	159 (.0249)	175 (.0492)
33	138 (.0049)	151 (.0099)	170 (.0242)	187 (.0485)
34	148 (.0048)	162 (.0098)	182 (.0242)	200 (.0488)
35	159 (.0048)	173 (.0096)	195 (.0247)	213 (.0484)
36	171 (.0050)	185 (.0096)	208 (.0248)	227 (.0489)
37	182 (.0048)	198 (.0099)	221 (.0245)	241 (.0487)
38	194 (.0048)	211 (.0099)	235 (.0247)	256 (.0493)
39	207 (.0049)	224 (.0099)	249 (.0246)	271 (.0493)
40	220 (.0049)	238 (.0100)	264 (.0249)	286 (.0486)
41	233 (.0048)	252 (.0100)	279 (.0248)	302 (.0488)
42	247 (.0049)	266 (.0098)	294 (.0245)	319 (.0496)
43	261 (.0048)	281 (.0098)	310 (.0245)	336 (.0498)
44	276 (.0049)	296 (.0097)	327 (.0250)	353 (.0495)
45	291 (.0049)	312 (.0098)	343 (.0244)	371 (.0498)
46	307 (.0050)	328 (.0098)	361 (.0249)	389 (.0497)
47	322 (.0048)	345 (.0099)	378 (.0245)	407 (.0490)
48	339 (.0050)	362 (.0099)	396 (.0244)	426 (.0490)
49	355 (.0049)	379 (.0098)	415 (.0247)	446 (.0495)
50	373 (.0050)	397 (.0098)	434 (.0247)	466 (.0495)

$w^* : P[W \geq w^*] \geq \alpha$ となる，w^* は $w^* = \dfrac{n(n+1)}{2} - w$ より求めることができる.

(統計数値表 JSA-1972 編集委員会(編)：統計数値表：JSA-1972, 日本規格協会, 1972 より引用)

10．Wilcoxon(ウィルコクスン)符合付き順位検定

付表 11　ステューデント化された範囲の分布の上側 5%点

$q(m, \phi_E, \alpha)\,(\alpha = 0.05)$ の値

ϕ_E \ m	2	3	4	5	6	7	8	9
2	6.085	8.331	9.798	10.881	11.734	12.434	13.027	13.538
3	4.501	5.910	6.825	7.502	8.037	8.478	8.852	9.177
4	3.927	5.040	5.757	6.287	6.706	7.053	7.347	7.602
5	3.635	4.602	5.218	5.673	6.033	6.330	6.582	6.801
6	3.460	4.339	4.896	5.305	5.629	5.895	6.122	6.319
7	3.344	4.165	4.681	5.060	5.359	5.605	5.814	5.995
8	3.261	4.041	4.529	4.886	5.167	5.399	5.596	5.766
9	3.199	3.948	4.415	4.755	5.023	5.244	5.432	5.594
10	3.151	3.877	4.327	4.654	4.912	5.124	5.304	5.460
11	3.113	3.820	4.256	4.574	4.823	5.028	5.202	5.353
12	3.081	3.773	4.199	4.508	4.750	4.949	5.118	5.265
13	3.055	3.734	4.151	4.453	4.690	4.884	5.049	5.192
14	3.033	3.701	4.111	4.407	4.639	4.829	4.990	5.130
15	3.014	3.673	4.076	4.367	4.595	4.782	4.940	5.077
16	2.998	3.649	4.046	4.333	4.557	4.741	4.896	5.031
17	2.984	3.628	4.020	4.303	4.524	4.705	4.858	4.991
18	2.971	3.609	3.997	4.276	4.494	4.673	4.824	4.955
19	2.960	3.593	3.977	4.253	4.468	4.645	4.794	4.924
20	2.950	3.578	3.958	4.232	4.445	4.620	4.768	4.895
21	2.941	3.565	3.942	4.213	4.424	4.597	4.743	4.870
22	2.933	3.553	3.927	4.196	4.405	4.577	4.722	4.847
23	2.926	3.542	3.914	4.180	4.388	4.558	4.702	4.826
24	2.919	3.532	3.901	4.166	4.373	4.541	4.684	4.807
25	2.913	3.523	3.890	4.153	4.358	4.526	4.667	4.789
26	2.907	3.514	3.880	4.141	4.345	4.511	4.652	4.773
27	2.902	3.506	3.870	4.130	4.333	4.498	4.638	4.758
28	2.897	3.499	3.861	4.120	4.322	4.486	4.625	4.745
29	2.892	3.493	3.853	4.111	4.311	4.475	4.613	4.732
30	2.888	3.487	3.845	4.102	4.301	4.464	4.601	4.720
31	2.884	3.481	3.838	4.094	4.292	4.454	4.591	4.709
32	2.881	3.475	3.832	4.086	4.284	4.445	4.581	4.698
33	2.877	3.470	3.825	4.079	4.276	4.436	4.572	4.689
34	2.874	3.465	3.820	4.072	4.268	4.428	4.563	4.680
35	2.871	3.461	3.814	4.066	4.261	4.421	4.555	4.671
36	2.868	3.457	3.809	4.060	4.255	4.414	4.547	4.663
37	2.865	3.453	3.804	4.054	4.249	4.407	4.540	4.655
38	2.863	3.449	3.799	4.049	4.243	4.400	4.533	4.648
39	2.861	3.445	3.795	4.044	4.237	4.394	4.527	4.641
40	2.858	3.442	3.791	4.039	4.232	4.388	4.521	4.634
41	2.856	3.439	3.787	4.035	4.227	4.383	4.515	4.628
42	2.854	3.436	3.783	4.030	4.222	4.378	4.509	4.622
43	2.852	3.433	3.779	4.026	4.217	4.373	4.504	4.617
44	2.850	3.430	3.776	4.022	4.213	4.368	4.499	4.611
45	2.848	3.428	3.773	4.018	4.209	4.364	4.494	4.606
46	2.847	3.425	3.770	4.015	4.205	4.359	4.489	4.601
47	2.845	3.423	3.767	4.011	4.201	4.355	4.485	4.597
48	2.844	3.420	3.764	4.008	4.197	4.351	4.481	4.592
49	2.842	3.418	3.761	4.005	4.194	4.347	4.477	4.588
50	2.841	3.416	3.758	4.002	4.190	4.344	4.473	4.584
60	2.829	3.399	3.737	3.977	4.163	4.314	4.441	4.550
80	2.814	3.377	3.711	3.947	4.129	4.278	4.402	4.509
100	2.806	3.365	3.695	3.929	4.109	4.256	4.379	4.484
120	2.800	3.356	3.685	3.917	4.096	4.241	4.363	4.468
240	2.786	3.335	3.659	3.887	4.063	4.205	4.324	4.427
360	2.781	3.328	3.650	3.877	4.052	4.193	4.312	4.413
∞	2.772	3.314	3.633	3.858	4.030	4.170	4.286	4.387

例） $q(2, 10, 0.05) = 3.151$, $q(5, 20, 0.05) = 4.232$, $q(7, 30, 0.05) = 4.464$

（統計数値表 JSA-1972 編集委員会（編）：統計数値表：JSA-1972，日本規格協会，1972 より引用）

付　表

付表 12-(1)　Dunnett(ダネット)の多重比較のための両側 5%点(相関係数 ＝0.1)

$c(m, \phi_E, \rho, \alpha)(\alpha=0.05,\ \rho=0.1)$の値

ϕ_E \ m	2	3	4	5	6	7	8	9
2	4.303	5.566	6.329	6.869	7.286	7.621	7.901	8.141
3	3.182	3.956	4.423	4.755	5.011	5.219	5.393	5.543
4	2.776	3.379	3.740	3.996	4.194	4.355	4.490	4.607
5	2.571	3.088	3.395	3.613	3.781	3.919	4.034	4.133
6	2.447	2.914	3.189	3.384	3.534	3.657	3.760	3.848
7	2.365	2.799	3.052	3.232	3.370	3.482	3.577	3.658
8	2.306	2.716	2.955	3.123	3.253	3.358	3.447	3.523
9	2.262	2.655	2.882	3.042	3.166	3.266	3.350	3.422
10	2.228	2.608	2.826	2.980	3.098	3.194	3.274	3.344
11	2.201	2.570	2.781	2.930	3.044	3.136	3.214	3.281
12	2.179	2.539	2.745	2.889	3.000	3.090	3.165	3.230
13	2.160	2.513	2.714	2.855	2.963	3.051	3.124	3.187
14	2.145	2.492	2.689	2.827	2.932	3.018	3.089	3.151
15	2.131	2.473	2.667	2.802	2.906	2.990	3.060	3.120
16	2.120	2.457	2.648	2.781	2.883	2.965	3.034	3.094
17	2.110	2.443	2.631	2.762	2.863	2.944	3.012	3.070
18	2.101	2.431	2.617	2.746	2.845	2.925	2.992	3.050
19	2.093	2.420	2.604	2.732	2.829	2.908	2.975	3.032
20	2.086	2.410	2.592	2.719	2.815	2.894	2.959	3.015
21	2.080	2.401	2.582	2.707	2.803	2.880	2.945	3.001
22	2.074	2.393	2.572	2.697	2.792	2.868	2.932	2.987
23	2.069	2.386	2.564	2.687	2.781	2.857	2.921	2.975
24	2.064	2.379	2.556	2.678	2.772	2.847	2.910	2.964
25	2.060	2.373	2.549	2.670	2.763	2.838	2.900	2.954
26	2.056	2.368	2.542	2.663	2.755	2.829	2.892	2.945
27	2.052	2.362	2.536	2.656	2.748	2.822	2.883	2.936
28	2.048	2.358	2.531	2.650	2.741	2.814	2.876	2.928
29	2.045	2.353	2.525	2.644	2.735	2.808	2.869	2.921
30	2.042	2.349	2.521	2.639	2.729	2.802	2.862	2.914
31	2.040	2.346	2.516	2.634	2.724	2.796	2.856	2.908
32	2.037	2.342	2.512	2.629	2.718	2.790	2.850	2.902
33	2.035	2.339	2.508	2.625	2.714	2.785	2.845	2.896
34	2.032	2.335	2.504	2.621	2.709	2.780	2.840	2.891
35	2.030	2.332	2.501	2.617	2.705	2.776	2.835	2.886
36	2.028	2.330	2.497	2.613	2.701	2.772	2.831	2.882
37	2.026	2.327	2.494	2.610	2.697	2.768	2.827	2.877
38	2.024	2.325	2.491	2.606	2.694	2.764	2.823	2.873
39	2.023	2.322	2.489	2.603	2.690	2.760	2.819	2.869
40	2.021	2.320	2.486	2.600	2.687	2.757	2.815	2.865
41	2.020	2.318	2.484	2.597	2.684	2.754	2.812	2.862
42	2.018	2.316	2.481	2.595	2.681	2.751	2.809	2.858
43	2.017	2.314	2.479	2.592	2.678	2.748	2.806	2.855
44	2.015	2.312	2.477	2.590	2.676	2.745	2.803	2.852
45	2.014	2.310	2.475	2.588	2.673	2.742	2.800	2.849
46	2.013	2.309	2.473	2.585	2.671	2.740	2.797	2.846
47	2.012	2.307	2.471	2.583	2.669	2.737	2.795	2.844
48	2.011	2.306	2.469	2.581	2.667	2.735	2.792	2.841
49	2.010	2.304	2.467	2.579	2.664	2.733	2.790	2.839
50	2.009	2.303	2.466	2.578	2.662	2.731	2.788	2.836
60	2.000	2.291	2.452	2.562	2.646	2.713	2.769	2.817
80	1.990	2.277	2.435	2.544	2.626	2.692	2.747	2.794
100	1.984	2.269	2.425	2.533	2.614	2.679	2.733	2.780
120	1.980	2.263	2.419	2.525	2.606	2.671	2.724	2.770
240	1.970	2.249	2.403	2.507	2.586	2.650	2.702	2.747
360	1.967	2.245	2.397	2.501	2.580	2.643	2.695	2.740
∞	1.960	2.236	2.386	2.489	2.567	2.629	2.680	2.724

例) $c(2,\ 10,\ 0.1,\ 0.05)=2.228$, $c(5,\ 20,\ 0.1,\ 0.05)=2.719$, $c(7,\ 30,\ 0.1,\ 0.05)=2.802$

付表 12-(2)　Dunnett(ダネット)の多重比較のための両側 5%点(相関係数 ＝0.3)

$c(m, \phi_E, \rho, \alpha)$ $(\alpha=0.05,\ \rho=0.3)$の値

ϕ_E＼m	2	3	4	5	6	7	8	9
2	4.303	5.519	6.242	6.749	7.137	7.448	7.707	7.928
3	3.182	3.928	4.371	4.682	4.921	5.114	5.276	5.414
4	2.776	3.358	3.700	3.941	4.126	4.276	4.402	4.509
5	2.571	3.070	3.362	3.567	3.725	3.853	3.960	4.052
6	2.447	2.898	3.160	3.344	3.485	3.600	3.695	3.778
7	2.365	2.784	3.026	3.196	3.326	3.432	3.520	3.595
8	2.306	2.703	2.931	3.090	3.213	3.311	3.394	3.465
9	2.262	2.642	2.860	3.012	3.128	3.222	3.301	3.368
10	2.228	2.595	2.805	2.951	3.062	3.153	3.228	3.293
11	2.201	2.558	2.761	2.902	3.010	3.097	3.170	3.233
12	2.179	2.528	2.725	2.863	2.968	3.052	3.123	3.184
13	2.160	2.502	2.695	2.830	2.932	3.015	3.084	3.143
14	2.145	2.481	2.670	2.802	2.902	2.983	3.051	3.109
15	2.131	2.463	2.649	2.778	2.877	2.956	3.022	3.079
16	2.120	2.447	2.630	2.758	2.854	2.933	2.998	3.054
17	2.110	2.433	2.614	2.740	2.835	2.912	2.976	3.032
18	2.101	2.421	2.600	2.724	2.818	2.894	2.958	3.012
19	2.093	2.410	2.587	2.710	2.803	2.878	2.941	2.995
20	2.086	2.400	2.576	2.697	2.790	2.864	2.926	2.979
21	2.080	2.391	2.566	2.686	2.777	2.851	2.912	2.965
22	2.074	2.384	2.557	2.676	2.766	2.839	2.900	2.952
23	2.069	2.377	2.548	2.667	2.756	2.829	2.889	2.941
24	2.064	2.370	2.541	2.658	2.747	2.819	2.879	2.930
25	2.060	2.364	2.534	2.650	2.739	2.810	2.870	2.921
26	2.056	2.359	2.527	2.643	2.731	2.802	2.861	2.912
27	2.052	2.354	2.521	2.637	2.724	2.795	2.854	2.904
28	2.048	2.349	2.516	2.631	2.718	2.788	2.846	2.896
29	2.045	2.345	2.511	2.625	2.712	2.782	2.840	2.889
30	2.042	2.341	2.506	2.620	2.706	2.776	2.833	2.883
31	2.040	2.337	2.502	2.615	2.701	2.770	2.828	2.877
32	2.037	2.333	2.498	2.610	2.696	2.765	2.822	2.871
33	2.035	2.330	2.494	2.606	2.691	2.760	2.817	2.866
34	2.032	2.327	2.490	2.602	2.687	2.755	2.812	2.861
35	2.030	2.324	2.487	2.598	2.683	2.751	2.808	2.856
36	2.028	2.321	2.483	2.595	2.679	2.747	2.803	2.852
37	2.026	2.319	2.480	2.592	2.676	2.743	2.799	2.848
38	2.024	2.316	2.478	2.588	2.672	2.740	2.796	2.844
39	2.023	2.314	2.475	2.585	2.669	2.736	2.792	2.840
40	2.021	2.312	2.472	2.582	2.666	2.733	2.789	2.836
41	2.020	2.310	2.470	2.580	2.663	2.730	2.785	2.833
42	2.018	2.308	2.467	2.577	2.660	2.727	2.782	2.830
43	2.017	2.306	2.465	2.575	2.658	2.724	2.779	2.827
44	2.015	2.304	2.463	2.572	2.655	2.721	2.777	2.824
45	2.014	2.302	2.461	2.570	2.653	2.719	2.774	2.821
46	2.013	2.300	2.459	2.568	2.650	2.717	2.772	2.819
47	2.012	2.299	2.457	2.566	2.648	2.714	2.769	2.816
48	2.011	2.297	2.456	2.564	2.646	2.712	2.767	2.814
49	2.010	2.296	2.454	2.562	2.644	2.710	2.765	2.811
50	2.009	2.295	2.452	2.560	2.642	2.708	2.762	2.809
60	2.000	2.283	2.439	2.546	2.627	2.691	2.745	2.791
80	1.990	2.269	2.423	2.528	2.607	2.671	2.723	2.769
100	1.984	2.261	2.413	2.517	2.596	2.658	2.711	2.755
120	1.980	2.256	2.407	2.510	2.588	2.650	2.702	2.746
240	1.970	2.242	2.391	2.492	2.569	2.630	2.681	2.725
360	1.967	2.237	2.386	2.487	2.563	2.624	2.674	2.717
∞	1.960	2.229	2.375	2.475	2.550	2.610	2.660	2.703

例) $c(2, 10, 0.3, 0.05)=2.228$, $c(5, 20, 0.3, 0.05)=2.697$, $c(7, 30, 0.3, 0.05)=2.776$

付表 12-(3)　Dunnett（ダネット）の多重比較のための両側 5%点（相関係数 ＝0.5）

$c(m, \phi_E, \rho, \alpha)$（$\alpha=0.05$，$\rho=0.5$）の値

ϕ_E ＼ m	2	3	4	5	6	7	8	9
2	4.303	5.418	6.065	6.513	6.852	7.123	7.349	7.540
3	3.182	3.866	4.263	4.538	4.748	4.916	5.056	5.176
4	2.776	3.310	3.618	3.832	3.994	4.125	4.235	4.328
5	2.571	3.030	3.293	3.476	3.615	3.727	3.821	3.900
6	2.447	2.863	3.099	3.263	3.388	3.489	3.573	3.644
7	2.365	2.752	2.971	3.123	3.239	3.332	3.409	3.476
8	2.306	2.673	2.880	3.023	3.132	3.219	3.292	3.354
9	2.262	2.614	2.812	2.948	3.052	3.135	3.205	3.264
10	2.228	2.568	2.759	2.891	2.990	3.070	3.137	3.194
11	2.201	2.532	2.717	2.845	2.941	3.019	3.084	3.139
12	2.179	2.502	2.683	2.807	2.901	2.977	3.040	3.094
13	2.160	2.478	2.655	2.776	2.868	2.942	3.004	3.056
14	2.145	2.457	2.631	2.750	2.840	2.913	2.973	3.024
15	2.131	2.439	2.610	2.727	2.816	2.887	2.947	2.997
16	2.120	2.424	2.592	2.708	2.796	2.866	2.924	2.974
17	2.110	2.410	2.577	2.691	2.777	2.847	2.904	2.953
18	2.101	2.399	2.563	2.676	2.762	2.830	2.887	2.935
19	2.093	2.388	2.551	2.663	2.747	2.815	2.871	2.919
20	2.086	2.379	2.540	2.651	2.735	2.802	2.857	2.905
21	2.080	2.370	2.531	2.640	2.723	2.790	2.845	2.892
22	2.074	2.363	2.522	2.631	2.713	2.779	2.834	2.880
23	2.069	2.356	2.514	2.622	2.704	2.769	2.824	2.870
24	2.064	2.349	2.507	2.614	2.695	2.760	2.814	2.860
25	2.060	2.344	2.500	2.607	2.688	2.752	2.806	2.852
26	2.056	2.338	2.494	2.600	2.680	2.745	2.798	2.843
27	2.052	2.333	2.488	2.594	2.674	2.738	2.791	2.836
28	2.048	2.329	2.483	2.588	2.668	2.731	2.784	2.829
29	2.045	2.325	2.478	2.583	2.662	2.725	2.778	2.823
30	2.042	2.321	2.474	2.578	2.657	2.720	2.772	2.817
31	2.040	2.317	2.470	2.574	2.652	2.715	2.767	2.811
32	2.037	2.314	2.466	2.569	2.647	2.710	2.762	2.806
33	2.035	2.311	2.462	2.565	2.643	2.705	2.757	2.801
34	2.032	2.308	2.458	2.561	2.639	2.701	2.753	2.797
35	2.030	2.305	2.455	2.558	2.635	2.697	2.749	2.792
36	2.028	2.302	2.452	2.555	2.632	2.693	2.745	2.788
37	2.026	2.300	2.449	2.551	2.628	2.690	2.741	2.784
38	2.024	2.297	2.447	2.548	2.625	2.686	2.737	2.781
39	2.023	2.295	2.444	2.546	2.622	2.683	2.734	2.777
40	2.021	2.293	2.441	2.543	2.619	2.680	2.731	2.774
41	2.020	2.291	2.439	2.540	2.617	2.677	2.728	2.771
42	2.018	2.289	2.437	2.538	2.614	2.675	2.725	2.768
43	2.017	2.287	2.435	2.536	2.612	2.672	2.722	2.765
44	2.015	2.285	2.433	2.533	2.609	2.670	2.720	2.763
45	2.014	2.284	2.431	2.531	2.607	2.667	2.717	2.760
46	2.013	2.282	2.429	2.529	2.605	2.665	2.715	2.758
47	2.012	2.280	2.427	2.527	2.603	2.663	2.713	2.755
48	2.011	2.279	2.426	2.526	2.601	2.661	2.711	2.753
49	2.010	2.278	2.424	2.524	2.599	2.659	2.709	2.751
50	2.009	2.276	2.422	2.522	2.597	2.657	2.707	2.749
60	2.000	2.265	2.410	2.508	2.582	2.642	2.691	2.733
80	1.990	2.252	2.394	2.491	2.564	2.623	2.671	2.712
100	1.984	2.244	2.385	2.481	2.554	2.611	2.659	2.700
120	1.980	2.238	2.379	2.475	2.547	2.604	2.651	2.692
240	1.970	2.225	2.364	2.458	2.529	2.585	2.632	2.672
360	1.967	2.221	2.359	2.453	2.523	2.579	2.626	2.665
∞	1.960	2.212	2.349	2.442	2.511	2.567	2.613	2.652

例）$c(2, 10, 0.5, 0.05)=2.228$，$c(5, 20, 0.5, 0.05)=2.651$，$c(7, 30, 0.5, 0.05)=2.720$

付表 12-(4)　Dunnett(ダネット)の多重比較のための両側 5%点(相関係数 =0.7)

$c(m, \phi_E, \rho, \alpha)$ $(\alpha=0.05,\ \rho=0.7)$ の値

ϕ_E \ m	2	3	4	5	6	7	8	9
2	4.303	5.238	5.764	6.123	6.393	6.607	6.785	6.935
3	3.182	3.757	4.080	4.300	4.467	4.600	4.711	4.804
4	2.776	3.227	3.478	3.650	3.780	3.884	3.970	4.043
5	2.571	2.960	3.175	3.323	3.434	3.523	3.597	3.660
6	2.447	2.800	2.995	3.128	3.229	3.309	3.375	3.432
7	2.365	2.694	2.875	2.999	3.093	3.167	3.229	3.282
8	2.306	2.619	2.791	2.908	2.996	3.066	3.124	3.174
9	2.262	2.563	2.727	2.839	2.924	2.991	3.047	3.094
10	2.228	2.519	2.678	2.787	2.868	2.933	2.987	3.032
11	2.201	2.485	2.639	2.745	2.824	2.887	2.939	2.983
12	2.179	2.456	2.608	2.710	2.788	2.849	2.900	2.943
13	2.160	2.433	2.581	2.682	2.758	2.818	2.868	2.910
14	2.145	2.413	2.559	2.658	2.732	2.791	2.840	2.882
15	2.131	2.396	2.540	2.638	2.711	2.769	2.817	2.858
16	2.120	2.382	2.524	2.620	2.692	2.749	2.797	2.837
17	2.110	2.369	2.509	2.604	2.676	2.732	2.779	2.819
18	2.101	2.358	2.497	2.591	2.661	2.718	2.764	2.803
19	2.093	2.348	2.485	2.579	2.649	2.704	2.750	2.789
20	2.086	2.339	2.475	2.568	2.637	2.692	2.738	2.777
21	2.080	2.331	2.466	2.558	2.627	2.682	2.727	2.765
22	2.074	2.323	2.458	2.549	2.618	2.672	2.717	2.755
23	2.069	2.317	2.451	2.542	2.609	2.663	2.708	2.746
24	2.064	2.311	2.444	2.534	2.602	2.655	2.700	2.738
25	2.060	2.305	2.438	2.528	2.595	2.648	2.692	2.730
26	2.056	2.300	2.432	2.522	2.588	2.641	2.685	2.723
27	2.052	2.295	2.427	2.516	2.582	2.635	2.679	2.716
28	2.048	2.291	2.422	2.511	2.577	2.630	2.673	2.710
29	2.045	2.287	2.418	2.506	2.572	2.624	2.668	2.704
30	2.042	2.283	2.414	2.501	2.567	2.619	2.662	2.699
31	2.040	2.280	2.410	2.497	2.563	2.615	2.658	2.694
32	2.037	2.277	2.406	2.493	2.559	2.610	2.653	2.690
33	2.035	2.274	2.403	2.490	2.555	2.606	2.649	2.685
34	2.032	2.271	2.399	2.486	2.551	2.603	2.645	2.681
35	2.030	2.268	2.396	2.483	2.548	2.599	2.641	2.678
36	2.028	2.266	2.393	2.480	2.544	2.596	2.638	2.674
37	2.026	2.263	2.391	2.477	2.541	2.592	2.635	2.671
38	2.024	2.261	2.388	2.474	2.538	2.589	2.632	2.667
39	2.023	2.259	2.386	2.472	2.536	2.587	2.629	2.664
40	2.021	2.257	2.384	2.469	2.533	2.584	2.626	2.662
41	2.020	2.255	2.381	2.467	2.531	2.581	2.623	2.659
42	2.018	2.253	2.379	2.465	2.528	2.579	2.621	2.656
43	2.017	2.251	2.377	2.462	2.526	2.577	2.618	2.654
44	2.015	2.250	2.376	2.460	2.524	2.574	2.616	2.652
45	2.014	2.248	2.374	2.459	2.522	2.572	2.614	2.649
46	2.013	2.246	2.372	2.457	2.520	2.570	2.612	2.647
47	2.012	2.245	2.370	2.455	2.518	2.568	2.610	2.645
48	2.011	2.244	2.369	2.453	2.516	2.567	2.608	2.643
49	2.010	2.242	2.367	2.452	2.515	2.565	2.606	2.641
50	2.009	2.241	2.366	2.450	2.513	2.563	2.604	2.640
60	2.000	2.231	2.354	2.438	2.500	2.549	2.590	2.625
80	1.990	2.218	2.340	2.422	2.484	2.532	2.573	2.607
100	1.984	2.210	2.331	2.413	2.474	2.522	2.562	2.596
120	1.980	2.205	2.326	2.407	2.468	2.516	2.555	2.589
240	1.970	2.192	2.312	2.392	2.452	2.499	2.538	2.572
360	1.967	2.188	2.307	2.387	2.446	2.494	2.533	2.566
∞	1.960	2.180	2.298	2.377	2.436	2.483	2.521	2.554

例) $c(2,\ 10,\ 0.7,\ 0.05)=2.228$, $c(5,\ 20,\ 0.7,\ 0.05)=2.568$, $c(7,\ 30,\ 0.7,\ 0.05)=2.619$

付表 12-(5)　Dunnett(ダネット)の多重比較のための両側 5%点(相関係数 ＝0.9)

$c(m, \phi_E, \rho, \alpha)(\alpha＝0.05, \rho＝0.9)$の値

ϕ_E \ m	2	3	4	5	6	7	8	9
2	4.303	4.894	5.211	5.423	5.581	5.706	5.809	5.896
3	3.182	3.547	3.742	3.873	3.971	4.048	4.112	4.166
4	2.776	3.064	3.218	3.321	3.397	3.458	3.508	3.550
5	2.571	2.821	2.954	3.043	3.109	3.161	3.204	3.241
6	2.447	2.675	2.797	2.877	2.937	2.985	3.024	3.057
7	2.365	2.579	2.692	2.768	2.824	2.868	2.905	2.935
8	2.306	2.510	2.618	2.690	2.743	2.785	2.820	2.849
9	2.262	2.459	2.563	2.632	2.683	2.724	2.757	2.785
10	2.228	2.419	2.520	2.587	2.637	2.676	2.708	2.736
11	2.201	2.388	2.486	2.551	2.600	2.638	2.669	2.696
12	2.179	2.362	2.458	2.522	2.569	2.607	2.638	2.664
13	2.160	2.340	2.435	2.498	2.544	2.581	2.611	2.637
14	2.145	2.322	2.415	2.477	2.523	2.559	2.589	2.614
15	2.131	2.307	2.399	2.460	2.505	2.541	2.570	2.595
16	2.120	2.293	2.384	2.445	2.489	2.525	2.554	2.578
17	2.110	2.282	2.372	2.432	2.476	2.511	2.539	2.564
18	2.101	2.271	2.361	2.420	2.464	2.498	2.527	2.551
19	2.093	2.262	2.351	2.410	2.453	2.487	2.516	2.540
20	2.086	2.254	2.342	2.400	2.444	2.478	2.506	2.529
21	2.080	2.247	2.334	2.392	2.435	2.469	2.497	2.520
22	2.074	2.240	2.327	2.384	2.427	2.461	2.489	2.512
23	2.069	2.234	2.320	2.378	2.420	2.454	2.481	2.505
24	2.064	2.228	2.314	2.372	2.414	2.447	2.475	2.498
25	2.060	2.223	2.309	2.366	2.408	2.441	2.468	2.491
26	2.056	2.219	2.304	2.361	2.403	2.436	2.463	2.486
27	2.052	2.214	2.299	2.356	2.398	2.431	2.458	2.480
28	2.048	2.210	2.295	2.351	2.393	2.426	2.453	2.475
29	2.045	2.207	2.291	2.347	2.389	2.421	2.448	2.471
30	2.042	2.203	2.287	2.343	2.385	2.417	2.444	2.467
31	2.040	2.200	2.284	2.340	2.381	2.413	2.440	2.463
32	2.037	2.197	2.281	2.336	2.378	2.410	2.437	2.459
33	2.035	2.194	2.278	2.333	2.374	2.407	2.433	2.456
34	2.032	2.192	2.275	2.330	2.371	2.403	2.430	2.452
35	2.030	2.189	2.272	2.328	2.368	2.401	2.427	2.449
36	2.028	2.187	2.270	2.325	2.366	2.398	2.424	2.446
37	2.026	2.185	2.267	2.322	2.363	2.395	2.421	2.444
38	2.024	2.183	2.265	2.320	2.361	2.393	2.419	2.441
39	2.023	2.181	2.263	2.318	2.358	2.390	2.416	2.439
40	2.021	2.179	2.261	2.316	2.356	2.388	2.414	2.436
41	2.020	2.177	2.259	2.314	2.354	2.386	2.412	2.434
42	2.018	2.175	2.257	2.312	2.352	2.384	2.410	2.432
43	2.017	2.174	2.256	2.310	2.350	2.382	2.408	2.430
44	2.015	2.172	2.254	2.308	2.349	2.380	2.406	2.428
45	2.014	2.171	2.252	2.307	2.347	2.378	2.404	2.426
46	2.013	2.169	2.251	2.305	2.345	2.377	2.403	2.425
47	2.012	2.168	2.250	2.304	2.344	2.375	2.401	2.423
48	2.011	2.167	2.248	2.302	2.342	2.374	2.400	2.421
49	2.010	2.165	2.247	2.301	2.341	2.372	2.398	2.420
50	2.009	2.164	2.246	2.300	2.339	2.371	2.397	2.418
60	2.000	2.155	2.235	2.289	2.328	2.359	2.385	2.407
80	1.990	2.143	2.223	2.275	2.315	2.345	2.371	2.392
100	1.984	2.136	2.215	2.268	2.306	2.337	2.362	2.383
120	1.980	2.131	2.210	2.262	2.301	2.331	2.356	2.378
240	1.970	2.120	2.198	2.249	2.288	2.318	2.342	2.363
360	1.967	2.116	2.194	2.245	2.283	2.313	2.338	2.359
∞	1.960	2.108	2.185	2.237	2.274	2.304	2.328	2.349

例) $c(2, 10, 0.9, 0.05)＝2.228$, $c(5, 20, 0.9, 0.05)＝2.400$, $c(7, 30, 0.9, 0.05)＝2.417$
(永田靖, 吉田道弘(著): 統計的多重比較法の基礎, p166-170, サイエンティスト社, 1997 より引用)

参考図書

1) P. Armitage, et al：Statistical Methods in Medical Research, 4th edition, John Wiley & Sons, 2001.

2) R. R. Sokal, F. J. Rohlf：Introduction to Biostatistics, 2nd edition, Dover Publications, 2009.

3) A. K. Bahn：Basic Medical Statistics, Grune & Stratton, 1979.

4) O. J. Dunn, et al：Basic Statistics：A Primer for the Biomedical Sciences, 4th edition, John Wiley & Sons, 2009.

5) W. J. Dixon, F. J. Massey：Introducton to Statistical Analysis, 4th edition, McGraw-Hill Education, 1983.

6) R. F. Woolson, et al：Statistical Methods for the Analysis of Biomedical Data, 2nd edition, John Wiley & Sons, 2011.

7) G. V. Belle, et al：Biostatistics：A Methodology for the Health Sciences, 2nd edition, John Wiley & Sons, 2004.

8) D. G. Altman：Practical Statistics for Medical Research, CRC Press, 1990.

9) P. J. Bickel, K. A. Doksum：Mathematical Statistics：Basic Ideas and Selected Topics Volume II, CRC Press, 2015.

10) M. K. Pelosi, et al：Elementary Statistics：From Discorery to Decision, John Wiley & Sons, 2003.

11) G. A. F. Seber, et al：Linear Regression Analysis, 2nd edition, John Wiley & Sons, 2012.

12) R. C. E. Johnson, N. L. Johnson：Survival Models and Data Analysis, John Wiley & Sons, 2014.

13) A. Agresti：Categorical Data Analysis, 3rd edition, John Wiley & Sons, 2013.

14) J. D. Kalbfleisch, R. L. Prentice：The Statistical Analysis of Failure Time Data, 2nd edition, John Wiley & Sons, 2011.

15) 北川敏男，稲葉三男：基礎数学統計学通論，第 2 版，共立出版，1979.

16) 佐和隆光：初等統計解析，改訂版，新曜社，1985.

17) 小川　龍：臨床医のためのやさしい医学統計学，増補版，真興交易医書出版部，1988.

18) 古川俊之（監）：医学への統計学，第 3 版，朝倉書店，2013.

19) 秋元浩一：農学・生物学の統計分析大要，養賢堂，1984.

20) 丹後俊郎ほか（編）：新版医学統計学ハンドブック，朝倉書店，2018.

21) 日本疫学会（監）：はじめて学ぶやさしい疫学，改訂第 3 版，南江堂，2018.

22) 澤　智博ほか（監訳）：医学統計データを読む，第 3 版，メディカル・サイエンス・インターナショナル，2006.

23) 足立堅一（監訳）：EBM 実践のための統計学的 Q&A，篠原出版新社，2002.

24) 永田　靖，吉田道弘：統計的多重比較法の基礎，サイエンティスト社，1997.

25) 武藤眞介：統計解析ハンドブック（普及版），朝倉書店，2010.

26) M. M. Triola, et al：Biostatistics for the Biological and Health Sciences, 2nd edition, Pearson, 2018.

27) 丹後俊郎ほか（編）：医学統計学の事典，朝倉書店，2010.

28) 森實敏夫：新版　入門医療統計学―Evidence を見いだすために，東京図書，2016.

29) 比江島欣慎：医療統計学入門―エビデンスを正しく見分けるための考え方，オーム社，2014.

30) 岩崎学ほか（編）：スタンダード統計学基礎，培風館，2017.

索　引

和　文

アウトカム　139

イェーツの補正　88
一元配置法　123
一標本検定　73
一般化ウィルコクスン検定統計量　147
一般化線形モデル　75
イベント　139
因果関係　13,30,167
因果関連　30
陰性　153
陰性的中率　153,154
陰性尤度比　153,154

ウィルコクスン順位和検定　65
ウィルコクスン符号付き順位検定　71
ウェルチの方法　62
後ろ向き研究　14
打ち切り観測値　140

疫学　1,167
エフェクトサイズ　163

お

オッズ比　32,98
重み　22

か

回帰係数　108,112
　　──の統計的解釈　119
回帰直線　108
回帰分析　107
階級　17
　　──値　17
介入研究　169
ガウス分布　43

確率　54
確率分布　17,38,77
確率変数　38
確率密度関数　40
確率密度分布　17,38
過誤　57
加重平均　22
仮説　54
仮説検定　53,54,55
片側検定　55
傾き　108
偏り　9
カットオフ値　153
加法定理　36
カプラン・マイヤー推定量　141
観察度数　78
患者対照研究　14
間接法　173
完全相関　30
感度　153
幹葉図　20

偽陰性　154
棄却域　56
棄却限界値　56
危険率　54
基準化　43
基準人口　172
期待する差　163
期待値　39
期待度数　78
帰無仮説　54
級間変動　123
級内変動　123
偽陽性　154
寄与危険　168
寄与(危険)割合　169
曲線下面積　159
寄与率　115

区間推定　53,91

──の同値性　99
クラスカル・ワリスの検定　69
クラスター抽出法　11
グリーンウッドの公式　142
グループ間変動　125
グループ内変動　125
クロス表　22,77

計数データ解析　7
計量データ　7
ケースコントロール研究　14
結果　139
結果情報　13
決定係数　115
原因情報　13
健康寿命　179
検査後オッズ　158
検査後確率　157
検査前オッズ　158
検査前確率　157
検出力　58,161
検定　53
　　──統計量　53
　　──の多重性　130

効果の差　163,166
高感度検査　155
合計特殊出生率　170
交互作用　129
高特異度検査　155
誤差　91
誤差項　107
50歳以上死亡割合　174
50%致死量(LD_{50})　20
50%有効量(ED_{50})　20
コックス回帰分析　149
コホート研究　14,168
混合モデル　129

最小化法　12
サイズの小さい標本の順位和　66
再生産率　170
最大値　133
採択域　56
最尤推定量　119
最尤法　119

残差　108
残差平方和　110
算術平均　22
散布図　21
散布度　24
サンプリングデザイン　167
サンプルサイズ　8,161
　　──設計　162

シェッフェの多重比較　135,136
閾値　153
シグモイド曲線　19
試行　35
事象　35,139
悉皆調査　8
実験計画法　123
実現値　15
実験配置法　123
実数　17
質的データ　7
　　──解析　7
四分位範囲　27
死亡数　176
死亡率　176
重回帰分析　114
周産期死亡率　175
収集デザイン　13
重相関係数　115
従属性　32
従属変数　107
自由度　26
集落抽出法　9
受信者動作特性曲線　158
出生率　170
順位　66
純再生産率　171
順序尺度　7
乗法定理　36
症例対照研究　14,168
新生児死亡率　175
信頼区間　91
信頼係数　91
信頼限界　91
信頼水準　55,91
信頼度　91

水準(群)間の比較　131

推定　53
推定精度　161
推定量　14
数量データ　7
ステューデント化　133
スピアマン順位相関係数　31
　　──の検定　104

正規確率紙　45
正規分布　43
生存確率関数　140,149
　　──の推定　140
生存確率曲線　140
生存時間解析　139
生存時間データ　139
生存時間の比較　166
生存数　176
生命表　176
積極限推定量　141
説明変数　107
セル　22
線形回帰分析　107,108
全数調査　8
全体変動　125

層化無作為抽出法　10
相関係数　101
早期新生児死亡率　175
総再生産率　170
相対度数　17
層別ランダム化　12
粗死亡率　171

第1種の誤り　57
第2種の誤り　57
対応がある2群　59
　　──の差の検定　69
対応のある標本　69
対応のない2群　59
　　──の差の検定　59
対数正規分布　43
対比の比較　135
代表値　14
対立仮説　54
多重比較　130
　　──の方法　132

多段抽出法　9
妥当性の評価　153
ダネットの多重比較　134,135
多変量解析　107,169
単純な比較　137
単純無作為抽出法　9
単純ランダム化　11
単調性　32
単変量解析　107

中央値　23
柱状グラフ　17
中心極限定理　50
超幾何分布　83
　　──を用いた方法　83
直接法　171

追跡調査　140

定常人口　176
データ　7
適合度の検定　81
デザイン　167
テューキーの多重比較　132,133
点推定　53,91

統計的仮説検定　53,99
統計法　181
統計量　14
特異度　153,154
特性値　39
独立　36
独立性の検定　77
独立変数　107
度数　17
度数多角形　17
度数分布　17
　　──曲線　17
　　──表　17
ドットプロット　21
トレードオフの関係　155

2×2分割表　77
2群の生存確率関数の差の検定　146

索引　231

2群の比較　59
2群の分散の差の検定　64
2群の割合の差の検定　87
二元配置法　123,128
二項型母集団　40
二項分布　40,41,50
2段抽出法　9
乳児死亡率　175

年齢調整死亡率　171

ノンパラメトリック　65,71

バイアス　9
排反　36
背理法　55
箱ひげ図　20
ハザード関数　152
ハザード比　150,169
パラメータ　14,119
パワー　58
範囲　27

比　34
ピアソン積率相関係数　28
ピアソン相関係数　101
ヒストグラム　17
標準化　43
標準化死亡比　173
標準誤差　46
標準正規分布　43
標準偏差　25,46,166
標本　8
　　──の大きさ　8
標本回帰係数　108
標本回帰直線　108
標本空間　35
標本相関係数　101
標本抽出　8
標本標準偏差　25
標本不偏分散　25
標本分散　14,25
標本平均　14,22
標本変動係数　26
比例ハザード性の仮定　152

比例ハザードモデル　150
頻度分布　17

フィッシャー直接確率検定　84
フォローアップ調査　140
不偏性　26
プロスペクティブ　14
ブロックランダム化　12
プロット図　21
分割表　22,77
分散　25,39
　　──の区間推定　95
分散分析　123
　　──表　115
　　──法　123
分布関数　40
分布曲線　19
分類尺度　7

平均　22
　　──の区間推定　91
　　──の差の区間推定　93
平均寿命　177
平均値の比較　166
平均偏差平方和　125
平均余命　177
ベースライン生存確率関数　149
変異係数　26
偏差平方和　25
変動係数　26
変量モデル　129

ポアソン分布　42
母オッズ比　98
　　──の区間推定　98
　　──の点推定　98
母回帰係数　108
母回帰直線　108
母集団　8
　　──の大きさ　8
母数　14
母数モデル　129
母相関係数　101
母標準偏差　40
母比率　41
母分散　14,40,60,62,73

――の区間推定　95
　　――の点推定　95
母平均　14, 40
　　――の区間推定　91
　　――の差の区間推定　93
　　――の差の点推定　93
　　――の点推定　91
母変動係数　26
母メジアン　40
母割合　41
ボンフェローニの多重比較　137
ボンフェローニの不等式　137

前向き研究　14
マクネマー検定　82
マン・ホイットニーの U 検定　67

無限母集団　8
無作為抽出　8, 9
無相関　30

メジアン　23

も

目的変数　107

ゆ

有意水準　54
有意性検定　54
有意点　56
有限母集団　8
有病率　154
有病割合　154, 175

陽性　153
陽性的中率　153, 154
陽性尤度比　153, 154, 158
予測値　108

ラプラスの定理　41
乱数表　9
ランダム割付け　11

利益相反　181
罹患率　175
　　――差　169
　　――比　168
離散値　17
離散変数　17
離散変量　7
率　34
両側検定　55

る

累積生存率　140
（累積）生存率曲線　140
累積相対度数　19
累積度数　19
　　――分布曲線　19
　　――分布表　19

レトロスペクティブ　14
レンジ　27
連続値　17
連続変数　17
連続変量　7

60 歳以上死亡割合　174
ログランク検定　147
　　――統計量　147
ロジスティック回帰分析　107, 118
ロジスティック回帰モデル　119
ロジスティック関数　107
ロジット変換　118

わ

割合　34
　　――の区間推定　96
　　――の点推定　96
　　――の比較　166
ワルド検定　119, 150

索　引　233

欧 文

χ^2 検定　77
χ^2 分布　47
AUC（Area Under Curve）　159
Bonferroni の多重比較　137
Bonferroni の不等式　137
COI（Conflict of Interest）　181
Cox 回帰分析　149
cutoff 値　153
CV（Coefficient of Variation）　26
Dunnett の多重比較　134,135
Fisher 直接確率検定　84
F 比　115
F 分布　49
GLM（Generalized Linear Model）　75
Greenwood の公式　142
HR（Hazard Ratio）　150,169
Kaplan-Meier 推定量　141
Kruskal-Wallis の検定　69
logistic 回帰分析　107,118
Mann-Whitney の U 検定　67
McNemar 検定　82
MLE（maximum likelihood estimator）
　119
Pearson 相関係数　101
PMI（Proportional Mortality Indicator）
　174
p 値　54,58
$R \times C$ 分割表　86
ROC 曲線　153,158
Scheffe の多重比較　135,136
SMR（Standardized Mortality Ratio）
　173
Spearman 順位相関係数　31
　——の検定　104
Tukey の多重比較　132,133
t 検定　59,69
t 分布　48
Wald 検定　119,150
Welch の方法　62
Wilcoxon rank-sum test（Wilcoxon 順位
　和検定）　65
Wilcoxon signed-rank test（Wilcoxon 符
　号付き順位検定）　71
Yates の補正　88
y 切片　108

著者略歴

加納 克己（かのう かつみ）

1941 年	愛知県に生まれる
1971 年	東京大学医学系大学院博士課程修了
1971 年	東京大学助手
1974 年	筑波大学講師
1979 年	筑波大学助教授
1991 年	筑波大学教授
	（社会医学系・医学専門学群・同医学系大学院）
2004 年	筑波大学名誉教授

医学博士，保健学博士

高橋 秀人（たかはし ひでと）

1963 年	秋田県に生まれる
1991 年	筑波大学大学院数学研究科 博士課程単位取得退学
1991 年	防衛大学校助手 （数学物理学教室（統計学））
1994 年	筑波大学講師
2003 年	筑波大学助教授 （社会医学系・医学専門学群・同医学系大学院）
2007 年	筑波大学大学院准教授 （医学群医学類，大学院人間総合科学研究科（医学））
2014 年	福島県立医科大学医学部教授
2017 年	国立保健医療科学院統括研究官
2023 年	帝京平成大学教授
2017 年	（兼）福島県立医科大学特任教授
2019 年	（兼）筑波大学医学医療客員教授

博士（学術）

基礎医学統計学（改訂第 7 版）

1981年 4 月15日	第 1 版第 1 刷発行
2004年 4 月 1 日	第 5 版第 1 刷発行
2011年 4 月15日	第 6 版第 1 刷発行
2018年 4 月30日	第 6 版第 6 刷発行
2019年 3 月31日	第 7 版第 1 刷発行
2024年 2 月 5 日	第 7 版第 4 刷発行

著　者　加納克己，高橋秀人
発行者　小立健太
発行所　株式会社 南 江 堂
☎113-8410 東京都文京区本郷三丁目 42 番 6 号
☎（出版）03-3811-7236　（営業）03-3811-7239
ホームページ https://www.nankodo.co.jp/
印刷 三報社印刷／製本 ブックアート
装丁 渡邊真介

Basic Medical Statistics
©Nankodo Co., Ltd., 2019

定価は表紙に表示してあります．
落丁・乱丁の場合はお取り替えいたします．
ご意見・お問い合わせはホームページまでお寄せください．

Printed and Bound in Japan
ISBN978-4-524-24149-1

本書の無断複製を禁じます．

JCOPY 〈出版者著作権管理機構 委託出版物〉
本書の無断複製は，著作権法上での例外を除き禁じられています．複製される場合は，そのつど事前に，
出版者著作権管理機構（TEL 03-5244-5088，FAX 03-5244-5089，e-mail: info@jcopy.or.jp）の許諾
を得てください．

本書の複製（複写，スキャン，デジタルデータ化等）を無許諾で行う行為は，著作権法上での限られた例外
（「私的使用のための複製」等）を除き禁じられています．大学，病院，企業等の内部において，業務上使
用する目的で上記の行為を行うことは私的使用には該当せず違法です．また私的使用であっても，代行業
者等の第三者に依頼して上記の行為を行うことは違法です．